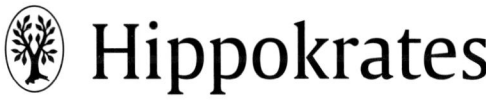

Angewandte Osteopathie

Band 1
Artikuläre Techniken der Extremitäten

Serge Tixa
Bernard Ebenegger

Übersetzt von Gudrun Meddeb

Geleitwort von Paul Klein

384 Abbildungen

Hippokrates Verlag · Stuttgart

Bibliografische Information Der Deutschen Bibliothek

Die Deutsche Bibliothek verzeichnet diese Publikation in der Deutschen Nationalbibliografie; detaillierte bibliografische Daten sind im Internet über http://dnb.ddb.de abrufbar.

Titel der Originalausgabe:
Serge Tixa, Bernard Ebenegger:
Atlas de techniques articulaires ostéopathiques.
Tome 1 Les membres
© Masson Editeur, Paris 2002, 2003

© 1. Deutsche Auflage Hippokrates Verlag in MVS Medizinverlage Stuttgart GmbH & Co. KG, Stuttgart 2004

Anschrift der Übersetzerin:
Mag. Gudrun Meddeb
84–86, Chemin de la Montagne
CH-1224 Chêne-Bougeries/GE

Wichtiger Hinweis: Wie jede Wissenschaft ist die Medizin ständigen Entwicklungen unterworfen. Forschung und klinische Erfahrung erweitern unsere Erkenntnisse, insbesondere was Behandlung und medikamentöse Therapie anbelangt. Soweit in diesem Werk eine Dosierung oder eine Applikation erwähnt wird, darf der Leser zwar darauf vertrauen, dass Autoren, Herausgeber und Verlag große Sorgfalt darauf verwandt haben, dass diese Angabe **dem Wissensstand bei Fertigstellung des Werkes** entspricht.

Für Angaben über Dosierungsanweisungen und Applikationsformen kann vom Verlag jedoch keine Gewähr übernommen werden. **Jeder Benutzer ist angehalten,** durch sorgfältige Prüfung der Beipackzettel der verwendeten Präparate und gegebenenfalls nach Konsultation eines Spezialisten festzustellen, ob die dort gegebene Empfehlung für Dosierungen oder die Beachtung von Kontraindikationen gegenüber der Angabe in diesem Buch abweicht. Eine solche Prüfung ist besonders wichtig bei selten verwendeten Präparaten oder solchen, die neu auf den Markt gebracht worden sind. **Jede Dosierung erfolgt auf eigene Gefahr des Benutzers.** Autoren und Verlag appellieren an jeden Benutzer, ihm etwa auffallende Ungenauigkeiten dem Verlag mitzuteilen.

© 2004 Deutsche Ausgabe:
Hippokrates Verlag in
MVS Medizinverlage Stuttgart GmbH & Co. KG
Oswald-Hesse-Straße 50, 70469 Stuttgart

Unsere Homepage: www.hippokrates.de

Printed in Germany 2004

Fotos: Charles Menge, Abteilung Medizin
Illustrationen: Medizinische Fakultät Genf, Schweiz
Umschlaggestaltung: Thieme Verlagsgruppe
Umschlagfoto: Charles Menge, Abteilung Medizin
Satz: Fotosatz Sauter GmbH, Donzdorf
Druck: Druckhaus Götz, Ludwigsburg

ISBN 3-8304-5306-X   1 2 3 4 5 6

Inhalt

Geleitwort

Mit dem vorliegenden Band über die artikulären osteopathischen Techniken für die obere und untere Extremität leisten Serge Tixa und Bernard Ebenegger in sehr klarer und umfassender Weise einen wesentlichen Beitrag zur Weiterentwicklung der osteopathischen Methodik, und das in mehrfacher Hinsicht.

Zunächst erscheint dieses Buch zu einem für die Anerkennung der Osteopathie in Europa entscheidenden Augenblick und kann diesen Prozess somit positiv mitgestalten. Der Aufbau und das umfassende Bildmaterial dieses Buches tragen mit dazu bei, die Exaktheit der Osteopathie in den Bereichen Diagnose und Behandlung von Gelenkdysfunktionen aufzuzeigen. Der vorliegende Atlas trägt somit zur Institutionalisierung der Osteopathie bei und fördert damit die offizielle Anerkennung dieses Berufs durch die nationale und europäische Gesetzgebung.

Zudem ist das vorliegende Buch ein sehr wichtiges pädagogisches Hilfsmittel. Eines der grundlegenden Erfordernisse der Wissensvermittlung im Gesundheitsbereich besteht darin, den Studenten das zu erwerbende Wissen in strukturierter, logischer und kohärenter Form anzubieten. Das Lehrmaterial sollte auf exakten Methoden des Wissenserwerbs begründet sein und sich umfassend auf die Naturwissenschaften und, wie im vorliegenden Fall, auf die biomedizinischen Wissenschaften berufen. Im Bereich der Osteopathie gibt es noch viele unbeantwortete Fragen, sowohl in der Grundlagenforschung als auch in der klinischen Anwendung, ein Aspekt, der jedoch keine Besonderheit unserer Disziplin darstellt. Allerdings müssen hinsichtlich der Wertigkeit der osteopathischen Techniken einige Grundbedingungen erfüllt werden: einerseits bedarf es einer Auflistung, eines Inventars dieser Techniken, andererseits einer Nomenklatur. Diese Nomenklatur legt nicht nur den exakten pädagogischen Rahmen fest, sie lädt uns auch zur kritischen Hinterfragung der Wertigkeit der angeführten Techniken ein. Das vorliegende Buch trägt im großen Umfang zur Entwicklung dieser beiden wesentlichen Aspekte bei. Und auch wenn man sich der Tatsache bewusst sein muss, dass man die technischen Fähigkeiten, das notwendige Fingerspitzengefühl zur Durchführung dieser Techniken nicht aus Büchern, und seien sie noch so gut, erlernen kann, so trägt dieses Buch aus pädagogischer Sicht doch wesentlich zum Lernprozess bei.

Das vorliegende Buch und sein klarer und übersichtlicher Aufbau wendet sich auch an all jene, die sich für den technischen Aspekt der Osteopathie interessieren. Es ist somit Anreiz für alle an der Osteopathie interessierten Personen und eine interessante Lektüre für alle Kollegen aus anderen Bereichen des Gesundheitswesens. Anders ausgedrückt, das vorliegende Buch lädt den Leser dazu ein, sich neue Fragen zu stellen oder vorhandene Fragen neu zu formulieren und das ist in jedem Fall die Grundvoraussetzung für den Fortschritt.

Schließlich stellt dieser Überblick über die osteopathischen Techniken auch für die Vertreter unserer Disziplin ein wertvolles Hilfsmittel dar. Die Lektüre dieses Buches ist somit ein erster und wesentlicher Schritt für die berufliche Weiterbildung, der sich kein verantwortungsbewusster Vertreter eines Gesundheitsberufes entziehen kann.

Prof. Dr. Paul Klein
Direktor der Forschungsabteilung
für manuelle Therapieformen
an der Freien Universität Brüssel

Einleitung

Anleitung zur Benutzung des vorliegenden Buches

Das vorliegende Buch präsentiert manuelle osteoartikuläre Techniken, mit denen Mobilitätseinschränkungen in den verschiedenen Gelenken der oberen und unteren Extremität korrigiert werden sollen. Der Beschreibung der Techniken geht eine Mobilitätsdiagnose (Mobilitätstest) des betroffenen Gelenks voraus, mit deren Hilfe die Mobilitätseinschränkung aufgezeigt werden kann.

Da der Mobilitätstest alleine für die vollständige Diagnose nicht ausreicht, wurden der Analyse vier weitere Aspekte hinzugefügt:

- Direkte Ursachen
- Indirekte Ursachen
- Klinische Untersuchung
- Maßnahmen und Überlegungen vor Beginn der Korrektur.

Dank dieser verschiedenen Aspekte werden die Mobilitätstests und die Techniken in einen konkreten Gesamtzusammenhang gestellt, der es dem Studenten und dem Praktiker erlaubt, Antworten auf folgende Fragen zu bekommen:

- Welche direkten und indirekten Ursachen führten zu dieser Mobilitätseinschränkung?
- Welche klinischen Aspekte ermöglichen eine genauere Diagnose?
- Was muss ich wissen oder tun, bevor ich eine manuelle Behandlung einleite?
- Welche Details sind für das genaue Verständnis einer Gelenkdysfunktion unbedingt erforderlich?

Im Technikteil dieses Buches werden verschiedene Varianten angeboten, die es dem Therapeuten ermöglichen, sich an individuelle Situationen und Morphologien (des Patienten wie des Therapeuten) anzupassen.

Wann immer es erforderlich erschien, wurden die einzelnen Korrekturtechniken durch zusätzliche Informationen vervollständigt, die eine optimale Korrektur garantieren helfen sollen (Mobilisation und Manipulation).

Das vorliegende Buch ist ein praktisches Handbuch, es ist so konzipiert, dass jeder Benutzer die für ihn nützlichen Informationen zu den verschiedenen Gelenkdysfunktionen einfach nachschlagen kann.

Hinweis

Keiner der vorgeschlagenen Einzelabschnitte (Direkte Ursachen, Indirekte Ursachen, Klinische Untersuchung, Die optimale Korrektur) erhebt Anspruch auf Vollständigkeit. Jeder ist eine Anleitung, ein roter Faden, der es dem Therapeuten erlaubt, jene Grundlagen nachzulesen, auf denen er seine eigenen Überlegungen aufbauen kann. Einziges Ziel dieser Vorgangsweise ist es, den „Läsionsmechanismus" nachzuvollziehen und die beste manuelle Behandlung auszuwählen. Natürlich spielen bei der Analyse des Läsionsmechanismus auch die anamnestischen Daten eine wichtige Rolle, ein Punkt, an den der Leser immer wieder erinnert wird.

Die in diesem Buch immer wieder erwähnten indirekten Ursachen für Dysfunktionen wurden bis heute noch keiner experimentellen Überprüfung unterzogen. Sie stellen daher nur einen Denkansatz dar, den jeder Therapeut einer kritischen Überprüfung unterziehen sollte.

Eine Definition der Mobilitätseinschränkung

Die Schweizer Schule für Osteopathie bietet auf der Grundlage des von ihrem akademischen Direktor Claude Tinturier vorgeschlagenen Konzepts der osteopathischen Medizin folgende Überlegungen über die artikuläre Mobilitätseinschränkung (Gelenkdysfunktion) an:

- Die artikuläre Mobilitätseinschränkung ist Teil eines komplexen klinischen Gesamtbildes, auf Grund dessen verschiedene Symptome entstehen.
- Die manuelle Behandlung der artikulären Mobilitätseinschränkung ist nicht nur eine effiziente, sondern auch umfassende Behandlungsform, da die Korrektur der Dysfunktion wahrscheinlich die pathogenen Strukturen des gesamten Körpers beeinflusst.
- Die Rolle der Gelenkstrukturen besteht darin, der Umwelt über ein System aus Kapseln, Bändern, Muskeln, Sehnen und Flüssigkeiten die vom Nervensystem ausgearbeiteten und gewünschten Informationen zu übermitteln.
- Das Gelenksystem ist der Spiegel vieler vor- oder nachgelagerter Probleme.
- Das Gelenk ist als letzte Adaptationsstufe unseres Beziehungssystems verschiedensten Belastungen ausgesetzt, die die Summe einer Vielzahl von lokalen und entfernten Geschehnissen bilden. Sie ist also eine Resultante, die durchaus unser Interesse verdient. Die Korrektur ihrer verschiedenen Variationen sollte somit Teil jedes holistischen Therapieansatzes sein.

Anmerkungen zur Terminologie

Die in der manuellen Medizin verwendete Terminologie dient vornehmlich der gegenseitigen Verständigung. Wenn also im Folgenden von einem anterioren Kalkaneus die Rede sein wird, versteht man darunter nicht die anatomische Position der Subluxation. Der genannte Ausdruck vermittelt nur die Tatsache, dass die das Gelenk umgebenden Gewebe nicht gut in die der „anterioren Stellung" des Kalkaneus entgegengesetzten Richtung bewegt werden können. Die strukturelle Veränderung, die eine Mobilitätseinschränkung erzeugt, liegt außerhalb der beiden Knochen, die das in seiner Mobilität eingeschränkte Gelenk betreffen, denn diese beiden Knochen sind keineswegs für die jeweilige Mobilitätseinschränkung verantwortlich.

Danksagungen

Unser spezieller Dank gilt all jenen Personen, die sich spontan und selbstverständlich an diesem Projekt beteiligt haben. Wir bedanken uns bei all jenen, die sich mit viel Engagement und unter gehörigem Zeitaufwand der Überprüfung des vorliegenden Buchs gewidmet haben.

Folgende Personen waren an der Überprüfung und der Korrektur dieses Buches beteiligt:

Sieghilde Péquay und Alain Michaudon vom Institut supérieur d'ostéopathie in Lyon; Jean-Louis Estrade von der European School of Osteopathy in Maidstone, Großbritannien, Stéphanie Bernard, Nicolas Kaufmann, Sandrine Locatelli, Pascal Michaud, Jean-Baptiste Pellissier und Paul Vaucher von der Schweizer Schule für Osteopathie in Lausanne.

Wir bedanken uns gleichfalls besonders herzlich bei Claude Tinturier, akademischer Direktor der Schweizer Schule für Osteopathie, sowie bei Paul Klein, Direktor der Forschungsabteilung für manuelle Therapieformen an der Freien Universität Brüssel, für ihre konstruktiven Anmerkungen und Vorschläge.

Die Autoren

Die Schulter

Die Schulter

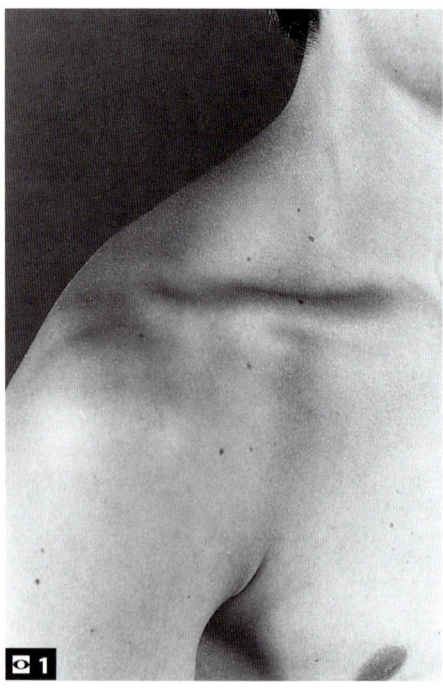

Übersicht

Anteriorität des lateralen Endes der Klavikula

Posteriore Mobilitätseinschränkung der Extremitas acromialis der Klavikula gegenüber dem Akromion

Diagnose

Mobilitätstest

Der Patient sitzt auf der Behandlungsliege oder auf einem Hocker (hat der Hocker Rollen, müssen diese fixiert werden), seine Füße stehen auf dem Boden. Der Therapeut steht hinter dem Patienten.

Position der Hände

Der Therapeut ergreift die beiden Arme des Patienten.

Test

Der Therapeut ersucht den Patienten beide Arme gestreckt so weit wie möglich in Anteversion (Flexion) zu bewegen (1) und (2). Auf der Dysfunktionsseite ist das Bewegungsausmaß geringer, da die Anteriorität der Klavikula eine vollständige Anteversion der Schulter verhindert. In unserem Beispiel ist die rechte Schulter (1) in ihrer Anteversion eingeschränkt.

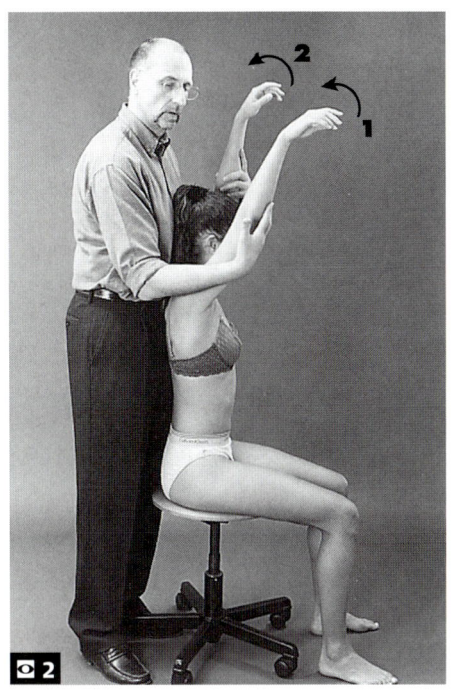

Wichtig

- Der Test beurteilt Quantität und Qualität der Bewegung, er wird im Seitenvergleich ausgeführt.

- Der Mobilitätstest sollte nach der Korrektur nochmals wiederholt werden.

Anmerkung: *Die Mobilitätsdiagnose besteht aus dem Test sowie aus den individuellen anamnestischen und klinischen Daten des Patienten.*

Ursachen

Direkte Ursachen

Sport, Freizeit, berufliche Aktivitäten, Verschiedenes

Diese Dysfunktion kann durch ein plötzliches und schnelles Anheben (Elevation) des Arms nach vorne und oben entstehen.

Die Elevation führt normalerweise zu einer posterioren Rotation des lateralen Endes der Klavikula. Wenn die Bewegung sehr schnell ausgeführt wird, kann die Klavikula nicht folgen, sie wird in anteriorer Position »blockiert«.

Indirekte Ursachen

Beispiel: Dysfunktionen der Skapula, die die Spannung im Lig. conoideum bzw. im Lig. trapezoideum, also in den Bändern, die den Processus coracoideus mit der Klavikula verbinden, erhöhen, können, wenn sie über längere Zeiträume bestehen, zu einer »Anteriorität« der Klavikula führen.

Die klinische Untersuchung

- Die Untersuchung erfolgt im Vergleich zur gesunden Seite.
- Diffuser Schmerz im Schulterbereich.
- Patient kann nicht gut auf der betroffenen Schulter liegen.
- Die Abduktion des Arms löst Schmerzen im M. deltoideus aus.
- Die Anteversion der Schulter ist eingeschränkt, da das laterale Ende der Klavikula keine posteriore Rotation ausführen kann (sie ist in anteriorer Stellung »blockiert«). Die Bewegung ist sowohl aktiv als auch passiv blockiert.
- Da das laterale Ende der Klavikula nach vorne »gekippt« ist, ist der anteriore Gelenkspalt des Akromioklavikulargelenks geöffnet und gut tastbar. Schaut man schräg über die Schulter, hat man den Eindruck, dass die Konvexität der Klavikula nach vorne »abgesunken« ist.
- Der Gelenkspalt im Akromioklavikulargelenk kann druckempfindlich sein.

Vor der Korrektur

Wie bei allen Korrekturen im Schulterbereich sollten vor der Behandlung der Zervikothorakalbereich und die anderen Schultergelenke untersucht und gegebenenfalls behandelt werden.

Korrekturtechnik

Position des Patienten und des Therapeuten

Der Patient sitzt auf der Behandlungsliege oder auf einem Hocker. Der Therapeut steht hinter ihm. Sein Zeigefinger kennzeichnet das laterale Ende der Klavikula, den Kontaktpunkt für seine linke Hand während der Korrektur.

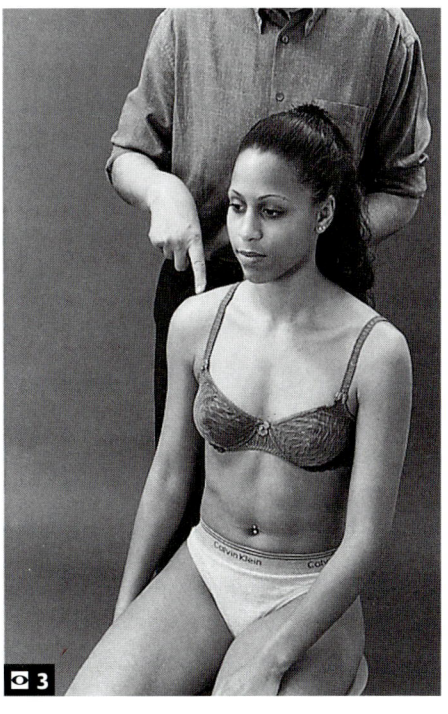

Einstellen der Parameter

Für diese Technik ist es besonders wichtig, dass die linke Hand guten Kontakt auf der Klavikula hat. Der Therapeut legt den Zeige- oder Mittelfinger auf die Vorderseite der Klavikula (laterales Ende) und hält diesen festen Kontakt während der gesamten Mobilisation aufrecht; der Daumen wird auf die Spina scapulae gelegt (1).

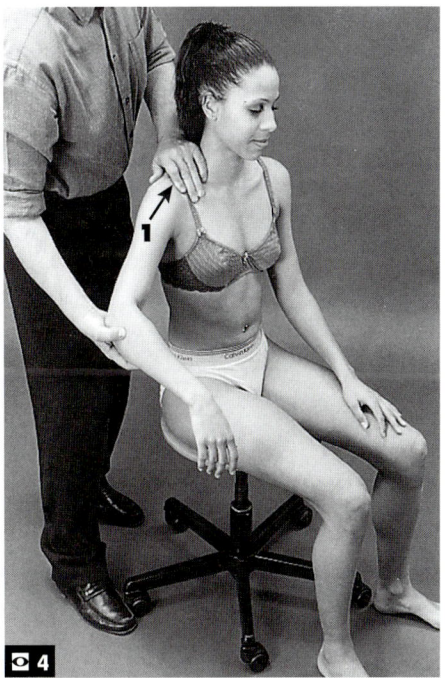

Korrektur – Phase 1

Wie in der Abbildung ersichtlich, stabilisiert der Therapeut das laterale Ende der Klavikula mit seiner linken Hand, sein Zeigefinger fixiert die Klavikula von anterior (1). Der Arm des Patienten ruht in der rechten Hand des Therapeuten und wird in eine leichte Abduktion (2) gebracht.

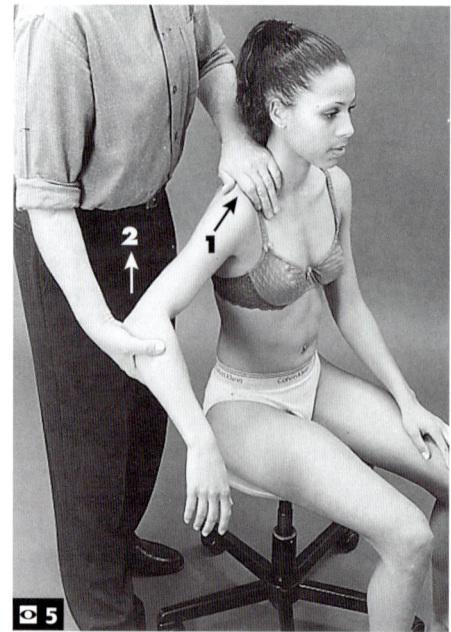

Korrektur – Phase 2

Der Therapeut erzeugt eine Vorspannung, indem er den Arm, gegen den Widerstand der fixierten Klavikula (2), in Abduktion (1) und in eine leichte Retroversion (3) bewegt.

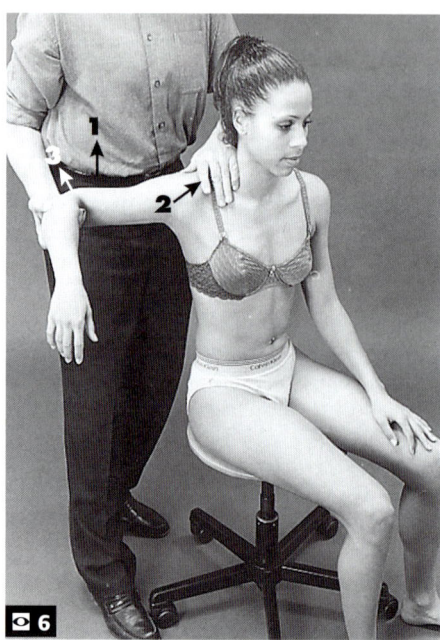

Korrektur – Phase 3

Sobald die artikuläre Kongruenz wieder hergestellt ist, wird der Arm von posterior nach anterior (1) bewegt.

Anmerkung: *Für diese Technik muss der Arm unter die Schulterhöhe abgesenkt und der Ellenbogen über die Schulterhöhe angehoben werden.*

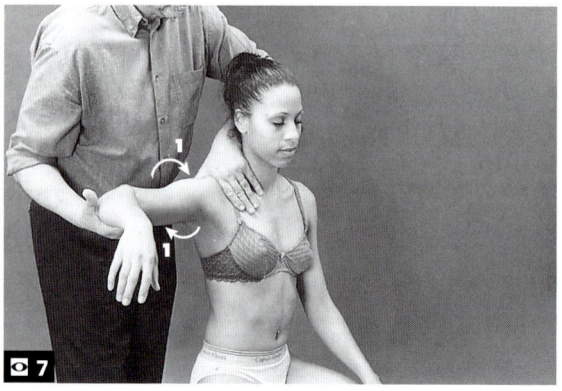

Korrektur – Phase 4

Die Bewegung wird mit einer Anteversion, einer Adduktion (1) und einer leichten Innenrotation (2) abgeschlossen.

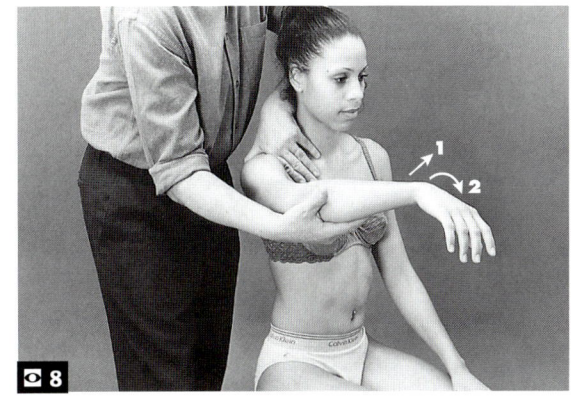

Die optimale Korrektur

> **Cave!**
>
> ■ Die Technik besteht in einer dynamischen Bewegung, bei der der Arm in einem Halbkreis von hinten nach oben und vorne geführt wird. Wichtig ist dabei, dass der Arm gegen den Widerstand der fixierten Klavikula so weit wie möglich in Abduktion gebracht wird.
>
> ■ Ausschlaggebend für den Erfolg dieser Technik ist der feste Kontakt der linken Hand auf der Klavikula. Sie verhindert, dass sich die Klavikula nach anterior bewegt, dadurch kann die Skapula (über das Akromion) die Klavikula wieder mitnehmen.
>
> ■ Diese Technik sollte zwei- oder dreimal wiederholt werden.
>
> ■ Der Therapeut sollte einen kleinen Ruck spüren bzw. hören.
>
> ■ Der Daumen der linken Hand stabilisiert die Spina scapulae und unterstützt dadurch die Fixierung der Klavikula.

Posteriorität des lateralen Endes der Klavikula

Anteriore Mobilitätseinschränkung der Extremitas acromialis der Klavikula gegenüber dem Akromion

Diagnose

Mobilitätstest

Der Patient sitzt auf der Behandlungsliege oder auf einem Hocker (hat der Hocker Rollen, müssen diese fixiert werden), seine Füße stehen auf dem Boden. Der Therapeut steht hinter dem Patienten.

Position der Hände

Der Therapeut ergreift die Arme des Patienten, die sich in Neutralposition befinden.

Test

Der Therapeut ersucht den Patienten zunächst beide Arme aktiv in Retroversion (Extension) zu bewegen. Anschließend bewegt er die Arme des Patienten passiv in die maximale Retroversion (1) und (2). Auf der Dysfunktionsseite ist das Bewegungsausmaß geringer, da die Posteriorität der Klavikula eine vollständige Retroversion der Schulter verhindert. In unserem Beispiel ist die rechte Schulter (1) in ihrer Retroversion eingeschränkt.

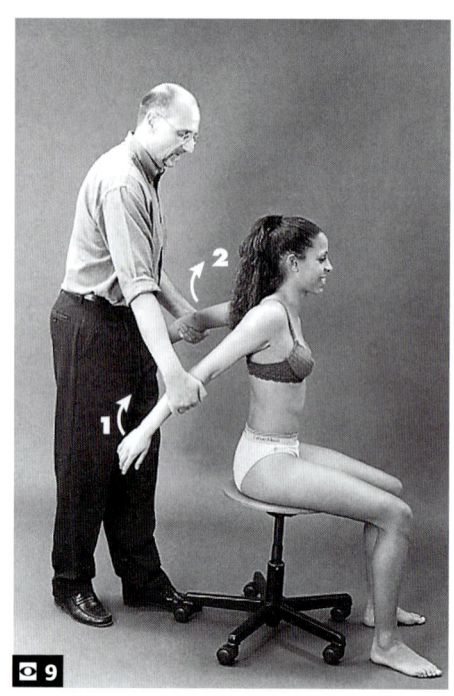

9

Wichtig

- Der Test beurteilt Quantität und Qualität der Bewegung, er wird im Seitenvergleich ausgeführt.

- Der Mobilitätstest sollte nach der Korrektur nochmals wiederholt werden.

Anmerkung: *Die Mobilitätsdiagnose besteht aus dem Test sowie aus den individuellen anamnestischen und klinischen Daten des Patienten.*

Ursachen

Direkte Ursachen

Sport, Freizeit, berufliche Aktivitäten, Verschiedenes

Die Dysfunktion kann beim Anziehen einer Jacke oder eines Mantels, d.h. während man in den Ärmel schlüpft, entstehen. Durch diese alltägliche Bewegung, bei der der Arm nach unten und hinten gebracht wird, wird das laterale Ende der Klavikula normalerweise in eine anteriore Rotation bewegt.

Wenn diese Bewegung sehr schnell erfolgt, kann die Klavikula der Bewegung nicht folgen, sie wird in posteriorer Position „blockiert".

Indirekte Ursachen

Beispiel: Dysfunktionen am medialen Ende der Klavikula können über einen Kompensationsmechanismus zur „Posteriorität" des lateralen Endes der Klavikula führen.

Die klinische Untersuchung

- Die Untersuchung erfolgt im Vergleich zur gesunden Seite.
- Die Retroversion der Schulter ist eingeschränkt, weil das laterale Ende der Klavikula seine anteriore Rotation nicht ausführen kann (sie ist posterior „blockiert"). Diese Bewegung ist sowohl aktiv als auch passiv blockiert.
- Das laterale Drittel der Klavikula scheint weiter rückwärts zu stehen.
- Der Gelenkspalt ist „geschlossen" und nur schwer tastbar.
- Die Gewebe sind wenig angespannt.
- Aufgrund der posterioren Rotation des lateralen Endes der Klavikula erscheint die anteriore Konvexität erhöht.
- Der Gelenkspalt des Akromioklavikulargelenks kann druckempfindlich sein.

Vor der Korrektur

> **Cave!**
>
> - Wie bei allen Korrekturen im Schulterbereich sollten vor der Behandlung der Zervikothorakalbereich und die anderen Schultergelenke untersucht und gegebenenfalls behandelt werden.

Korrekturtechnik

Position des Patienten und des Therapeuten – Einstellung der Parameter

Der Patient sitzt auf der Behandlungsliege oder auf einem Hocker. Der Therapeut steht hinter dem Patienten.
Für diese Technik ist es besonders wichtig, dass die linke Hand guten Kontakt auf der Klavikula hat. Der Therapeut legt den Zeige- oder Mittelfinger auf die Vorderseite der Klavikula (laterales Ende) und den Daumen auf die Rückseite der Schulter (Spina scapulae) (1). Der in der Abbildung gezeigte Daumenkontakt wird während der gesamten Mobilisation beibehalten.

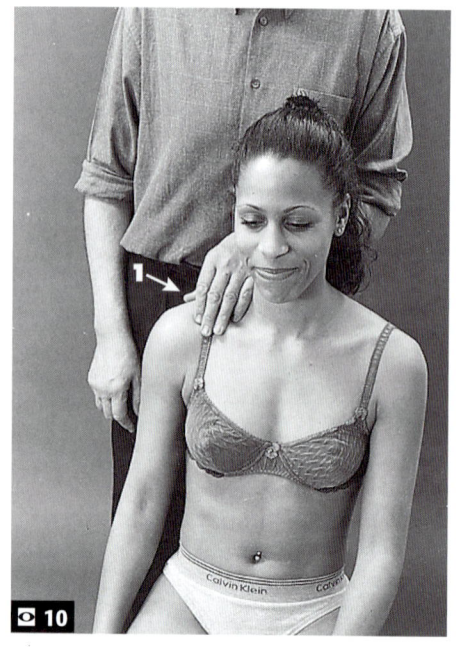

Korrektur – Phase 1

In dieser Phase nimmt der Therapeut mit dem Daumen seiner linken Hand Kontakt mit dem rückwärtigen Teil des lateralen Endes der Klavikula auf (1). Anschließend führt er mit dem Arm des Patienten eine Anteversion (Flexion) (2) aus und versucht die Kongruenz zwischen den Gelenkflächen wiederherzustellen.

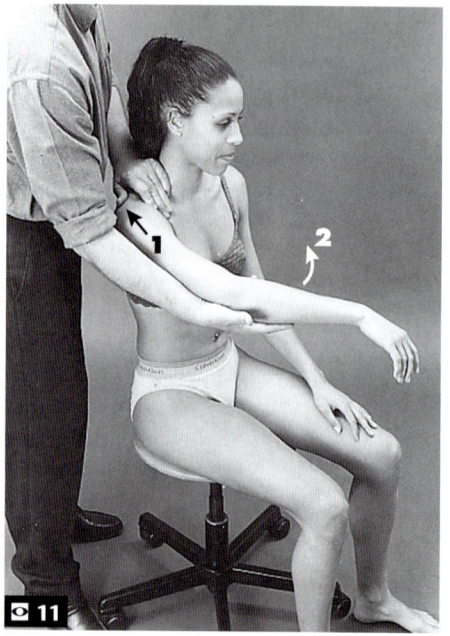

Korrektur – Phase 2

Der Therapeut erzeugt eine Vorspannung, indem er den Arm gegen den Widerstand der fixierten Klavikula (2) in Abduktion (1) bringt.

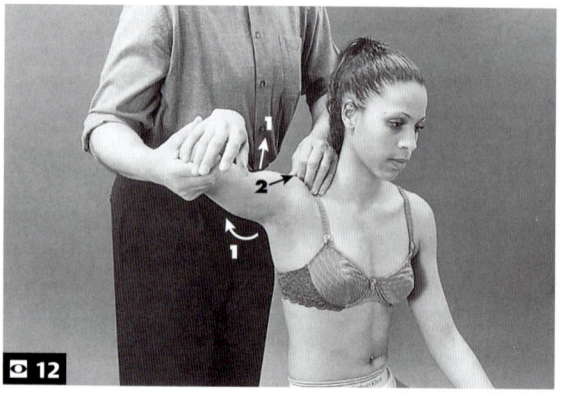

Korrektur – Phase 3

Sobald die artikuläre Kongruenz hergestellt ist, wird der Arm in einer dynamischen Bewegung von posterior nach anterior (1) bewegt.

Anmerkung: *Bevor man mit dieser postero-anterioren Bewegung beginnt (aus der Sicht des Patienten handelt es sich um eine Bewegung im Uhrzeigersinn), muss die Schulter in eine 90°-Abduktion gebracht werden.*

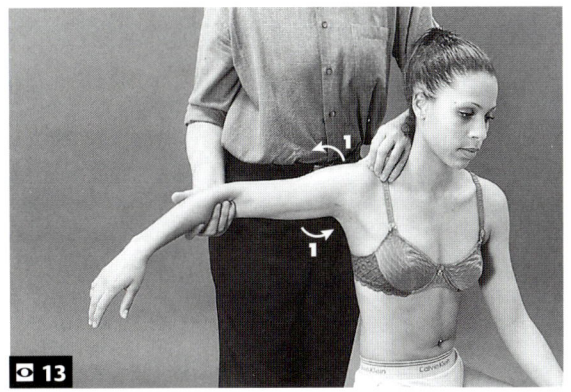

Korrektur – Phase 4

Die Bewegung wird mit einer Anteversion, Adduktion (1) und einer leichten Innenrotation (2) abgeschlossen.

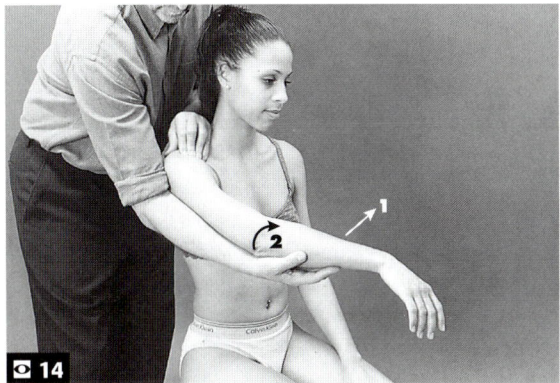

Die optimale Korrektur

Cave!

■ Die Technik besteht in einer dynamischen Bewegung, bei der der Arm in einem Halbkreis von hinten nach oben und vorne geführt wird.

■ Der wichtigste Aspekt dieser Technik ist der Kontakt der linken Hand an der Klavikula. Sie verhindert, dass sich die Klavikula nach posterior bewegt. Dadurch kann die Skapula (über das Akromion) die Klavikula wieder mitnehmen.

■ Die Technik sollte zwei- oder dreimal wiederholt werden.

■ Der Therapeut sollte einen kleinen Ruck spüren bzw. hören.

Humeruskopf anterior und superior

Postero-inferiore Mobilitätseinschränkung des Caput humeri gegenüber der Gelenkpfanne

Diagnose

Mobilitätstest

Position der Hände

Der Test wird gleichzeitig auf beiden Seiten ausgeführt. Der Therapeut legt seine Daumen auf den posterioren Rand des Akromions, Zeige-, Mittel- und Ringfinger liegen auf dem vorderen Anteil des Humeruskopfes.

Test

Der Therapeut untersucht zunächst über die Palpation, ob der Humeruskopf anterior und superior steht, d. h. ob der zwischen dem lateralen Ende der Klavikula und dem Humeruskopf liegende Raum reduziert ist. Anschließend zieht er den Humeruskopf nach posterior (1), um festzustellen, ob diese Bewegung möglich ist.

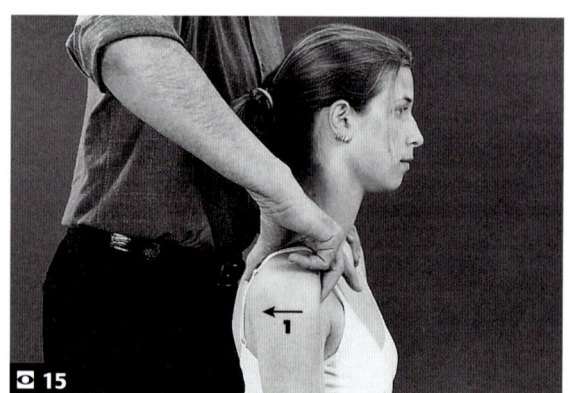

Wichtig

- Der Test beurteilt Quantität und Qualität der Bewegung, er wird im Seitenvergleich ausgeführt.

- Der Mobilitätstest sollte nach der Korrektur nochmals wiederholt werden.

Anmerkung: *Die Mobilitätsdiagnose besteht aus dem Test sowie aus den individuellen anamnestischen und klinischen Daten des Patienten.*

Ursachen

Direkte Ursachen

Sport, Freizeit, berufliche Aktivitäten

Luxationen oder Frakturen des Humeruskopfes können die Schultermobilität einschränken.

Verschiedenes

- Wenn man ständig auf einer Schulter in einem zu harten Bett schläft, kann diese Dysfunktion gleichfalls entstehen.
- Der Humeruskopf steht häufig auf der Seite der Lateralität (rechte Seite beim Rechtshänder, linke Seite beim Linkshänder) etwas anterior und superior.

Indirekte Ursachen

Adaptationen

Beispiel: eine Dysfunktion in der Brustwirbelsäule (Th4 bis Th7) kann sich über die Skapula auf den Humerus auswirken (der Humeruskopf muss sich anpassen und wird nach anterior und superior verschoben).

Muskelspannungen

Folgende Muskeln sind betroffen: Mm. deltoideus, teres major oder subscapularis.

Die klinische Untersuchung

Von vorne betrachtet sieht man eindeutig, dass der Humeruskopf auf einer Seite weiter oben und vorne steht. Dieser Eindruck wird durch die Palpation bestätigt.

Vor der Korrektur

Die Mobilitätseinschränkung des Humeruskopfes tritt nur selten isoliert auf.
- Der Therapeut sollte zunächst alle Schultergelenke und die verschiedenen Muskeln untersuchen und gegebenenfalls behandeln.
- Auch der zervikothorakale Übergang und insbesondere der Bereich zwischen C5 und Th4 sind genau zu überprüfen. Dysfunktionen, die ihren Ausgangspunkt in der HWS bzw. der BWS haben, können das muskuläre Gleichgewicht stören.

Der Therapeut sollte zunächst die Schultermuskulatur entspannen. Die entsprechenden Techniken werden hier nicht beschrieben, da sie den Rahmen dieses Buches überschreiten würden.

Korrekturtechnik

Position des Patienten und des Therapeuten

Der Patient befindet sich in Rückenlage, der Therapeut steht auf der homolateralen Seite zwischen dem Arm und dem Thorax des Patienten. Der Zeigefinger des Therapeuten kennzeichnet jene Stelle am Humeruskopf, auf der die Korrektur ausgeführt wird.

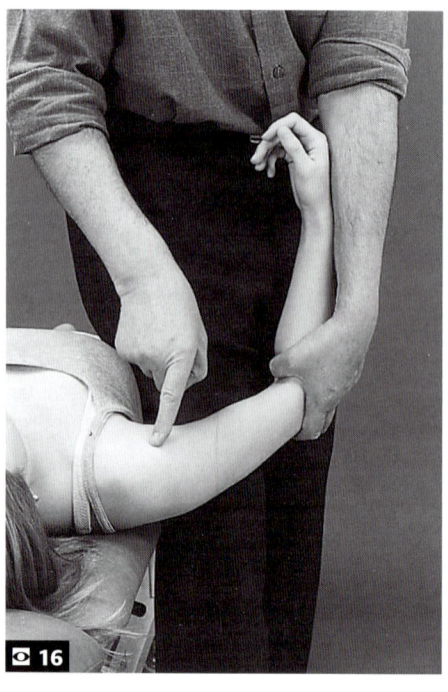

Einstellen der Parameter

Der Therapeut ergreift mit seiner linken Hand den Ellenbogen des Patienten. Er legt den Kleinfingerballen seiner rechten Hand auf die Vorderseite des Humeruskopfes und umgreift mit den Fingern dieser Hand den oberen und rückwärtigen Teil des Humeruskopfes.

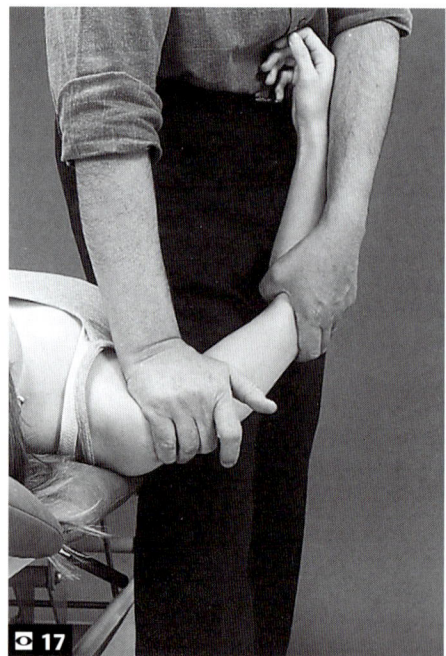

Korrektur

Der Therapeut führt eine Traktion (1) entlang der Achse des Oberarms aus und zieht damit den Humeruskopf nach kaudal. Anschließend klemmt er den Humeruskopf zwischen dem Kleinfingerballen und den Mittel-, Ring- und Kleinfinger ein (2) und drückt ihn von vorne nach hinten und von innen nach außen. Gleichzeitig verstärkt er mit seiner linken Hand die Außenrotation des Oberarms (3). Anschließend führt er einen kurzen präzisen Impuls in Richtung Vorspannung und gegen den Widerstand aus.

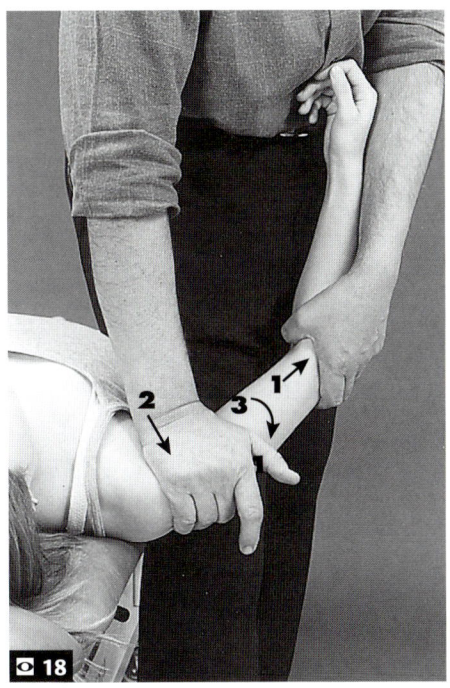

Die optimale Korrektur

Mobilisation ohne Thrust

Für die Korrekturtechnik ohne Thrust werden die gleichen Parameter wie für die Thrusttechnik verwendet.

Mobilisation mit Thrust

- Der Therapeut sollte sich für diese Technik mit seinem Körper direkt über das Gelenk beugen (s.o.), da nur so sichergestellt werden kann, dass der Humeruskopf tatsächlich nach unten und nicht nach oben bewegt wird.
- Der Therapeut passt die Amplitude seines Impulses an die anatomische Form des Glenohumeralgelenks an und berücksichtigt dabei eventuell vorhandene Läsionen oder Dysfunktionen. Die Mobilisation kann mit oder ohne Thrust in unterschiedlichen Abduktionsgraden ausgeführt werden. Sie kann auch ohne Abduktion ausgeführt werden. In diesem Fall kann der Therapeut natürlich nicht zwischen der Behandlungsliege und dem Arm des Patienten stehen.

Humeruskopf inferior

Superiore Mobilitätseinschränkung des Caput humeri gegenüber der Gelenkpfanne

Diagnose

Mobilitätstest

Für diese Dysfunktion gibt es keinen Mobilitätstest. Anamnese und klinischer Befund reichen für die Diagnose aus. Der inferiore Humeruskopf kann im rückwärtigen Teil der Achselhöhle als kleine Erhöhung ertastet werden.

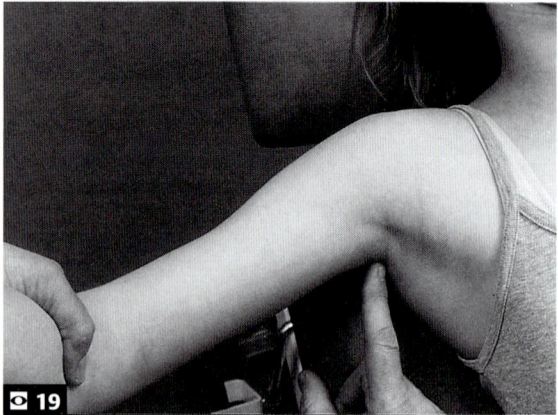

Ursachen

Direkte Ursachen

Sport, Freizeit, berufliche Aktivitäten, Verschiedenes

- Verletzungen des Glenohumeralgelenks (in Abduktionsstellung) führen zu einer Inferiorisierung des Humeruskopfes.
- Bestimmte Sportarten wie Rugby, Fußball, Schifahren etc. begünstigen gleichfalls die Entstehung dieser Dysfunktion.
- Sturz auf die Schulter.
- Das Tragen eines besonders schweren Gegenstandes oder der Versuch dies zu tun bzw. die Tatsache, dass ein Gegenstand schwerer ist, als man angenommen hat. Dies gilt insbesondere für ältere Personen.
- Das Einschlafen im Sitzen (im alkoholisierten Zustand), der Kopf auf den Armen (Arme in Abduktion und Innenrotation, Ellenbogen „hängen in der Luft").
- Sturz auf den Bauch mit den Armen in maximaler Flexion.
- Kinder, die an den Armen gezogen werden.

Die klinische Untersuchung

- Abduktion des Oberarms nicht möglich.
- In den Arm ausstrahlender Schmerz.
- Bei der klinischen Untersuchung, wenn der Patient vor dem Therapeuten steht, kann man eine kleine Vertiefung im lateralen Teil der Schulter (unmittelbar außerhalb des Akromions) erkennen.
- Die Inferiorität des Humeruskopfes kann auch mittels Palpation diagnostiziert werden. Bestimmte Muskeln, vor allem der M. pectoralis major und der M. teres major, sind verspannt.

Vor der Korrektur

- Der Therapeut sollte den gesamten Schultergürtel (einschließlich der Muskeln) untersuchen.
- Er sollte auch den zervikothorakalen Übergang untersuchen.
- Er sollte herausfinden, „wie" sich die Schulter adaptiert hat.

Korrekturtechnik

Position des Patienten und des Therapeuten Einstellen der Parameter – Phase 1

Der Patient befindet sich in Rückenlage. Der Therapeut steht homolateral neben der Behandlungsliege.

Linke Hand: Sie umgreift den Ellenbogen des Patienten.

Rechte Hand: Sie greift in die Achselhöhle und nimmt über das Caput metacarpale II Kontakt mit dem Humeruskopf auf.

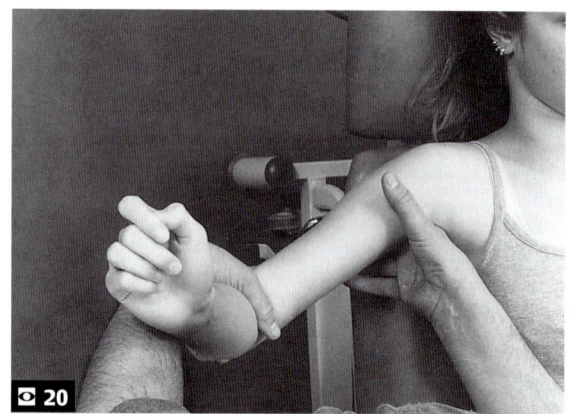

Einstellen der Parameter – Phase 2

Der Therapeut steht in Schrittstellung, rechtes Bein vorne, auf der Seite der Dysfunktion zwischen dem Thorax und dem Arm des Patienten.

Linke Hand: Sie umgreift den Arm des Patienten am Ellenbogen und bringt ihn in Abduktion (1), dadurch tritt der Humeruskopf in der Achselhöhle deutlicher hervor.

Rechte Hand: Das Metakarpophalangealgelenk des Zeigefingers nimmt Kontakt mit dem Humeruskopf auf (2).

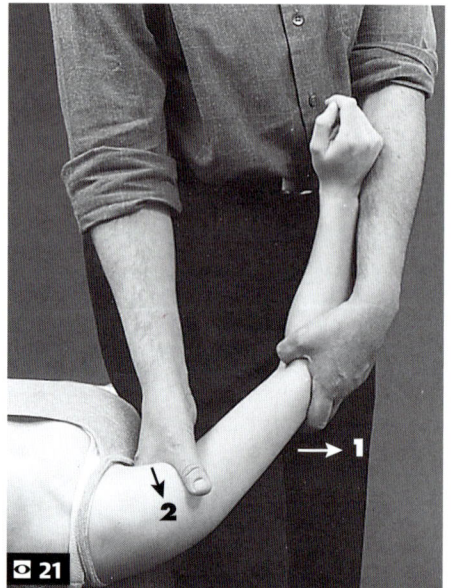

Korrektur

Die für diese Technik notwendigen Parameter werden mit der linken Hand eingestellt. Sie ist auch für die Vorspannung sehr wichtig.

- Zunächst wird die Innen- oder Außenrotation (1) und (2) eingestellt. Der Therapeut führt sehr kleine Bewegungen aus und versucht so die beste Position zu finden.
- Anschließend wird der Humerus (Condylus humeri) angehoben (3) bzw. gesenkt (4) und die Vorspannung verfeinert.
- Sobald die optimale Position gefunden wurde, wird die rechte Hand aktiv. Sie schiebt den Humeruskopf nach oben (5). Die linke Hand folgt der Bewegung.

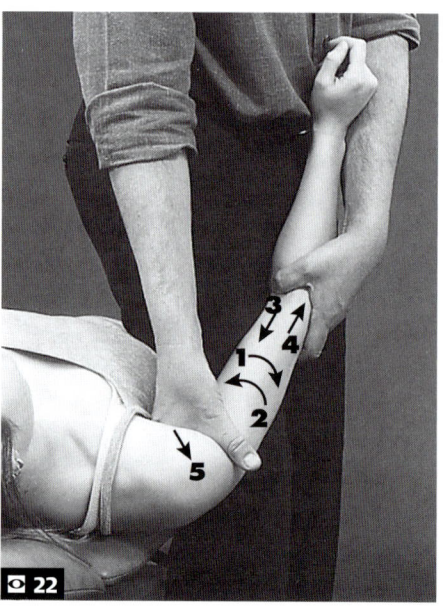

Position des Patienten und des Therapeuten, Variante

Wenn der Patient seinen Arm nicht in Abduktion bewegen kann, stellt sich der Therapeut nicht zwischen die Behandlungsliege und den Arm des Patienten, sondern seitlich neben die Behandlungsliege und umgreift den Ellenbogen des Patienten.

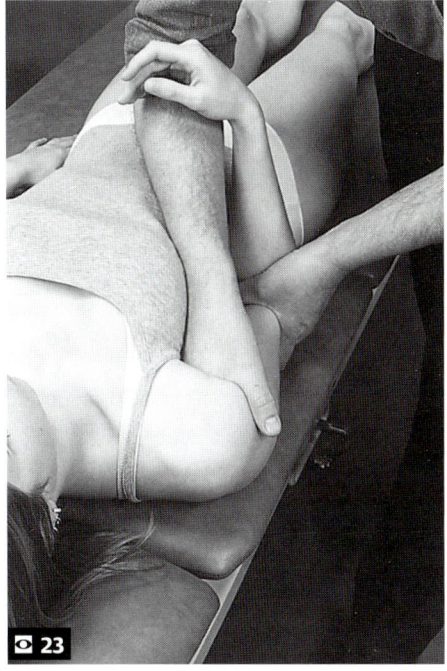

Einstellen der Parameter, Korrektur, Variante

Die in der Achselhöhle liegende rechte Hand nimmt über das Metakarpophalangealgelenk des Zeigefingers Kontakt mit dem Humeruskopf auf. Die Korrektur erfolgt durch Druck nach oben und außen (1).

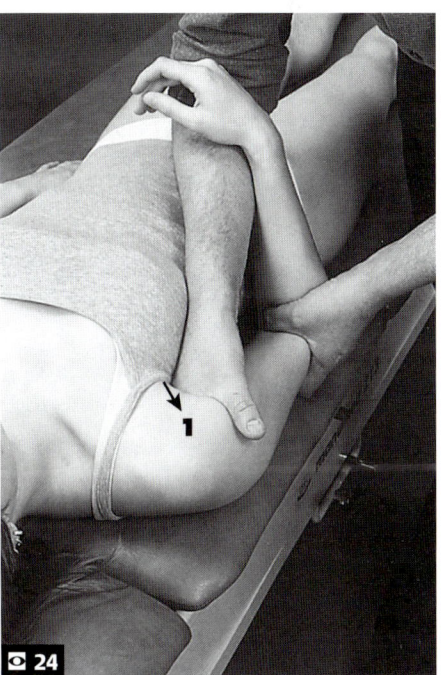

Die optimale Korrektur

Mobilisation ohne Thrust

Die Bewegung wird mehrfach wiederholt.

Anmerkung: *Die Bewegung ist identisch mit der in Abbildung 22 beschriebenen Technik.*

Anteriorität des medialen Endes der Klavikula

Posteriore Bewegungseinschränkung der Extremitas sternalis der Klavikula gegenüber dem Manubrium sterni bei der horizontalen Adduktionsbewegung der Schulter

Diagnose

Mobilitätstest – Phase 1

Position der Hände

Linke Hand: Sie umgreift mit Daumen und Zeigefinger (Zangengriff) das mediale Ende der Klavikula.

Rechte Hand: Sie umgreift den Arm auf Höhe des Ellenbogens.

Test – Phase 1

Der Therapeut bringt den Arm des Patienten zunächst in Abduktion (1) und anschließend in Retroversion (2) und überprüft mit Daumen und Zeigefinger die Bewegung des medialen Endes der Klavikula (3), das sich bei dieser Bewegung anteriorisieren sollte.

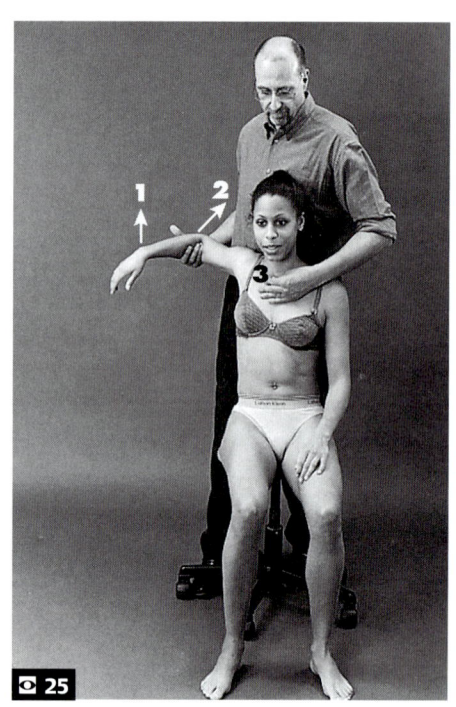

□ 25

Wichtig

▪ Der Test beurteilt Quantität und Qualität der Bewegung, er wird im Seitenvergleich ausgeführt.

▪ Der Mobilitätstest sollte nach der Korrektur nochmals wiederholt werden.

Anmerkung: *Die Mobilitätsdiagnose besteht aus dem Test sowie aus den individuellen anamnestischen und klinischen Daten des Patienten.*

Mobilitätstest – Phase 2

Position der Hände

Linke Hand: Sie umgreift mit Daumen und Zeigefinger das mediale Ende der Klavikula.

Rechte Hand: Sie ergreift den Arm auf Höhe des Ellenbogens.

Test – Phase 2

Der Therapeut hält das mediale Ende der Klavikula fest und bringt den Arm des Patienten in horizontaler Ebene in Adduktion (1), er überprüft dabei mit Daumen und Zeigefinger die Bewegung des medialen Endes der Klavikula, die sich bei dieser Bewegung posteriorisieren sollte.

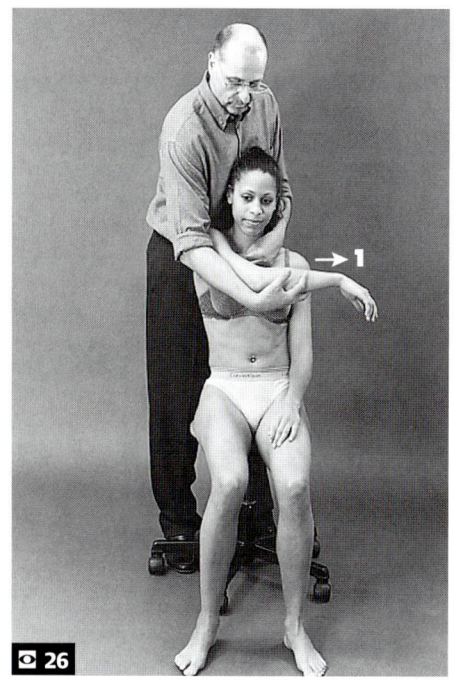

📷 26

Ursachen

Direkte Ursachen

Sport, Freizeit, berufliche Aktivitäten, Verschiedenes

Folgen von direkten oder indirekten Verletzungen. Folgende Sportarten führen besonders häufig zu diesen Dysfunktionen: Kontaktsportarten wie Rugby, Schifahren etc.

Indirekte Ursachen

- Eine Mobilitätseinschränkung der ersten Rippe wirkt sich (über die Ligg. costoKlavikulares) auf die Mobilität der Klavikula aus.
- Mobilitätseinschränkungen an einem oder mehreren Gelenken des Schultergürtels wirken sich immer auch auf die Mobilität der Klavikula aus.

Die klinische Untersuchung

- Die „Anteriorität" des medialen Endes der Klavikula gegenüber dem Manubrium sterni kann die Anteversion der Schulter einschränken.
- In den meisten Fällen handelt es sich um eine chronische und nicht schmerzhafte Dysfunktion.
- Die Abduktionsbewegung sowie die Bewegung, bei der die Hand auf die andere Schulter gelegt wird (horizontale Adduktion), können gleichfalls beeinträchtigt sein.

Vor der Korrektur

- Vor der Behandlung sollte man die Kompensationsmechanismen lösen.
- Die meisten Dysfunktionen dieser Art sind chronisch, die Korrektur muss daher meist mehrmals wiederholt werden.
- Vor Beginn der Behandlung muss man all jene Faktoren ausschalten, die einen Rückfall begünstigen, z. B. Spannungen im Bereich des M. sternocleidomastoideus, M. pectoralis major (v.a. sein klavikulärer Anteil), Mm. scaleni.
- Falls erforderlich, sollten auch die oberen Kostosternalgelenke behandelt werden.

Superiorität (Hochstand) des medialen Endes der Klavikula gegenüber dem Manubrium sterni

Einschränkung der Schulterabduktion auf der betroffenen Seite*

Diagnose

Mobilitätstest

Der Patient sitzt auf der Behandlungsliege oder auf einem Hocker, seine Füße stehen fest auf dem Boden. Der Therapeut steht hinter dem Patienten.

Position der Hände

Der Therapeut ergreift mit seinen Händen die Ellenbogen des Patienten.

Test

Der Therapeut bringt die beiden Arme gleichzeitig in Abduktion (1) und (2). Wenn die Klavikula superior steht (suprasternale Position), kann die Abduktion auf der betroffenen Seite nicht vollständig ausgeführt werden. In unserem Beispiel ist die Abduktion der rechten Schulter eingeschränkt.

Anmerkung: *Diese Dysfunktion ist auch mit bloßem Auge erkennbar.*

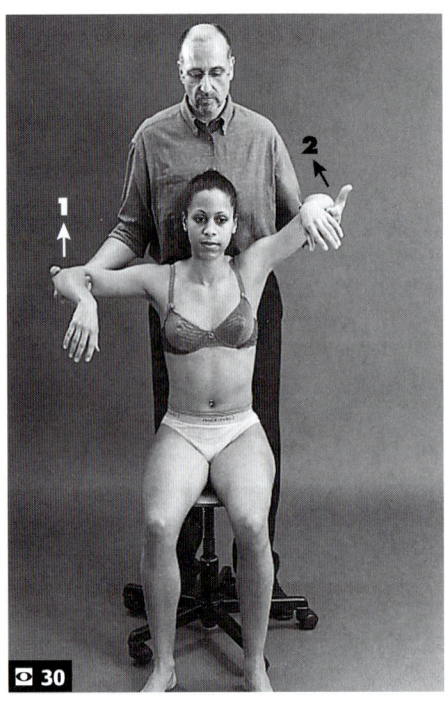

👁 30

Wichtig

- Der Test beurteilt Quantität und Qualität der Bewegung, er wird im Seitenvergleich ausgeführt.

- Der Mobilitätstest sollte nach der Korrektur nochmals wiederholt werden.

Anmerkung: *Die Mobilitätsdiagnose besteht aus dem Test sowie aus den individuellen anamnestischen und klinischen Daten des Patienten.*

---

* Für diese Dysfunktion nicht spezifische Restriktion.

Ursachen

Direkte Ursachen

Sport, Freizeit, berufliche Aktivitäten, Verschiedenes
Die Ursachen sind die gleichen wie für die Anteriorität des medialen Endes der Klavikula (s. S. 21).
Wenn man versucht, einen schweren Gegenstand aufzuheben, dessen Gewicht man unterschätzt hat (vor allem, wenn der Arm dabei in einer leichten Flexion und Abduktion gehalten wird), kann man sich diese Dysfunktion zuziehen.

Indirekte Ursachen

Chronische Spannungen in den an der Klavikula ansetzenden Muskeln können diese Art von Dysfunktion ebenfalls auslösen.

Die klinische Untersuchung

- Diese Dysfunktion führt nicht notwendigerweise zu Beschwerden.
- Meist handelt es sich um eine chronische und nicht schmerzhafte Dysfunktion.
- Die Abduktion der Schulter und die Bewegung, bei der der Arm in horizontaler Ebene in Adduktion gebracht wird, sind eingeschränkt.

Vor der Korrektur

- Diese Manipulation kann nur erfolgreich durchgeführt werden, wenn alle Kompensationen aufgehoben wurden.
- Die meisten Dysfunktionen dieser Art sind chronisch. Es sind daher meist mehrere Behandlungen erforderlich.
- Vor Beginn der Behandlung müssen all jene Aspekte behandelt werden, die einen Rückfall bewirken könnten, vor allem eventuelle Verspannungen in den an der Klavikula ansetzenden Muskeln.

Korrekturtechnik

Position des Patienten und des Therapeuten

Der Zeigefinger des Therapeuten kennzeichnet das mediale Ende der Klavikula, genau auf diese Stelle wird der Kleinfingerballen für die Manipulation gelegt. Der Patient liegt auf dem Rücken, der Therapeut sitzt auf einem Hocker am Kopfende der Behandlungsliege.

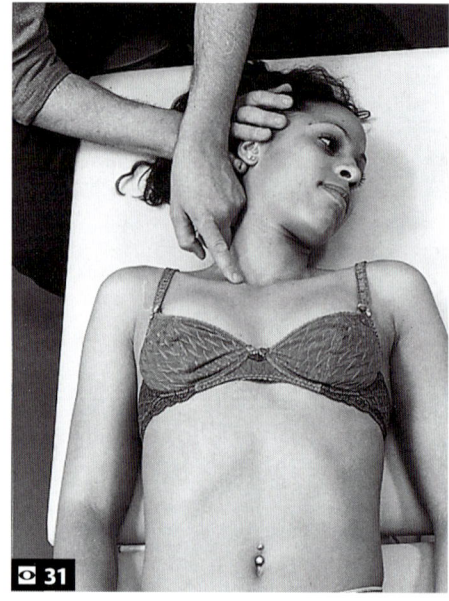

Einstellen der Parameter – Phase 1

Die Basis des Kleinfingerballens (1) wird auf das mediale Ende der Klavikula gelegt. Die rechte Hand des Therapeuten (2) dreht den Kopf des Patienten (3) von der Behandlungsseite weg, um für die Manipulation mehr Raum zu schaffen.

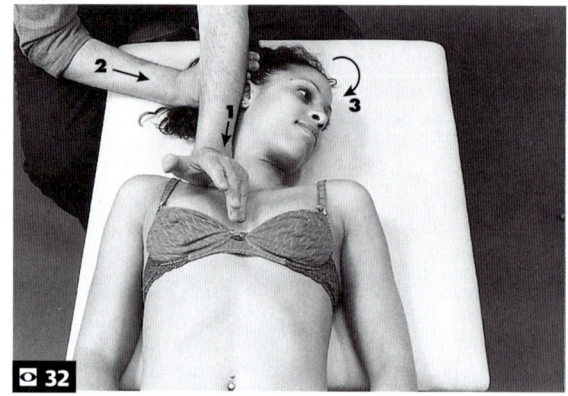

Einstellen der Parameter – Phase 2

Rechte Hand: Sie ergreift den rechten Arm des Patienten oberhalb des Ellenbogens und bringt ihn in Abduktion (1) und Außenrotation (2).

Linke Hand: Die Basis des Kleinfingerballens wird auf das mediale Ende der Klavikula gelegt.

Anmerkung: *Der linke Unterarm des Therapeuten (3) hat Kontakt mit der Seitenfläche des Kopfes und des Halses des Patienten.*

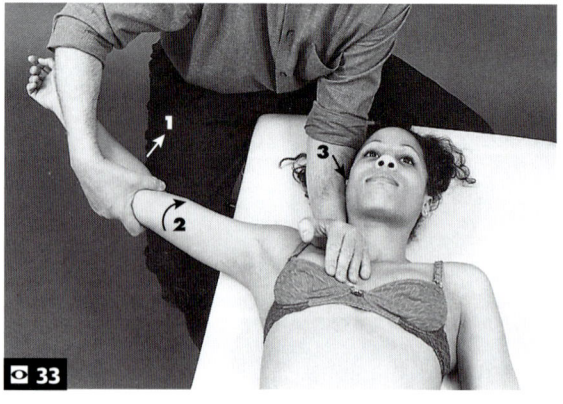

Korrektur

Die Vorspannung folgt der Klavikula, d.h. die Traktion erfolgt nach außen und oben (1). Anschließend führt der Therapeut mit seinem linken Unterarm (4) einen kurzen präzisen Impuls von oben nach unten aus: siehe Mobilisation mit Impuls.

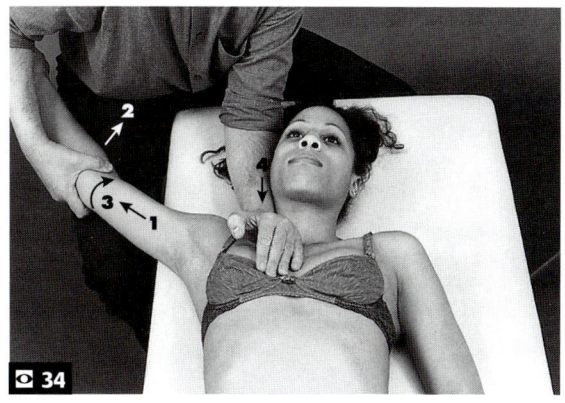

Die optimale Korrektur

Mobilisation ohne Thrust

- Der Therapeut wiederholt die Korrekturbewegung mehrmals und „spielt" dabei mit der Außenrotation.
- Wichtig ist, dass der Griff mit der linken Hand gut und fest ist, während die rechte Hand eine kombinierte Traktions-, Abduktions- und Außenrotationsbewegung ausführt.

Mobilisation mit Thrust

Die verschiedenen für die Vorspannung notwendigen Parameter – Traktion (1), Abduktion (2) und Außenrotation (3) – müssen sehr präzise eingestellt werden (s. Abb. 34), damit der Impuls genau auf das Sternoklavikulargelenk (4) konzentriert wird.

Laterales Ende der Klavikula – Klaviertastenphänomen

Diagnose

Mobilitätstest

Der Patient sitzt auf der Behandlungsliege und stützt sich mit gestreckten Ellenbogen mit beiden Händen auf der Liege ab. Der Therapeut beobachtet, wie die Klavikula auf der Läsionsseite leicht angehoben wird (1).

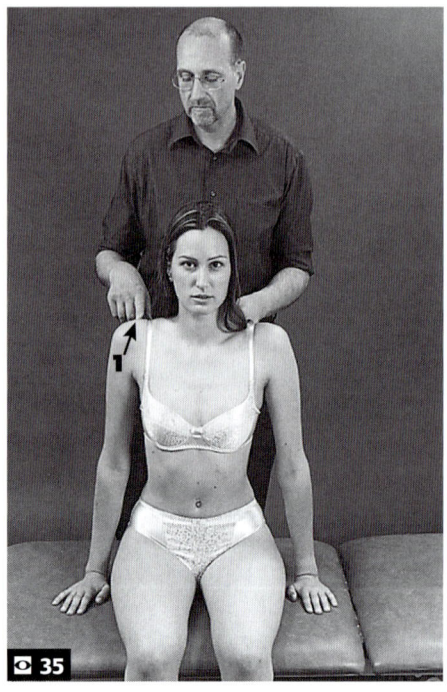

🅒 35

Wichtig

- Vorsicht! Bei dieser Dysfunktion handelt es sich nicht um eine Mobilitätseinschränkung, sondern um eine traumatische Läsion.

- Das laterale Ende der Klavikula senkt und hebt sich wie eine Klaviertaste, wenn der Therapeut auf die Oberseite der Klavikula drückt.

Anmerkung: *Die Mobilitätsdiagnose besteht aus dem Test sowie aus den individuellen anamnestischen und klinischen Daten des Patienten.*

Ursachen

Direkte Ursachen

Sport, Freizeit, berufliche Aktivitäten, Verschiedenes

Abgesehen von einem direkten oder indirekten Trauma, wie es bei bestimmten Sportarten auftreten kann, kann diese Dysfunktion auch ausgelöst werden durch:

- Sturz auf den ausgestreckten Arm.
- Beim Versuch mit ausgestrecktem Arm schnell einen zu schweren Gegenstand vom Boden aufzuheben. Dabei wird die Skapula nach kaudal gezogen und die Klavikula wird in superiorer Stellung blockiert.
- Sturz auf die Schulter (Rugby, Eishockey etc.).

Die klinische Untersuchung

- Hydarthrose,
- Traktion verstärkt den Schmerz,
- das laterale Ende der Klavikula ist mobil – Klaviertastenphänomen,
- exquisiter Schmerz am Processus coracoideus (Schmerz wird durch die Spannung der Ligamente zwischen Klavikula und Processus coracoideus ausgelöst),
- durch das Aufstützen auf den Händen wird die Dysfunktion verstärkt, da die Klavikula dadurch angehoben wird. Dieser „Test" ist interessant, da ein eventuell vorhandenes Ödem möglicherweise die Gelenkbewegung verschleiert.

Vor der Korrektur

- Liegt die Verletzung weniger als 24 Stunden zurück, sollte man das Gelenk nach der Manipulation mit einer Bandage ruhigstellen.
- Handelt es sich um keine akute Verletzung, ist der gesamte Schulterkomplex und der zervikothorakale Übergang (sowie die 1. Rippe) in die Untersuchung mit einzubeziehen.

Anmerkung: *Wenn die Bänder durch das Trauma zu sehr überdehnt wurden, kann diese Läsion nicht wirklich rückgängig gemacht werden.*

Korrekturtechnik

Position des Patienten und des Therapeuten

Der Therapeut steht hinter dem auf der Behandlungsliege sitzenden Patienten. Der Zeigefinger seiner linken Hand kennzeichnet das laterale Ende der Klavikula, das ist jene Stelle, auf die der Therapeut während der Manipulation seine Hand legt.

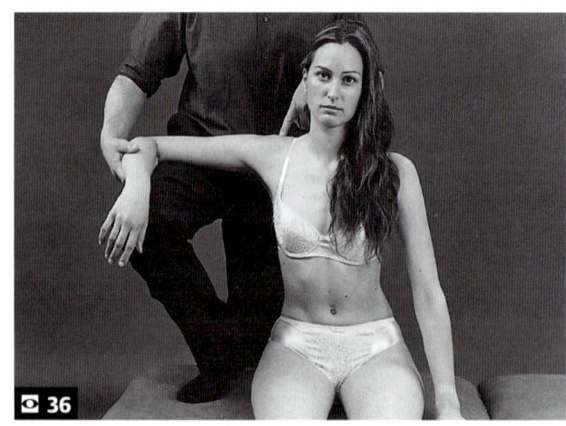

Einstellen der Parameter

Linke Hand: Die Radiuskante des Zeigefingers liegt auf der Oberseite der Klavikula, so nahe wie möglich am lateralen Ende des Knochens (1).

Rechte Hand: Sie umgreift den Ellenbogen des Patienten und arbeitet in Synergie mit dem Bein des Therapeuten.

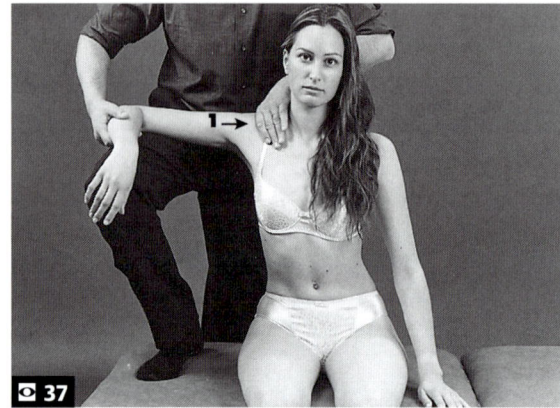

Korrektur

Die linke Hand verstärkt den Druck und drückt die Klavikula nach unten (1), die rechte Hand führt zunächst eine Traktion (2) entlang der Achse der Klavikula und dann eine Abduktion (3) aus (das Akromion wird der Klavikula angenähert und zieht diese mit nach unten).
Die Parameter müssen ganz exakt eingestellt werden, da nur dadurch die Kongruenz zwischen den Gelenkflächen des Akromioklavikulargelenks wieder hergestellt werden kann. Anschließend ist nur ein sehr leichter und kurzer Impuls von oben nach unten erforderlich.

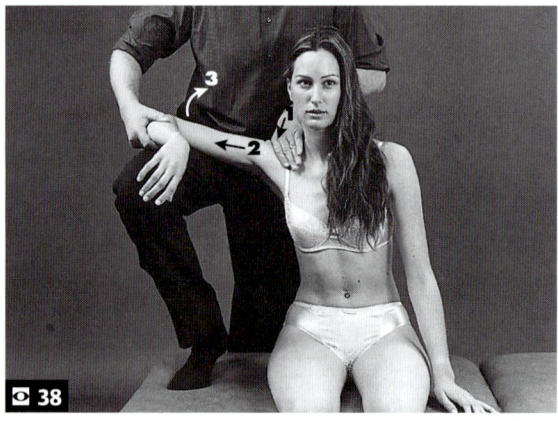

Der Ellenbogen

Der Ellenbogen

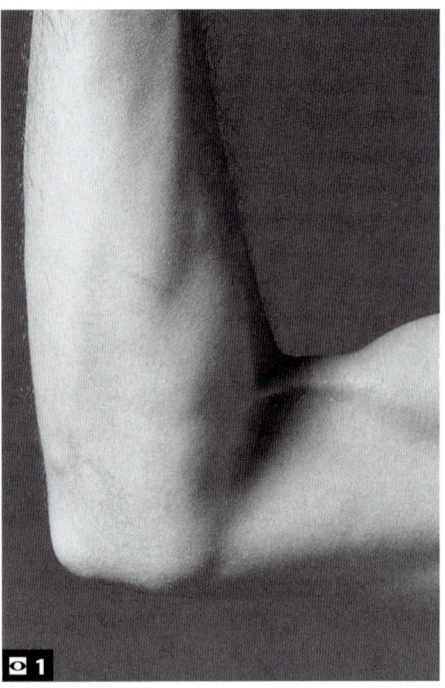

Übersicht

Radiusköpfchen posterior

Anteriore Mobilitätseinschränkung des Radiusköpfchens gegenüber dem Capitulum humeri (Condylus humeri)

Diagnose

Mobilitätstest – Phase 1

Therapeut und Patient stehen einander gegenüber. Der Therapeut legt Daumen und Zeigefinger (Zangengriff) um das Radiusköpfchen, der Ellenbogen des Patienten befindet sich in einer Mittelposition zwischen Extension und 90°-Flexion.

Anmerkung: *Dieser Test kann gleichzeitig links und rechts ausgeführt werden.*

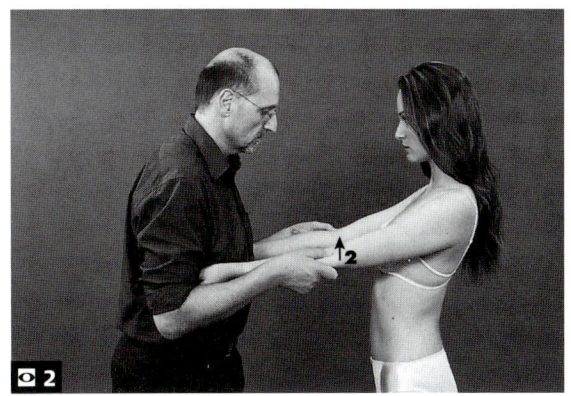

Mobilitätstest – Phase 2

Das Radiusköpfchen wird bei der Ellenbogenflexion posteriorisiert (1) und bei der Extension anteriorisiert (2). Der Therapeut analysiert die Qualität der anterioren und posterioren Bewegung, während er den Ellenbogen des Patienten von der Flexionsstellung in die Extension bewegt.

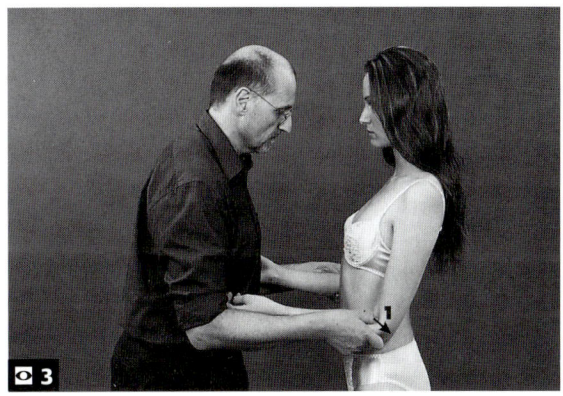

Ursachen

Direkte Ursachen

Sport, Freizeit, berufliche Aktivitäten, Verschiedenes

Bei Sport und Beruf können verschiedenste Handgriffe und Bewegungen zur forcierten Supination des Arms führen. Dies kann entweder
- durch eine schnelle und intensive Bewegung, oder
- durch eine wiederholte Bewegung geschehen.

Indirekte Ursachen

- Meist wird das Radiusköpfchen jedoch durch adaptive Prozesse posteriorisiert. So kann eine eingeschränkte Abduktion der Ulna gegenüber dem distalen Ende des Humerus (s. S. 43) oder eine eingeschränkte Außenrotation der Ulna (s. S. 46) zur Posteriorisierung des Radiusköpfchens führen.
- Diese Bewegungseinschränkung kann auch als Folge einer Dysfunktion des Glenohumeralgelenks entstehen.

Beispiel
Durch die „Anteriorisierung" des Humeruskopfes wird das Caput longum des M. biceps brachii angespannt, dies führt zur Supination des Radius und somit zur Posteriorisierung des Radiusköpfchens. Wenn diese Dysfunktion über einen längeren Zeitraum besteht und chronisch wird, wird das Lig. anulare radii überdehnt und es entsteht ein muskuläres Ungleichgewicht zu Gunsten der Pronationsmuskulatur, dies führt zur relativen Anteriorisierung des Radiusköpfchens.

Klinische Untersuchung

Die Posteriorisierung des Radiusköpfchens kann auch die Innenrotation und die Adduktion beeinträchtigen. Dadurch werden verschiedene Bewegungen erschwert.

Beispiele:
- Das Schließen des Büstenhalters.
- Die Bewegung, bei der man die Hand in die Hosentasche steckt, um ein Taschentuch oder die Geldbörse

herauszuholen, kann schwierig und im Bereich der proximalen Sehne im Sulcus intertubercularis humeri schmerzhaft oder auch unmöglich sein. Diese Schwierigkeit und die spezifische Schmerzlokalisierung sind ein typisches Anzeichen für ein Problem im Bereich des Caput longum des M. biceps brachii.

Anmerkung: Viele Patienten suchen nur deshalb einen Arzt oder Therapeuten auf, weil diese Bewegung schwierig oder unmöglich geworden ist.

Palpatorische Diagnose

Der M. biceps brachii kann auch distal im Bereich der Sehne oder der Aponeurose eine gewisse Druckschmerzhaftigkeit aufweisen.

Anmerkung: In manchen Fällen kann eine Sehnenentzündung des Caput longum des M. biceps brachii nur durch die Palpation im Bereich des Sulcus intertubercularis humeri diagnostiziert werden, da die Vorspannung bzw. die Muskelkontraktion keine Schmerzsymptomatik auslöst.

Vor der Korrektur

Cave!

- Wenn die Mobilitätseinschränkung durch eine Verkürzung des Caput longum des M. biceps brachii verursacht wurde, kommt es zunächst zur Posteriorisierung des Radiusköpfchens (s. Indirekte Ursachen). Durch die Chronizität kommt es in weiterer Folge zur Entspannung des Lig. anulare radii und somit zu einem muskulären Ungleichgewicht zu Gunsten der Pronationsmuskeln; dies führt letztlich zur Anteriorisierung des Radiusköpfchens.

Beispiel: Ein anteriorer Humeruskopf spannt das Caput longum des M. biceps brachii und erzeugt eine Außenrotation des Radius, dadurch wird das Radiusköpfchen zunächst posteriorisiert.

Anmerkung: Es ist also sinnlos, die relative Anteriorität des Radiusköpfchens korrigieren zu wollen, da das überdehnte Ligament eine dauerhafte Korrektur verhindert.

Korrekturtechnik

Position des Patienten und des Therapeuten

Der Patient liegt auf dem Rücken. Der Therapeut sitzt auf einem Hocker auf der Behandlungsseite neben der Liege. Der Zeigefinger seiner rechten Hand weist auf den posterioren Anteil des Radiusköpfchens, jener Stelle, auf der mit der linken Hand die Korrektur ausgeführt werden wird.

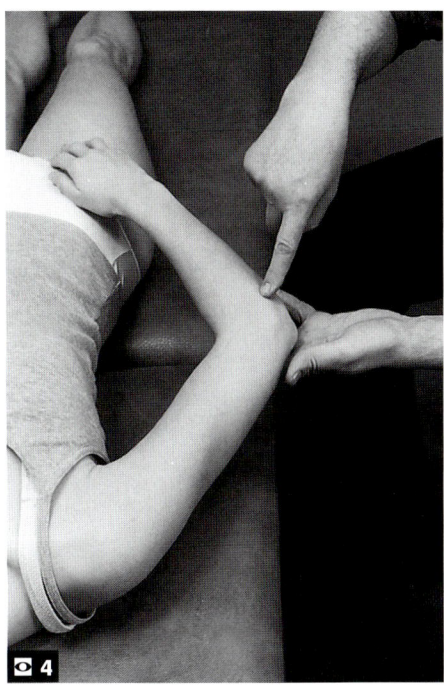

Einstellen der Parameter

Linke Hand: Der Epicondylus mediale liegt auf dem zweiten Fingerglied von Zeige- und Mittelfinger des Therapeuten (Griff muss an die Morphologie von Patient und Therapeut angepasst werden). Durch diesen Griff kann die Ulna leicht nach posterior gezogen werden. Der linke Daumen liegt am posterioren Anteil des Radiusköpfchens.

Rechte Hand: Daumen und Zeigefinger umgreifen das distale Ende der beiden Unterarmknochen; die anderen Finger umschließen den Daumen des Patienten.

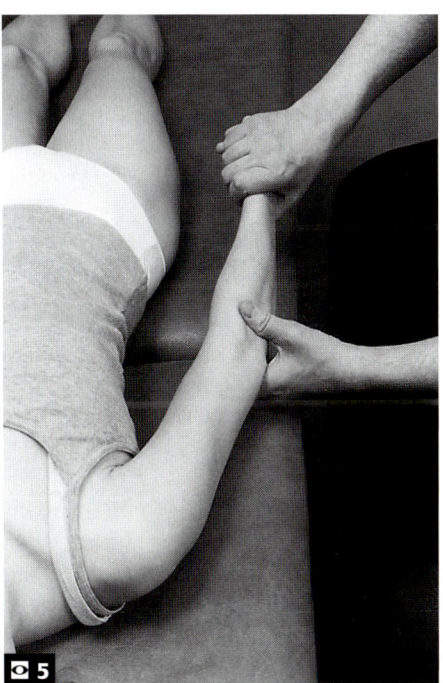

Korrektur

Die Korrektur besteht aus drei Bewegungen.
Linke Hand: Nachdem die Hand des Therapeuten wie in Abbildung 5 beschrieben positioniert wurde, wird sie nicht mehr bewegt. Der Therapeut bringt seinen linken Ellenbogen in einer kurzen und präzisen Bewegung in Extension. Dadurch übt er automatisch Druck (1) auf das Radiusköpfchen aus und anteriorisiert es. Gleichzeitig wird der Epicondylus medialis nach rückwärts gezogen (2). Diese kombinierte Bewegung der linken Hand wird durch die Bewegung der rechten Hand begleitet, die gleichzeitig eine Traktion entlang der Achse (3) und eine Pronation (4) ausführt.

Anmerkung: *Zeige- und Mittelfinger der linken Hand stabilisieren das distale Ende des Humerus und verstärken damit die Anteriorisierung des Radiusköpfchens.*

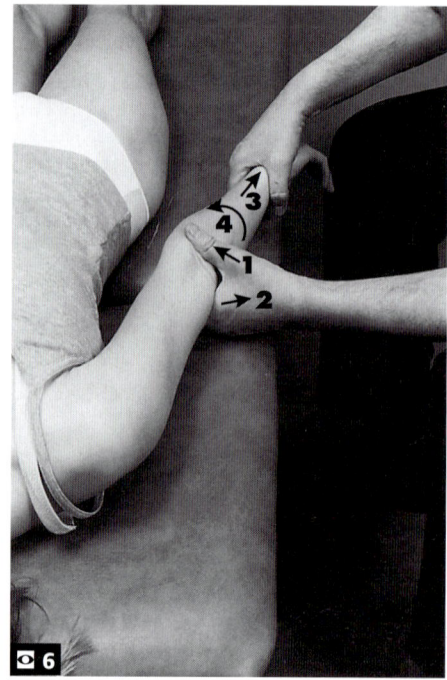

📷 6

Die optimale Korrektur

Mobilisation ohne Thrust

Die verschiedenen Parameter müssen exakt eingestellt werden, ohne dass dadurch das Gelenk verriegelt wird, die Korrekturbewegung wird fünf- bis sechsmal wiederholt.

Mobilisation mit Thrust

- Es handelt sich um eine sehr kräftige Technik: es ist daher besonders wichtig, dass die Parameter zur Vorspannung exakt eingestellt werden. Um eine zu große Bewegung zu vermeiden, sollte die Hand des Therapeuten immer mit der Behandlungsliege Kontakt haben.
- Die Extension des Ellenbogens sollte nicht zu groß sein.

Abduktionsdysfunktion der Ulna (Valgusstellung)

Adduktionseinschränkung zwischen Incisura trochlearis und Trochlea humeri

Diagnose

Mobilitätstest

Position der Hände

Der Therapeut ergreift mit dem Zeigefinger seiner rechten Hand das Olekranon (s. Abb. 10 bis 16). Er klemmt den rechten Unterarm des Patienten unter seinen rechten Unterarm ein.

Anmerkung: *Patient und Therapeut können auch die für die Korrekturtechnik beschriebene Position einnehmen (s. Abb. 8 und 9).*

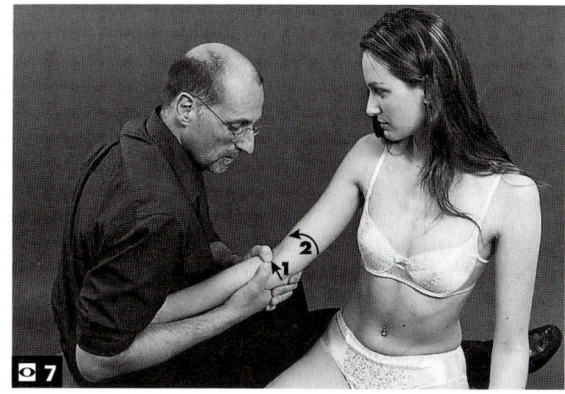

Test

Der Impuls erfolgt von innen nach außen (1), d.h. von medial nach lateral, und wird mit einer halbkreisförmigen gegen den Uhrzeigersinn verlaufenden Bewegung kombiniert (2). Während des Impulses kann der Unterarm des Therapeuten entweder wie in Abbildung 7 gezeigt oder auch in einem rechten Winkel zum Ellenbogen des Patienten positioniert werden (s. Abb. 9).

Liegt eine Adduktionseinschränkung vor, ist die Adduktionsbewegung des Unterarms gegenüber dem Oberarm eingeschränkt. Es besteht eine Mobilitätseinschränkung der beiden Unterarmknochen gegenüber dem distalen Ende des Humerus.

Wichtig

- Der Test beurteilt Quantität und Qualität der Bewegung, er wird im Seitenvergleich ausgeführt.
- Der Mobilitätstest sollte nach der Korrektur nochmals wiederholt werden.

Anmerkung: *Die Mobilitätsdiagnose besteht aus dem Test sowie aus den individuellen anamnestischen und klinischen Daten des Patienten.*

Ursachen

Direkte Ursachen

Sport, Freizeit, berufliche Aktivitäten, Verschiedenes

- Diese Mobilitätseinschränkung kann durch ein direktes oder indirektes Trauma verursacht werden.
- Zug auf den Unterarm, bei gleichzeitiger Pronation der Hand, z. B. wenn man über eine Stufe stolpert und sich am Geländer festzuhalten versucht.

Indirekte Ursachen

- Häufige Griffe bei Sportarten wie Judo oder Ringen.
- Dysfunktionen, die nach einer forcierten Außenrotationsbewegung und einer Ulnarabduktion entstehen. Durch die Ulnarabduktion im Handgelenk werden die beiden Unterarmknochen gegenüber dem distalen Humerusende in eine Radialabduktion bewegt.
- Diese Dysfunktionen können auch als Folge von Läsionen im Bereich der Skapula, der Brust- und Halswirbelsäule entstehen. Bei der Skapularotation, bei der sich der Angulus inferior lateralisiert, wird der Humerus in eine leichte Adduktion gezogen, dadurch werden die Unterarmknochen gegenüber dem distalen Humerusende in Abduktion bewegt und kompensieren so das mechanische Ungleichgewicht.
- Allgemein kann gesagt werden, dass sich Dysfunktionen der Schulter oder des Handgelenks immer auf das Ellenbogengelenk auswirken können. Die beiden Unterarmknochen müssen somit die Bewegungseinschränkungen in diesen Gelenken ausgleichen.

Klinische Untersuchung

- Der Gelenkspalt des Humeroradialgelenks ist an der medialen Seite „geöffnet" und an der lateralen Seite geschlossen. Das Radiusköpfchen ist mit dem Condylus humeri in Kontakt.
- Das Radiusköpfchen ist nach lateral verschoben (mit den Fingern lässt sich eine Stufe ertasten).
- Die Hand befindet sich in Radialabduktion, die – wie bei der Abduktionseinschränkung der Ulna im Handgelenk – durch die verstärkte Muskelspannung der am Epikondylus ansetzenden Muskeln entsteht.
- Das Lig. collaterale carpi radiale ist verspannt und schmerzhaft.
- Im Unterschied zur Adduktionsdysfunktion der Ulna kann das Radiusköpfchen kaum mobilisiert werden, da es gegen das Capitulum humeri gedrückt wird.

Vor der Korrektur

> **Cave!**
>
> - Diese Mobilitätseinschränkung tritt nur in den seltensten Fällen isoliert auf. Es müssen immer auch Handgelenk und Schulter überprüft werden.
>
> - Man beginnt die Behandlung mit speziellen Druck- und Massagetechniken, um eventuell vorhandene Spasmen in den Extensoren (M. extensor carpi radialis longus, M. extensor carpi radialis brevis), in M. brachioradialis oder M. supinator sowie, in geringerem Umfang, in den Fingerextensoren aufzulösen.
>
> - Die Vorbereitung der Gewebe sollte mit Dehnungstechniken an der Membrana interossea abgeschlossen werden.

Korrekturtechnik 1

Position des Patienten und des Therapeuten – Einstellen der Parameter

Der Patient befindet sich in Rückenlage. Der Therapeut sitzt auf einem Hocker seitlich neben der Behandlungsliege. Der Epicondylus medialis des Patienten wird zwischen Daumen- und Kleinfingerballen der rechten Hand des Therapeuten gelegt. Der rechte Unterarm des Patienten wird unter dem linken Arm des Therapeuten eingeklemmt.

Anmerkung: *Die Hand des Patienten befindet sich in Neutralstellung.*

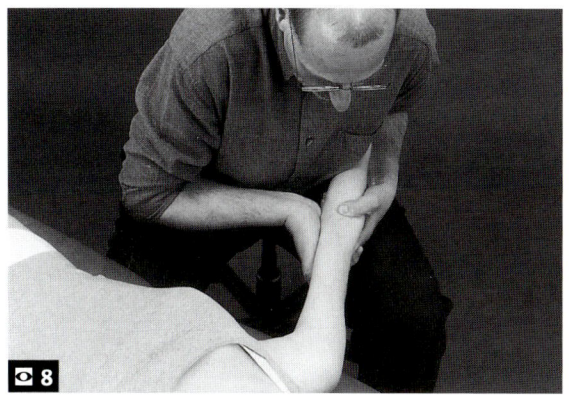

Korrektur

Der Impuls erfolgt von innen nach außen (1) (d.h. von medial nach lateral) und wird von einer leichten Kreisbewegung gegen den Uhrzeigersinn begleitet (2) – vom Therapeuten aus gesehen. Während des Korrekturvorgangs befindet sich der Unterarm des Therapeuten im rechten Winkel zum Ellenbogen des Patienten.

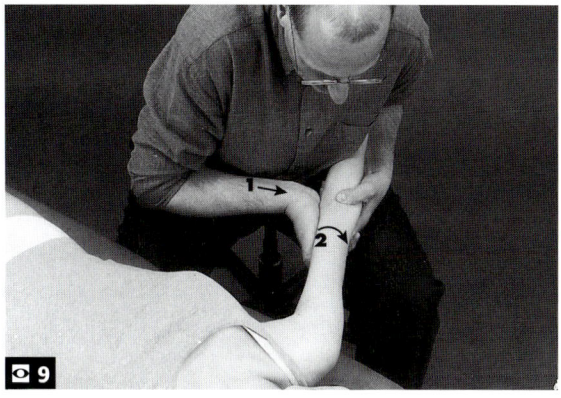

Korrekturtechnik 2

Position des Patienten und des Therapeuten

Der Zeigefinger des Therapeuten zeigt auf das Olekranon.

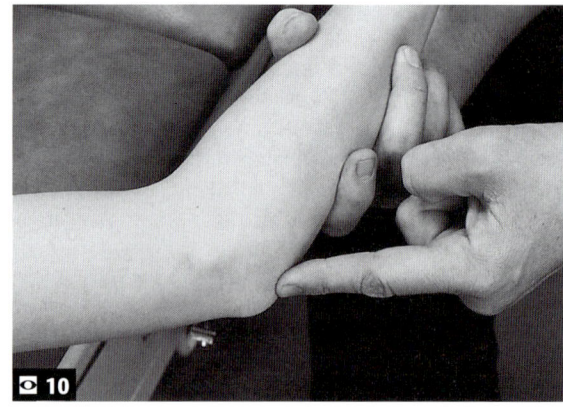

Einstellen der Parameter

Der Zeigefinger des Therapeuten wird um das Olekranon gelegt, die anderen Finger haben keinen Kontakt mit dem Olekranon.

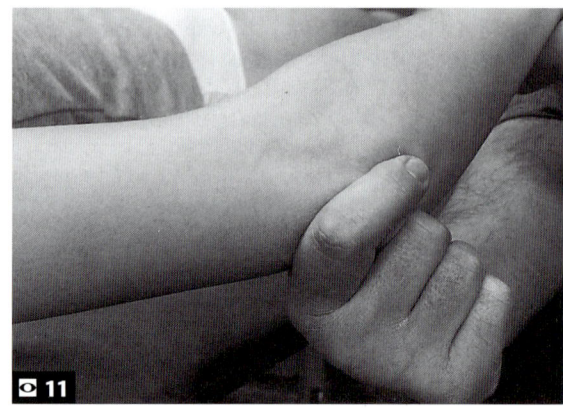

Einstellen der Parameter

Die Gesamtansicht zeigt die Körperhaltung des Therapeuten und die Position seiner rechten Hand.

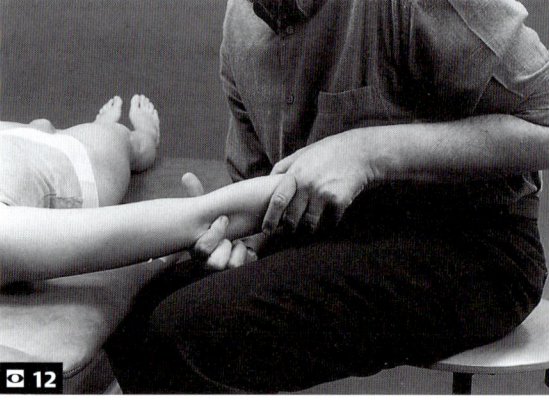

Einstellen der Parameter, rechte Hand

Großaufnahme: rechte Hand, Griffposition bei ausgestrecktem Ellenbogen.

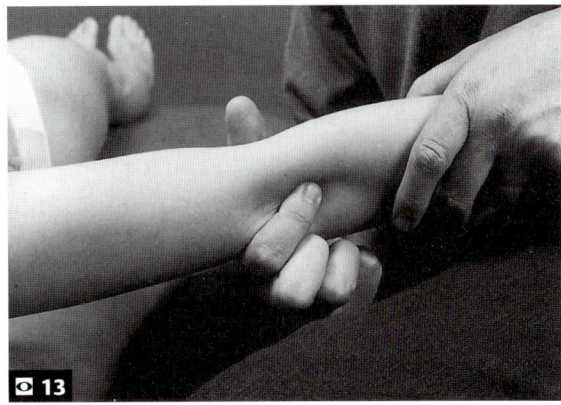

Einstellen der Parameter, linke Hand

Linke Hand: Der Zeigefinger wird auf den am Olekranon liegenden Zeigefinger der rechten Hand gelegt (s. Abb. 12).

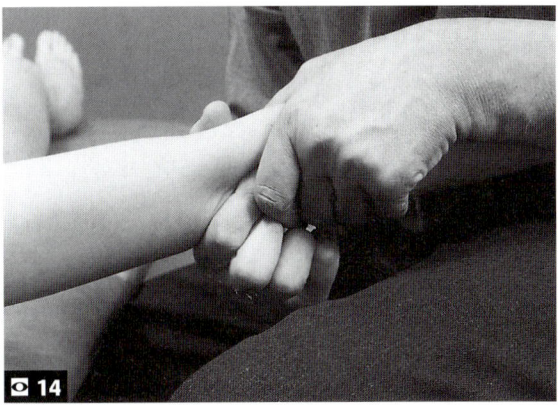

Einstellen der Parameter

Diese Abbildung zeigt die Handposition des Therapeuten im Bereich des Ellenbogens sowie seine Körperhaltung während der Korrektur.

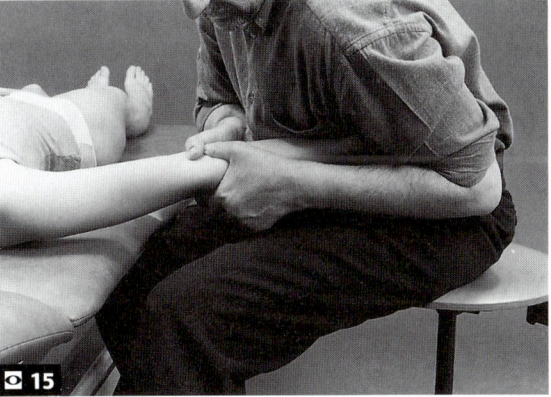

Korrektur

Der Impuls erfolgt von innen nach außen (1) (d.h. von medial nach lateral). Die Korrekturbewegung wird von einer leichten Kreisbewegung gegen den Uhrzeigersinn begleitet (2) (vom Therapeuten aus gesehen).

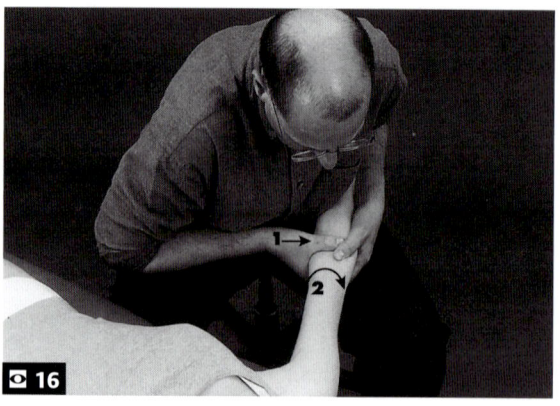

Die optimale Korrektur

Mobilisation ohne Thrust

Die Parameter werden genauso wie bei der Thrusttechnik eingestellt und die Korrekturbewegungen werden drei- bis viermal wiederholt.

Mobilisation mit Thrust

Die korrekte Durchführung dieser Technik erfordert eine sehr exakte Einstellung der Parameter. Diese wird durch die gegen den Uhrzeigersinn ausgeführten Kreisbewegungen gefunden, da dadurch das Gelenk abwechselnd verriegelt und entriegelt wird.

Adduktionsdysfunktion der Ulna (Varusstellung)

Abduktionseinschränkung zwischen Incisura trochlearis und Trochlea humeri

Diagnose

Mobilitätstest – Phase 1

Position der Hände

Der Therapeut ergreift mit dem Zeigefinger seiner rechten Hand das Olekranon (s. Abb. 10 bis 16). Er klemmt den rechten Unterarm des Patienten unter seinen rechten Oberarm.

Anmerkung: Patient und Therapeut können auch die für die Korrekturtechnik beschriebene Position einnehmen (s. Abb. 18 und 19).

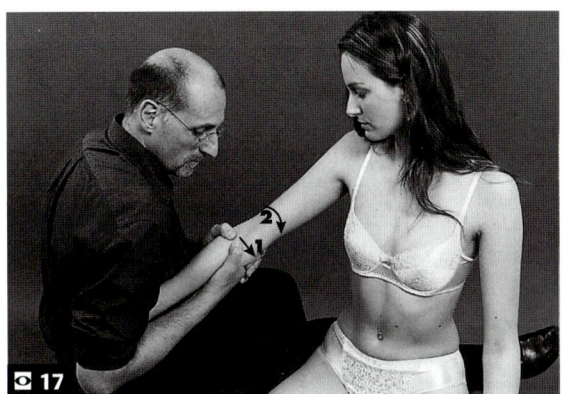

Test

Der Impuls erfolgt von außen nach innen (1) (von lateral nach medial) und wird von einer halbkreisförmigen Bewegung im Uhrzeigersinn begleitet (2). Während des Korrekturvorgangs wird der Unterarm des Therapeuten entweder wie in der Abbildung gezeigt parallel zum Unterarm des Patienten positioniert oder in einem rechten Winkel zum Ellenbogen des Patienten, wie in den Abbildungen 18 und 19 dargestellt.

Wenn eine Abduktionseinschränkung vorliegt, ist die Abduktionsbewegung des Unterarms gegenüber dem Oberarm eingeschränkt. Es besteht eine Bewegungseinschränkung in Richtung Abduktion der beiden Unterarmknochen gegenüber dem distalen Humerusende.

> **Wichtig**
>
> - Der Test beurteilt Quantität und Qualität der Bewegung, er wird im Seitenvergleich ausgeführt.
> - Der Mobilitätstest sollte nach der Korrektur nochmals wiederholt werden.

Anmerkung: Die Mobilitätsdiagnose besteht aus dem Test sowie aus den individuellen anamnestischen und klinischen Daten des Patienten.

Ursachen

Direkte Ursachen

Siehe die Ursachen im Kapitel über die Abduktionsstellung der Ulna.

Sport, Freizeit, berufliche Aktivitäten

Diese Mobilitätseinschränkung kann durch ein direktes oder indirektes Trauma verursacht werden.

Diverse Ursachen

Zug am Unterarm, Hand in Pronationsstellung.

Beispiel: Man verfehlt eine Stufe und versucht sich am Geländer festzuhalten.

Indirekte Ursachen

- Die Mobilitätseinschränkungen können durch Verletzungen oder durch Mobilitätseinschränkungen im Handgelenk ausgelöst werden.
- Sie können auch durch Dysfunktionen im Ellenbogen oder durch eine Innenrotation der Ulna entstehen.
- Schulterdysfunktionen können sich gleichfalls auf den Ellenbogen auswirken.

Klinische Untersuchung

- Der Gelenkspalt des Humeroradialgelenks ist an der lateralen Seite „geöffnet" und an der medialen Seite geschlossen. Das Radiusköpfchen ist mit dem Condylus humeri in Kontakt (da die am Epicondylus ansetzenden Muskeln durch die Adduktion der Unterarmknochen angespannt werden).
- Das Radiusköpfchen ist nach lateral verschoben (mit den Fingern lässt sich eine Stufe ertasten).
- Die Hand befindet sich in Radialabduktion, die – wie bei der Abduktionseinschränkung der Ulna im Handgelenk – durch die verstärkte Muskelspannung der am Epicondylus ansetzenden Muskeln entsteht.
- Das Lig. collaterale carpi radiale ist verspannt und schmerzhaft.
- Im Unterschied zur Abduktionsdysfunktion der Ulna kann das Radiusköpfchen gut mobilisiert werden, da es nicht gegen das Capitulum humeri gedrückt wird, sondern nur über die hypertonen Muskeln mit dem Capitulum humeri Kontakt hat.

Vor der Korrektur

- Eventuell vorhandene Mobilitätseinschränkungen, die zur Adduktionsstellung der Ulna gegenüber dem distalen Humerusende führen können (s. Indirekte Ursachen), sollten zuerst korrigiert werden.
- Dehnung der Membrana interossea mit Hilfe von Techniken, bei denen Ulna und Radius gegeneinander bewegt werden („Schertechnik").
- Spasmen und Spannungen in den medialen Unterarmmuskeln sollten ebenfalls z. B. mittels Dehnungs- und Drucktechniken vor der Korrektur aufgehoben werden.

Korrekturtechnik

Position des Patienten und des Therapeuten – Einstellen der Parameter

Der Patient befindet sich in Rückenlage. Der Therapeut sitzt auf einem Hocker seitlich neben der Behandlungs-liege. Er legt seine Hände wie bei der Korrektur der Ulnar-abduktion (s. Abb. 10 bis 16) auf das Gelenk. Der rechte Unterarm des Patienten wird unter dem rechten Oberarm des Therapeuten eingeklemmt.

Anmerkung: *Die Hand des Patienten befindet sich in Neutral-stellung.*

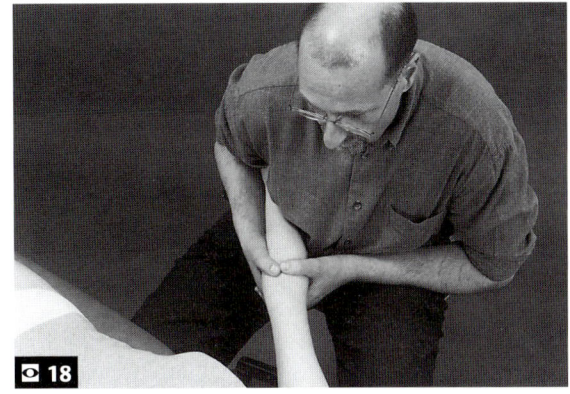

Korrektur

Der Impuls erfolgt von außen nach innen (1) (d. h. von lateral nach medial) und wird von einer leichten Kreisbe-wegung im Uhrzeigersinn begleitet (2). Während der Korrekturbewegung befindet sich der Unterarm des The-rapeuten im rechten Winkel zum Ellenbogen des Patien-ten.

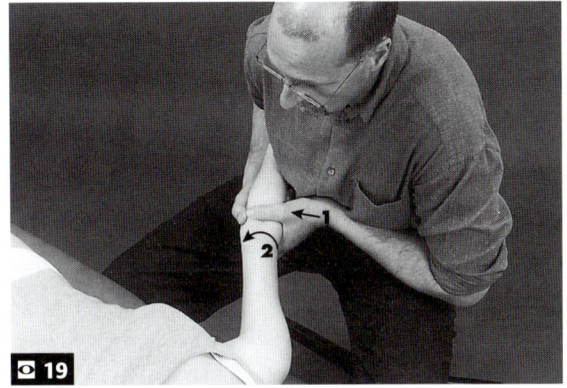

Die optimale Korrektur

Mobilisation ohne Thrust

Die Parameter werden genauso eingestellt wie bei der Thrusttechnik; die Korrekturbewegung wird drei- bis viermal wiederholt.

Mobilisation mit Thrust

Die korrekte Durchführung dieser Technik erfordert eine sehr exakte Einstellung der Parameter. Die im Uhrzeiger-sinn ausgeführten Kreisbewegungen helfen dem Thera-peuten diese zu finden, da das Gelenk dabei abwechselnd verriegelt und entriegelt wird.

Innenrotationsdysfunktion der Ulna

Außenrotationseinschränkung der Incisura trochlearis gegenüber der Trochlea humeri

Diagnose

Mobilitätstest

Die Rotationsbewegung zwischen der Incisura trochlearis und der Trochlea humeri ist beeinträchtigt. Die Innenrotationsbewegung ist größer als die Außenrotation.

Position der Hände

Der Patient sitzt auf der Behandlungsliege. Der Therapeut steht vor dem Patienten und ergreift den Arm des Patienten. Dieser wird in eine Anteversionsstellung (70°–80°) gebracht und etwas vom Körper weggehalten.

Rechte Hand: Sie umgreift den Ellenbogen und unterstützt ihn von unten (1).

Linke Hand: Sie umgreift das distale Ende der beiden Unterarmknochen.

Test

Der Therapeut bewegt den Arm mit seiner linken Hand in maximale Supination (2). Er achtet sowohl auf das Endgefühl als auch auf eventuelle Ausweichbewegungen des Patienten – der Patient zieht z.B. Schulter oder Rumpf zurück, um Schmerz zu vermeiden. Die Ausgangsstellung des Oberarms des Patienten ist daher besonders wichtig.

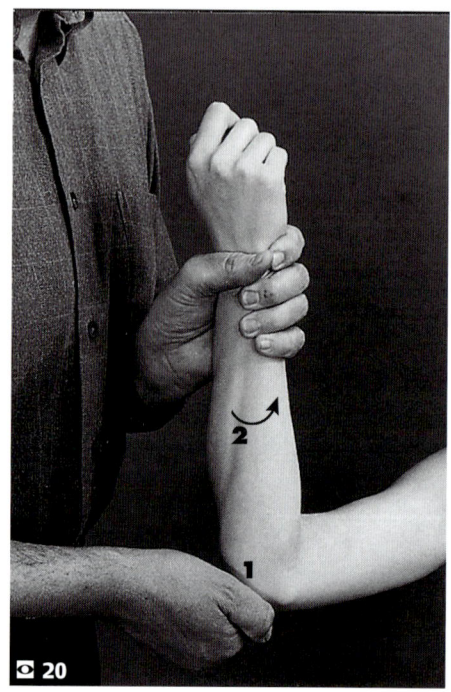

◉ 20

> **Wichtig**
>
> ▪ Der Test beurteilt Quantität und Qualität der Bewegung, er wird im Seitenvergleich ausgeführt.
>
> ▪ Der Mobilitätstest sollte nach der Korrektur nochmals wiederholt werden.

Anmerkung: *Die Mobilitätsdiagnose besteht aus dem Test sowie aus den individuellen anamnestischen und klinischen Daten des Patienten.*

Ursachen

Direkte Ursachen

Sport, Freizeit, berufliche Aktivitäten, Verschiedenes

- Forcierte Pronation, entweder durch eine kurze und intensive oder durch häufig wiederholte Bewegungen.
- Folgen von Frakturen oder anderen Verletzungen im Ellenbogenbereich.

Indirekte Ursachen

Dysfunktionen an den unter- bzw. oberhalb des Ellenbogengelenks liegenden Gelenken werden bei beruflichen oder sportlichen Aktivitäten häufig im Ellenbogenbereich kompensiert.

Klinische Untersuchung

- Die Außenrotation der Ulna ist geringer als die Innenrotation. Das Gelenkspiel zwischen der Incisura trochlearis und der Trochlea humeri ist vermindert.
- Variable Schmerzen, häufig im Handgelenksbereich.

Vor der Korrektur

Wenn sich die Ulna in einer Innenrotationsstellung befindet, gibt es kaum Muskelkontrakturen, da die Pronatoren die Supinatoren überlagern.

Anmerkung: *Die Innenrotationsdysfunktion zwischen Incisura trochlearis und Trochlea humeri ist häufig mit einer Adduktion (Varusstellung der Ulna) verbunden.*

Der Therapeut korrigiert zunächst die Innenrotation der Ulna, testet nochmals die Mobilität und vor allem die Mikromobilität sowie die Adduktionsbewegung und korrigiert diese gegebenenfalls.

Korrekturtechnik

Position des Patienten und des Therapeuten – Einstellen der Parameter

Der Patient befindet sich in Rückenlage, sein Oberarm liegt auf der Behandlungsliege, sein Ellenbogen ist 90° gebeugt, die Hand nimmt eine Neutralstellung ein. Der Therapeut sitzt auf der Behandlungsseite auf einem Hocker.

Linke Hand: Zwei oder drei Finger liegen auf dem Processus coronoideus, der Daumen liegt auf dem posterioren Ulnarand (oder entsprechend der Morphologie des Patienten, auf den medialen Unterarmmuskeln).

Rechte Hand: Sie ergreift die beiden Unterarmknochen am distalen Ende.

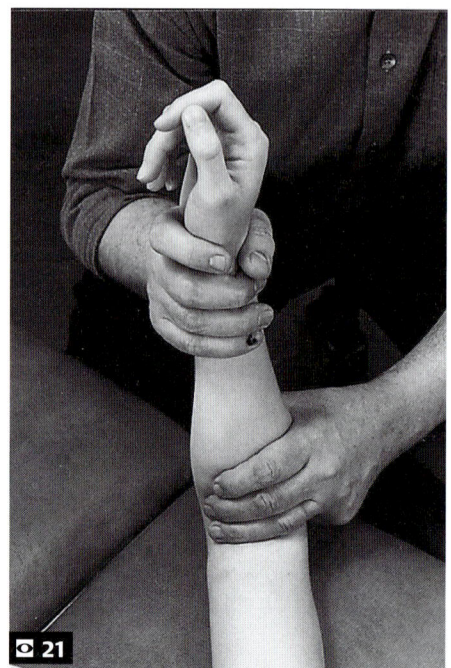

Korrektur

Der Therapeut bringt sein linkes Handgelenk in Extension (2) und erzeugt damit eine maximale Supination (1) sowie einen kurzen intensiven Impuls in Richtung Vorspannung und gegen den Widerstand.

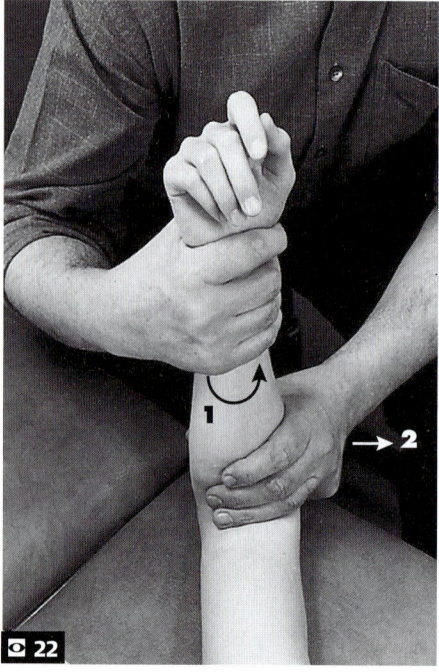

Die optimale Korrektur

Mobilisation ohne Thrust

- Der Therapeut stellt die Parameter ein und ersucht dann den Patienten seinen Arm gegen Widerstand einige Sekunden lang in Pronation anzuspannen und anschließend zu entspannen. Während der Entspannungsphase bewegt er das Gelenk etwas mehr in Supination.
- Zwischen der Anspannungs- und Entspannungsphase muss der Beugewinkel des Ellenbogens so verändert werden, dass wieder die beste Einstellung für die Mobilisation erreicht wird.

Mobilisation mit Thrust

Der Therapeut übt mit seinem Daumen Druck auf den hinteren Anteil des posterioren Rands der Ulna aus und erzeugt damit eine Außenrotation (s. 1, Abb. 22), der Mittelfinger zieht den Ellenbogen in die gleiche Richtung. Die rechte Hand bringt den Arm des Patienten in eine forcierte Supination.

Außenrotationsdysfunktion der Ulna

Innenrotationseinschränkung der Incisura trochlearis gegenüber der Trochlea humeri

Diagnose

Mobilitätstest

Die Rotationsbewegung zwischen der Incisura trochlearis und der Trochlea humeri ist beeinträchtigt. Die Außenrotationsbewegung ist größer als die Innenrotation.

Position der Hände

Der Patient sitzt auf der Behandlungsliege. Der Therapeut steht vor dem Patienten und ergreift den Arm des Patienten. Der Arm des Patienten wird in eine Anteversionsstellung (70°–80°) gebracht und etwas vom Körper weggehalten.

Rechte Hand: Sie umgreift den Ellenbogen und unterstützt ihn von unten (1).

Linke Hand: Sie umgreift das distale Ende der beiden Unterarmknochen.

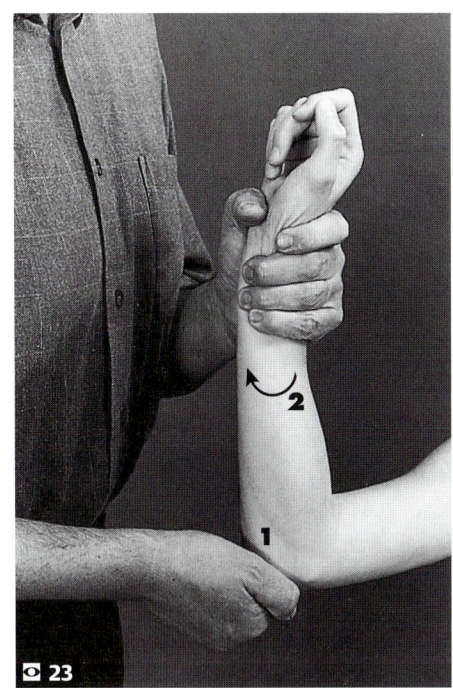

○ 23

Test

Der Therapeut bewegt den Arm mit seiner linken Hand in maximale Pronation (2). Er achtet sowohl auf das Endgefühl als auch auf eventuelle Ausweichbewegungen des Patienten – der Patient zieht z.B. Schulter oder Rumpf zurück, um Schmerz zu vermeiden. Die Ausgangsstellung des Oberarms des Patienten ist daher besonders wichtig.

> **Wichtig**
>
> ▪ Der Test beurteilt Quantität und Qualität der Bewegung, er wird im Seitenvergleich ausgeführt.
>
> ▪ Der Mobilitätstest sollte nach der Korrektur nochmals wiederholt werden.

Anmerkung: *Die Mobilitätsdiagnose besteht aus dem Test sowie aus den individuellen anamnestischen und klinischen Daten des Patienten.*

Ursachen

Direkte Ursachen

Sport, Freizeit, berufliche Aktivitäten, Verschiedenes

- Forcierte Supination, entweder durch eine kurze und intensive oder durch häufig wiederholte Bewegungen.
- Folgen von Frakturen oder anderen Verletzungen im Ellenbogenbereich.

Indirekte Ursachen

Dysfunktionen an den unter- bzw. oberhalb des Ellenbogengelenks liegenden Gelenken werden bei beruflichen oder sportlichen Aktivitäten häufig im Ellenbogenbereich kompensiert.

Klinische Untersuchung

- Die Innenrotation der Ulna ist geringer als die Außenrotationsbewegung (Supination). Das Gelenkspiel zwischen der Incisura trochlearis und der Trochlea humeri ist vermindert.
- Variable Schmerzen, häufig im Handgelenksbereich.

Vor der Korrektur

Diese Restriktion tritt häufig als Folge anderer Dysfunktionen auf:
Man unterscheidet zwei mögliche Ursachen:

- Das Lig. anulare radialis ist normal: Radius und Ulna bilden einen „Block", das Radiusköpfchen ist posteriorisiert und die Extension des Ellenbogens ist beeinträchtigt.
- Das Lig. anulare radialis ist überdehnt: das Radiusköpfchen kann der Bewegung des Kondylus nicht folgen, da es sich nicht nach posterior bewegen kann.

Anmerkung: *Die Außenrotationsdysfunktion zwischen Incisura trochlearis und Trochlea humeri ist häufig mit einer Abduktionseinschränkung (Valgusstellung der Ulna) verbunden.*

Der Therapeut korrigiert zunächst die Außenrotation der Ulna, testet nochmals die Mobilität und vor allem die Mikromobilität sowie die Abduktionsbewegung und korrigiert diese gegebenenfalls.

Korrekturtechnik

Position des Patienten und des Therapeuten – Einstellen der Parameter

Der Patient befindet sich in Rückenlage, sein Oberarm liegt auf der Behandlungsliege und der Ellenbogen ist 90° gebeugt, die Hand nimmt eine Neutralstellung ein. Der Therapeut sitzt auf der Behandlungsseite auf einem Hocker.

Rechte Hand: Zwei oder drei Finger liegen auf dem Processus coronoideus, der Daumen liegt auf dem posterioren Ulnarand.

Linke Hand: Sie ergreift die beiden Unterarmknochen am distalen Ende.

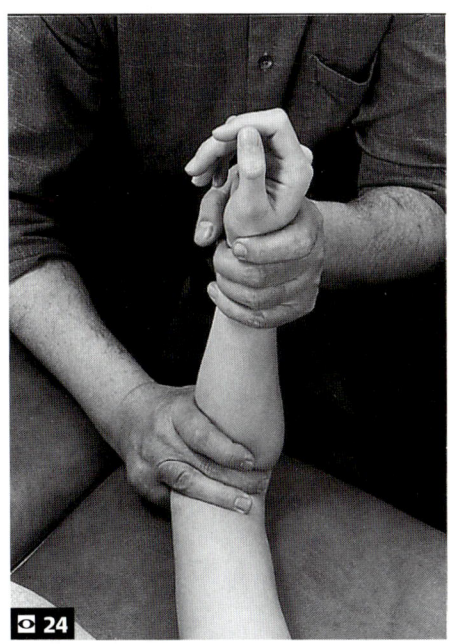

Korrektur

Der Therapeut bringt sein linkes Handgelenk in Extension (2) und erzeugt damit eine maximale Pronation (1) und einen kurzen intensiven Impuls in Richtung Vorspannung und gegen den Widerstand.

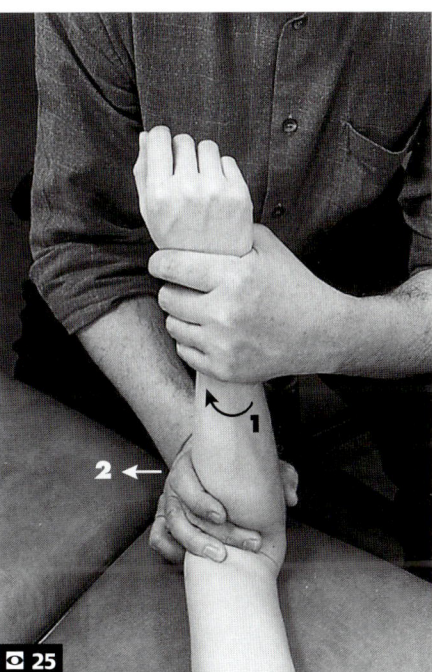

Die optimale Korrektur

Mobilisation ohne Thrust

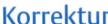 Der Therapeut stellt die Parameter ein und ersucht den Patienten seinen Arm gegen Widerstand einige Sekunden in Supination angespannt und anschließend zu entspannen. In der Entspannungsphase bewegt er das Gelenk etwas weiter in Pronation.

Zwischen der Anspannungs- und Entspannungsphase muss der Beugewinkel des Ellenbogens verändert werden und erneut die beste Einstellung für die Mobilisation gefunden werden.

Mobilisation mit Thrust

Der Therapeut übt mit seinem Daumen Druck auf den vorderen Anteil des posterioren Rands der Ulna aus und erzeugt eine Innenrotation (s. 1, Abb. 22), der Mittelfinger bewegt das Gelenk in die gleiche Richtung. Die andere Hand erzeugt eine forcierte Pronation.

Forcierte Supination beim Erwachsenen

Diagnose

Forcierte Supination

Für diese Dysfunktion, bei der drei oder vier verschiedene Mobilitätseinschränkungen gleichzeitig auftreten, gibt es keine spezielle Mobilisationstechnik. Die nebenstehende Abbildung zeigt die Entstehung dieser Dysfunktion, bei der der Ellenbogen in einer kombinierten Bewegung in Flexion (1), Abduktion (2) und Außenrotation (3) bewegt wird. Die forcierte Supination wird häufig von einer Posteriorisierung des Radiusköpfchens begleitet.

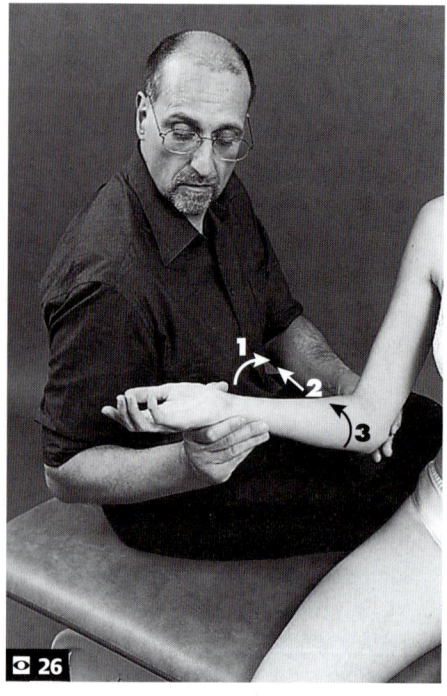

26

Wichtig

■ Die Anamnese (in der genau erfragt werden sollte, wie die Dysfunktion bzw. die Schmerzen entstanden sind) ist bei dieser Dysfunktion von besonderer Bedeutung, um die verschiedenen Parameter dieser Fehlstellung sowohl qualitativ als auch quantitativ beurteilen zu können.

Ursachen

Direkte Ursachen

Sport, Freizeit, berufliche Aktivitäten, Verschiedenes

Jede Bewegung (bei beruflichen oder sportlichen Aktivitäten oder auch im Alltagsleben), die zur forcierten Supination führt. Diese kann kurz und intensiv sein oder durch wiederholte Bewegungen entstehen.

Indirekte Ursachen

Diese kombinierte Bewegungseinschränkung kann nicht durch Dysfunktionen in anderen Körperregionen ausgelöst werden.

Anmerkung: Die einzelnen Komponenten dieser Dysfunktion können natürlich auch isoliert auftreten und mit anderen Bewegungseinschränkungen verbunden sein.

Klinische Untersuchung

Bei dieser Dysfunktion vollführt die proximale Epiphyse des Radius eine Rotation, während die distale Epiphyse in der Frontalebene nach lateral verschoben wird. Dies kann zur Kontraktur der Pronatoren (M. pronator teres, M. pronator quadratus) führen, welche einerseits die Posteriorität des Radiusköpfchens, andererseits die Translation der distalen Epiphyse der Ulna aufrechterhält. Die Untersuchung kann also sowohl eine ausgeprägte Supinationseinschränkung (aufgrund der Pronatoren, siehe oben) als auch eine Extensionseinschränkung des Handgelenks (laterale Translation der distalen Epiphyse des Radius) ergeben.

Vor der Korrektur

> **Cave!**
>
> ■ Um diese Dysfunktion erfolgreich behandeln zu können, müssen zunächst die Pronatoren, d. h. die Posteriorität des Radiusköpfchens, aber auch die laterale Translation der distalen Radiusepiphyse behandelt werden.

Korrekturtechnik

Position des Patienten und des Therapeuten, Einstellen der Parameter – Phase 1

Der Patient befindet sich in Rückenlage, sein Oberarm liegt auf der Behandlungsliege, der Unterarm ist gestreckt. Der Therapeut steht auf der Behandlungsseite neben der Liege, sein Zeigefinger deutet auf den Processus coronoideus der Ulna, jener Stelle, auf die die rechte Hand zur Korrektur gelegt wird.

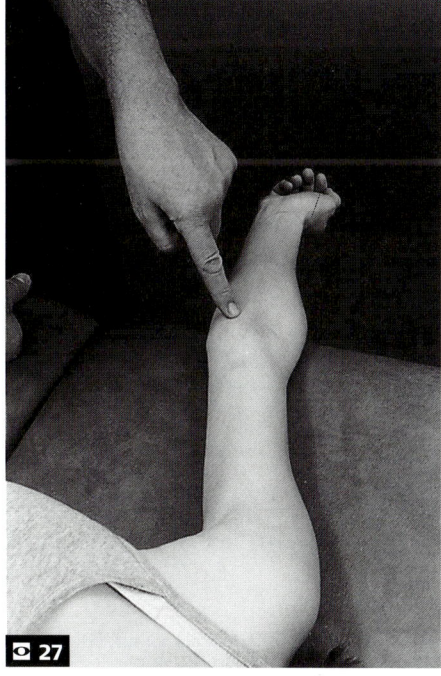

📷 27

Einstellen der Parameter – Phase 2

Rechte Hand: Die Basis des Kleinfingerballens liegt über dem Processus coronoideus der Ulna.

Anmerkung: Der Kontakt sollte für den Patienten so angenehm wie möglich sein.

Linke Hand: Sie ergreift das Handgelenk des Patienten und bringt den Radius in Flexion und Innenrotation (dadurch wird der Kontakt mit der rechten Hand verfeinert).

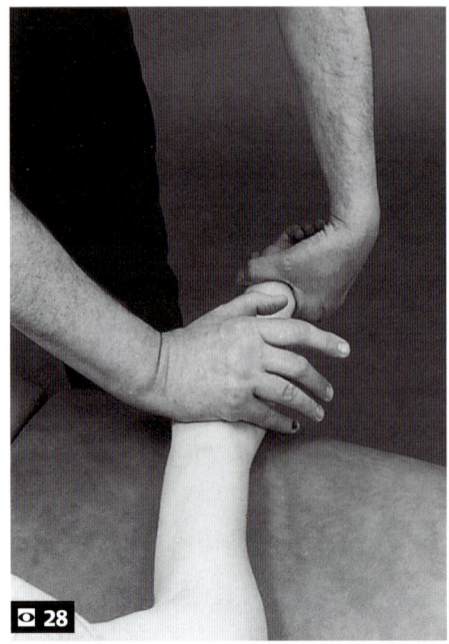

Korrektur

- Der Therapeut drückt am Processus coronoideus der Ulna gleichzeitig von medial nach lateral (1) (d. h. von innen nach außen) und leicht von vorne nach hinten (2).
- Der Gegendruck wird über die Extension des linken Handgelenks (5) erzeugt, durch die der Unterarm in Adduktion (3) und Innenrotation (4) gebracht wird.

Anmerkung: Bei dieser kombinierten Dysfunktion muss das posteriore Radiusköpfchen meist nachgetestet werden. Wurde die Posteriorität durch diese kombinierte Korrektur nicht vollständig behoben, sollte eine spezifische Korrektur durchgeführt werden (s. Abb. 6 S. 36).

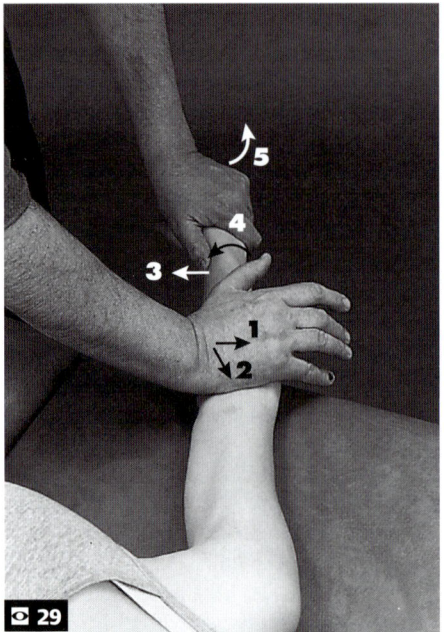

Einstellung der Parameter – Anderer Blickwinkel

Um die Einstellung der Parameter besser zu verstehen, bietet die nebenstehende Abbildung einen anderen Blickwinkel. Er zeigt besser als die Abbildungen 27 und 38 die durch den Therapeuten erzeugte Flexion des Ellenbogens (1).

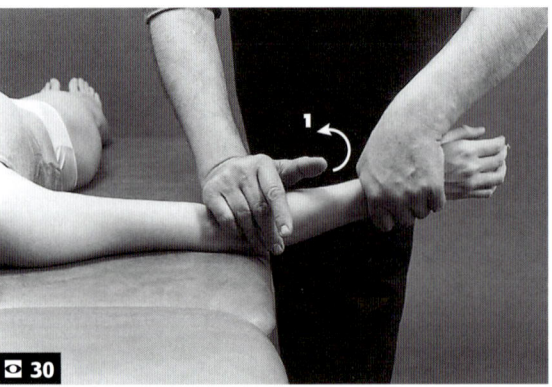

Korrektur – Anderer Blickwinkel

Um die letzte Phase der Korrektur besser verstehen zu können, zeigt die nebenstehende Abbildung diese aus einem anderen Blickwinkel (s. Abb. 29). Es sollte nicht vergessen werden, dass die verschiedenen Phasen der Manipulation gleichzeitig ausgeführt werden. Der Therapeut drückt von medial nach lateral (1) (d.h. von innen nach außen) und von anterior nach posterior (2) auf den Processus coronoideus der Ulna. Das distale Ende der beiden Unterarmknochen wird durch die Extension (5) des linken Handgelenks des Therapeuten in Adduktion (3) und Innenrotation (4) gebracht.

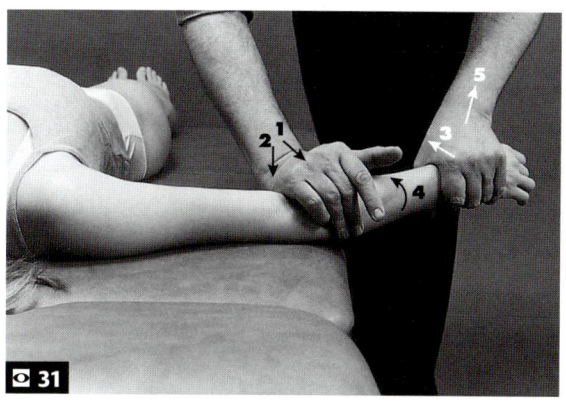

Die optimale Korrektur

Mobilisation mit Thrust

- Nach Möglichkeit sollte der Kontaktpunkt auf dem Processus coronoidus der Ulna nicht schmerzhaft sein.
- Diese Technik ist sehr kräftig, deshalb müssen die Parameter exakt eingestellt und die Technik mit großer Vorsicht ausgeführt werden.

Schmerzhafte Pronation beim Kind

Diagnose

Radiusköpfchen

Da es sich bei dieser Dysfunktion um eine traumatische und nicht um eine funktionelle osteopathische Läsion handelt, gibt es natürlich keinen Mobilitätstest. Auf der Abbildung kennzeichnet der Therapeut mit seinem Finger das Radiusköpfchen. Die Fehlstellung des Radiusköpfchens kann durch die Palpation diagnostiziert werden. Zudem ist die Hand des Patienten in Pronation blockiert, d.h. die Supinationsbewegung ist nicht möglich.

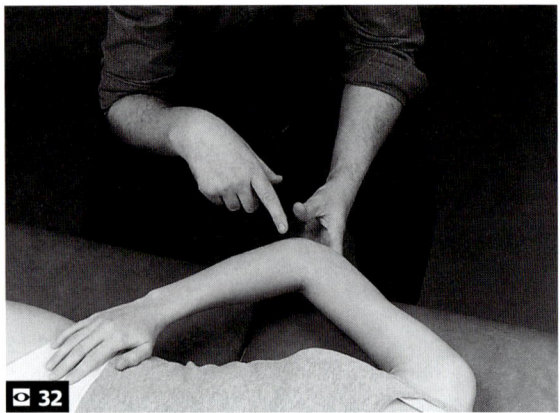

Ursachen

Direkte Ursachen

Sport, Freizeit, berufliche Aktivitäten, Verschiedenes

Plötzlicher Zug am Unterarm mit forcierter Pronation. Die Tuberositas radii bleibt unter der Kante der Incisura trochlearis hängen. Es handelt sich um eine typische Subluxation des Radiusköpfchens bei Kindern unter 5 Jahren.

- Entweder hat das Radiusköpfchen noch nicht jene Form, die es beim Erwachsenen hat (länglicher Querschnitt), erreicht, durch die eine harmonische Pronation und Supination ermöglicht wird,
- oder die für die Pronation erforderliche Krümmung des Radius ist noch nicht ausreichend ausgebildet.

Klinische Untersuchung

- Der Unterarm ist schlaff, fühlt sich wie gelähmt an.
- Die Hand befindet sich in Pronationsstellung, die Supination ist nicht möglich.
- Die Palpation des proximalen Radioulnargelenks ist schmerzhaft.
- Die Palpation lässt die Fehlstellung des Radiusköpfchens erkennen.
- Starke Verspannung der benachbarten Muskulatur.

Vor der Korrektur

Das Kind und die Begleitperson müssen vor der Korrektur beruhigt werden.

Korrekturtechnik

Position des Patienten und des Therapeuten – Einstellen der Parameter

Der Patient befindet sich in Rückenlage. Der Therapeut sitzt auf der homolateralen Seite der Behandlungsliege. Er legt seinen Daumen lateral der Bizepssehne auf das Radiusköpfchen und gleitet anschließend etwas zur Außenseite des Ellenbogens um eine Hautreserve zu bilden. Der Daumen des Therapeuten kann auch hinter den M. extensor carpi radialis longus auf das Radiusköpfchen gelegt werden.

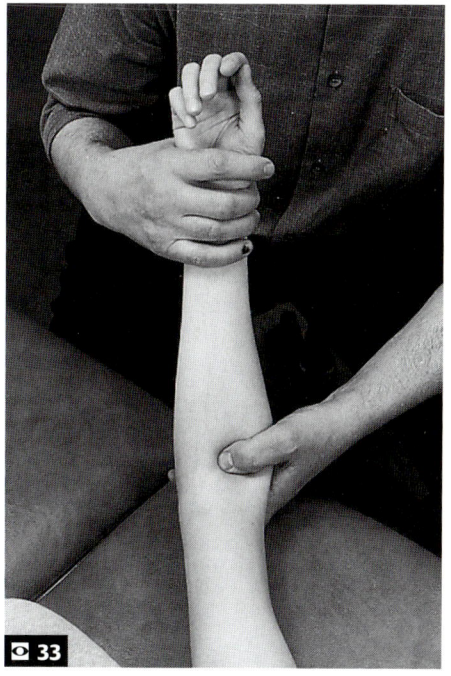

Korrektur

Der Therapeut beugt seinen linken Daumen im Interphalangealgelenk (1) und bringt ihn in Adduktion (Daumen zeigt nach außen [2], um den Daumenkontakt am Radiusköpfchen zu verfeinern).

▪ Die Korrektur wird durch die Flexionsbewegung des Unterarms gegen den Oberarm erzeugt.

Bei dieser Bewegung spürt der Therapeut einen harten Widerstand. (Der Daumen des Therapeuten dient bei dieser Korrekturtechnik als „Keil".)

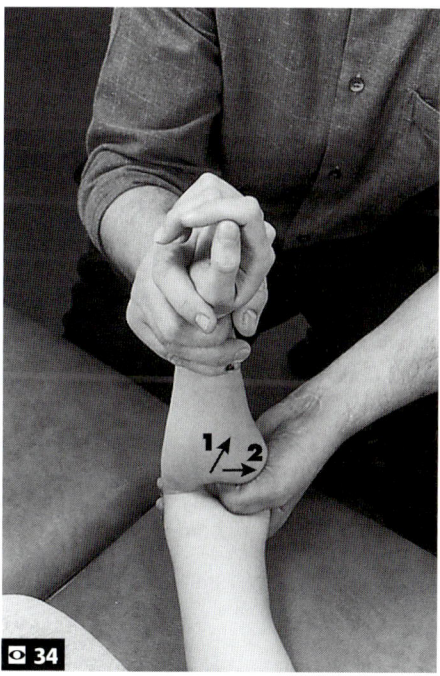

Handgelenk und Hand

Handgelenk und Hand

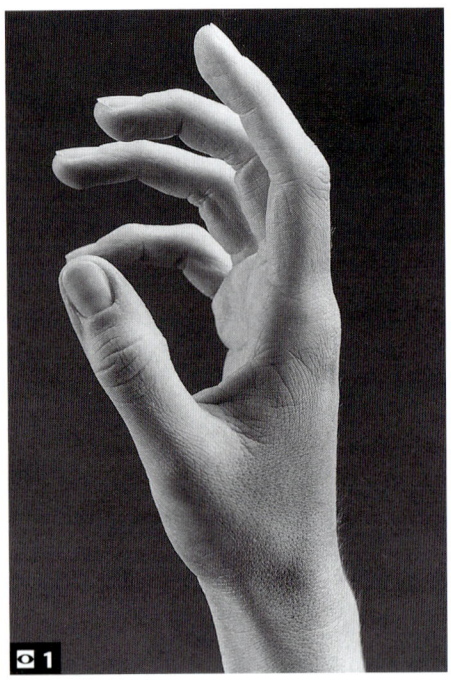

Übersicht

Ulnaköpfchen anterior oder posterior gegenüber dem Radius

Diagnose

Mobilitätstest

Die Abbildung zeigt das Ulnaköpfchen (Caput ulnae) von kaudal.
Der Mobilitätstest wird (wie bei allen anderen Knochen des Handgelenks und der Hand) gemeinsam mit der Korrekturtechnik beschrieben.

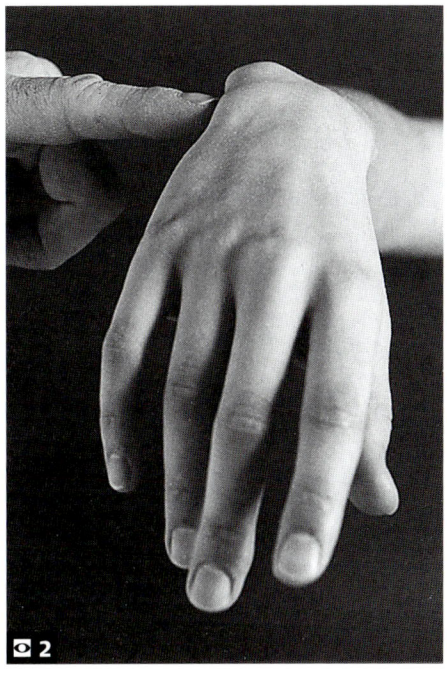

Wichtig

- Der Test beurteilt Quantität und Qualität der Bewegung, er wird im Seitenvergleich ausgeführt.

- Der Mobilitätstest sollte nach der Korrektur nochmals wiederholt werden.

Anmerkung: *Die Mobilitätsdiagnose besteht aus dem Test sowie aus den individuellen anamnestischen und klinischen Daten des Patienten.*

Ursachen

Direkte Ursachen

Sport, Freizeit, berufliche Aktivitäten, Verschiedenes

Dysfunktionen entstehen als Folge eines direkten Traumas, etwa bei einem Sportunfall oder einer Fraktur.

Indirekte Ursachen

Die Funktion des Ulnaköpfchens hängt sehr stark vom Humeroulnargelenk und Dysfunktionen dieses Gelenks ab.

Korrekturtechnik

Position des Patienten und des Therapeuten – Einstellen der Parameter – Phase 1

Der Patient liegt auf dem Rücken oder sitzt auf einem Hocker. Der Therapeut steht vor ihm. Er umgreift mit seiner rechten Hand die Hand des Patienten und bringt sie, wie in der Abbildung ersichtlich, in eine Pronationsstellung.

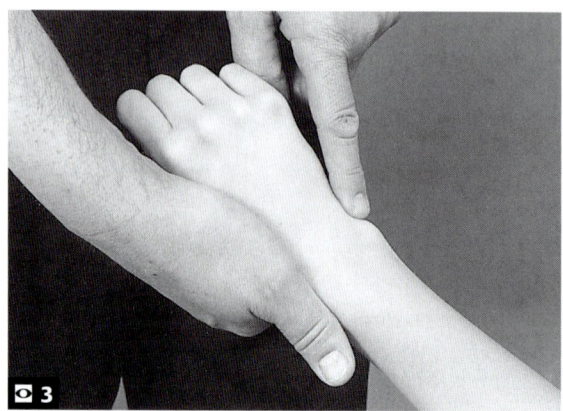

Einstellen der Parameter – Phase 2

Linke Hand: Sie umgreift mit Daumen und Zeigefinger (Zangengriff) das Ulnaköpfchen.

Rechte Hand: Sie umgreift und stabilisiert das distale Ende des Radius.

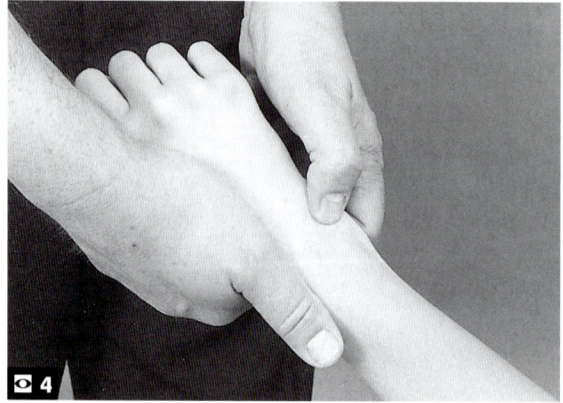

Mobilitätstest und Korrektur

Die linke Hand des Therapeuten mobilisiert das Ulnaköpfchen zwischen Daumen und Zeigefinger von anterior nach posterior (1) und von posterior nach anterior (2). Die rechte Hand stabilisiert das distale Ende des Radius.

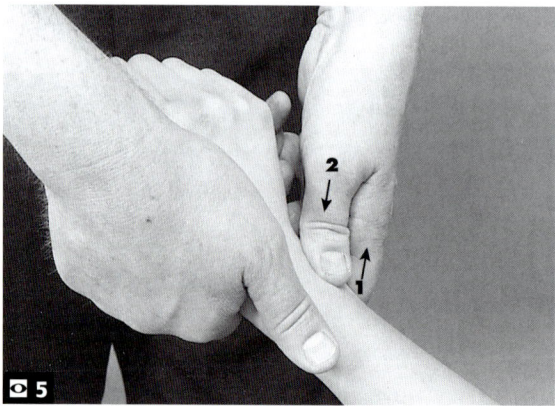

Die optimale Korrektur

Sobald die Mobilitätseinschränkung diagnostiziert wurde, kann die Dysfunktion mit der gleichen Bewegung wie für den Test (s. Abb. 5) korrigiert werden.

Anmerkung: *Diese Knochenstruktur sollte vor allem mobilisiert werden, d. h. die Technik erfolgt mittels wiederholter Bewegungen, ohne Impuls an der Bewegungsbarriere.*

Handwurzelknochen

Bewegungseinschränkungen der einzelnen Handwurzelknochen gegenüber den angrenzenden Knochenstrukturen

Diagnose

Mobilitätstest

Die Abbildung zeigt die topographische Situation der Handwurzelknochen (Ossa metacarpales) sowie ihre proximale (1) und distale (2) Begrenzung.
Die Mobilitätstests der einzelnen Handwurzelknochen werden gemeinsam mit den Korrekturtechniken auf den folgenden Seiten beschrieben.

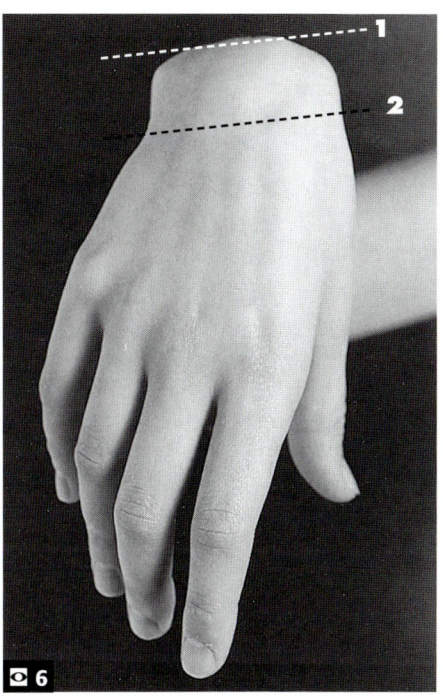

6

Wichtig

- Der Test beurteilt Quantität und Qualität der Bewegung, er wird im Seitenvergleich ausgeführt.

- Der Mobilitätstest sollte nach der Korrektur nochmals wiederholt werden.

Anmerkung: Die Mobilitätsdiagnose besteht aus dem Test sowie aus den individuellen anamnestischen und klinischen Daten des Patienten.

Ursachen

Direkte Ursachen

Sport und Freizeit

- Alle Sportarten, bei denen das Handgelenk benützt bzw. besonderen Belastungen ausgesetzt wird:
  - Kampfsportarten: Judo,
  - Turnen: Ringe, Pferd etc.,
  - Tennis, Tischtennis,
  - Motorrad fahren,
  - Rad fahren: Hände auf dem Lenker und lang andauernder Druck auf das Os pisiforme,
  - Golf, Handball, Volleyball.
- Alle Sportarten, bei denen man sich der Ulnarkante und der Hand bedient.

Berufliche Aktivitäten

- Arbeit mit einem Presslufthammer.
- Bauarbeiten.
- Gastgewerbe: Töpfe und andere Küchengeräte werden den ganzen Tag über mit den Handgelenken bewegt, dadurch können Belastungen und Stabilitätsprobleme in den Handwurzelknochen und der Hand entstehen.

Verschiedenes

- Sturz auf das Handgelenk oder die Hand.
- Gartenarbeit, Verwendung verschiedener Geräte (Spaten, Hacke).
- alltägliche Verrichtungen im Haus (Kochen, Putzen, Aufräumen).

Indirekte Ursachen

Beispiele

- Wenn die Ulna gegenüber dem Humerus in Abduktion steht (diese Stellung wird als Valgusstellung der Ulna bezeichnet), wird auch der Radius in Abduktion bewegt und die Fovea articularis radii gegen das Capitulum humeri gedrückt. Dadurch wird der Radius insgesamt nach kaudal gedrückt und da das distale Ende des Radius Kontakt mit der proximalen Handwurzelreihe hat, wird die gesamte Hand in eine Adduktionsstellung gebracht.
- Wenn der M. pronator teres verspannt oder verkürzt ist, kann der Radius jene „Kolbenbewegung" nach kaudal nicht mehr richtig ausführen, die normalerweise die Ulnarabduktion begleitet. Wenn diese „automatische" Bewegung nicht mehr vorhanden ist, müssen die Handwurzelknochen, die zwischen Radius und Daumenstrahl (Os scaphoideum und Os trapezium) liegen, die nicht mehr vorhandene Bewegung des Radius kompensieren und dies kann zu Dysfunktionen an diesen beiden Knochen führen.

Klinische Untersuchung

- Der Patient klagt über Schmerzen und Bewegungseinschränkung im Handgelenk.
- Das laterale (ulnare bzw. radiale), anteriore und posteriore Gleiten kann gleichfalls eingeschränkt bzw. schmerzhaft sein.
- Mittels Palpation kann der Schmerz genau lokalisiert werden.

Vor der Korrektur

- Vor der Korrektur sollte man sich die enge funktionelle Beziehung zwischen den verschiedenen Handwurzelknochen nochmals vor Augen führen. Jede Fehlstellung einer dieser Knochen beeinflusst notwendigerweise auch die anderen Knochen und wirkt sich auf die Gesamtstabilität aus.
- Ein schmerzhaftes Handgelenk sollte für den Therapeuten auch Anlass sein, verschiedene andere Mobilitätstests im Ellenbogenbereich durchzuführen (s. Indirekte Ursachen).

Proximale Handwurzelreihe

Anteriore oder posteriore Mobilitätseinschränkungen

Korrekturtechnik

Position des Patienten und des Therapeuten – Einstellen der Parameter – Phase 1

Der Patient liegt auf dem Rücken oder sitzt auf einem Hocker. Der Therapeut steht vor ihm. Er umgreift mit seiner linken Hand den Kleinfingerballen der rechten Hand des Patienten.

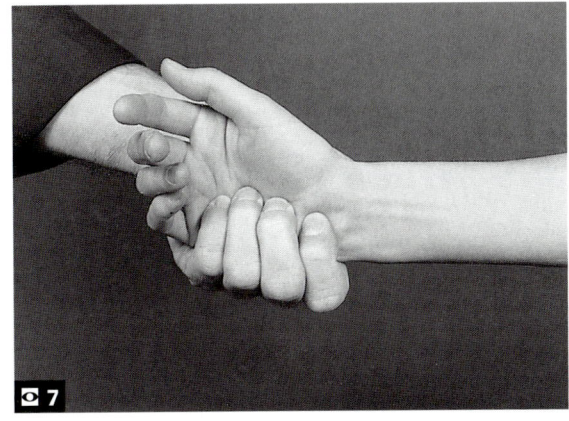

Einstellen der Parameter – Phase 2

Die rechte Hand ergreift den Daumenballen der linken Hand des Patienten. Man beachte die spezielle Position der Zeigefinger des Therapeuten, denen bei der Korrektur der Flexionseinschränkung des Handgelenks eine entscheidende Rolle zukommt.

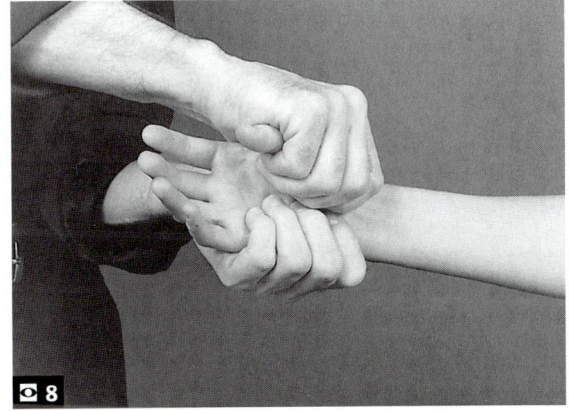

Einstellen der Parameter – Phase 3

Die Abbildung zeigt die exakte Position der Daumen des Therapeuten, die auf dem Handrücken im Bereich der proximalen Handwurzelreihe liegen. Man beachte die spezielle Position der Daumen, denen bei der Korrektur der Extensionseinschränkung des Handgelenks eine entscheidende Rolle zukommt.

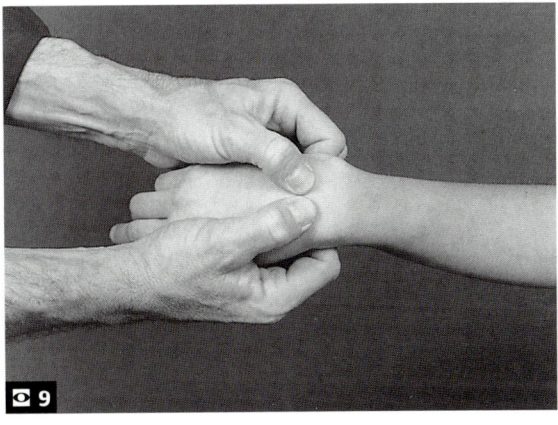

Mobilitätstest und Korrektur der Flexion des Handgelenks

Test

Im ersten Teil des Tests bzw. der Korrektur wird das Handgelenk des Patienten in Flexion bewegt. Das Gewicht des Arms des Patienten stabilisiert die Bewegung. Bei dieser Vorgangsweise (globaler Ansatz der proximalen Handwurzelreihe) muss die Flexionsamplitude ganz ausgeschöpft werden, da nur so festgestellt werden kann, durch welchen Knochen die Flexionsbewegung (etwa durch seine palmare Position) beeinträchtigt wird. Zudem testet man die letzten Grade der Flexion des Handgelenks in Kombination mit einer Abduktions-Adduktionsbewegung.

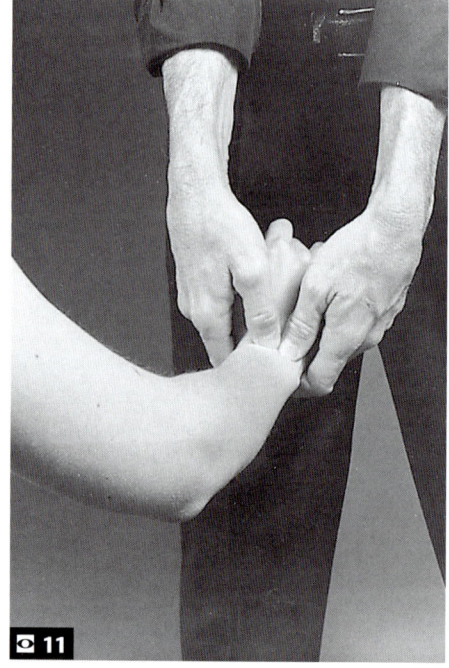

◉ 10

Korrekturtechnik

Nachdem die Mobilitätseinschränkung diagnostiziert wurde (in unserem Fall handelt es sich um eine Flexionseinschränkung des Handgelenks, d.h. eine Einschränkung nach posterior), bringt der Therapeut das Handgelenk des Patienten durch die Flexion seiner Ellenbogen und einer Radialabduktion seines Handgelenks in Flexion. Er erzeugt eine Vorspannung, sucht den Widerstand und führt einen kurzen präzisen Impuls, eine „Peitschenbewegung" aus, indem er die Radialkante seiner Zeigefinger (s. Abb. 8) in Richtung Vorspannung und gegen den Widerstand bewegt.

Mobilitätstest und Korrektur der Extension des Handgelenks

Test

Im ersten Teil des Tests bzw. der Korrektur wird das Handgelenk des Patienten in Extension bewegt. Bei dieser Vorgangsweise (globaler Ansatz der proximalen Handwurzelreihe) muss die Extensionsamplitude ganz ausgeschöpft werden, da nur so festgestellt werden kann, durch welchen Knochen die Extensionsbewegung (etwa durch seine dorsale Position) beeinträchtigt wird. Zudem testet man die letzten Grade der Extension des Handgelenks in Kombination mit einer Abduktions-Adduktionsbewegung.

◉ 11

Mobilitätstest und Korrektur der Extension des Handgelenks

Korrekturtechnik

Nachdem die Mobilitätseinschränkung diagnostiziert wurde (in unserem Fall handelt es sich um eine Extensionseinschränkung des Handgelenks, d.h. eine Einschränkung nach anterior), bringt der Therapeut das Handgelenk des Patienten durch die Extension seiner Ellenbogen und einer Ulnarabduktion seines Handgelenks in Extension. Er erzeugt eine Vorspannung, sucht den Widerstand und führt einen kurzen präzisen Impuls aus, indem er einen oder beide Daumen in Richtung Vorspannung und gegen den Widerstand bewegt.

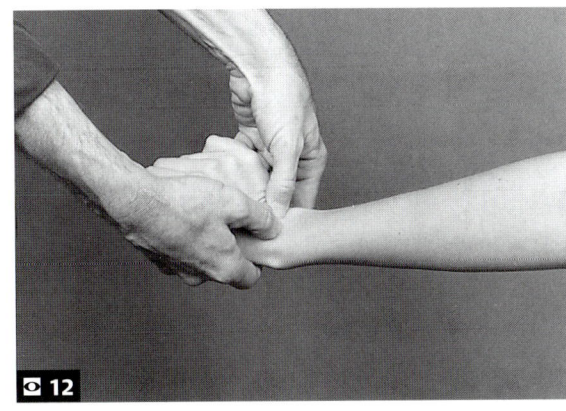

Korrekturvariante

Man beachte die besondere Position der Daumen des Therapeuten, die auf dem Handrücken über den Handwurzelknochen überkreuzt werden. Diese spezielle Position erleichtert das Auffinden eventuell vorhandener Fehlstellungen im Bereich der proximalen Handwurzelreihe und führt folglich zu einer exakteren Korrektur.

Anmerkung: *Der untere Daumen sucht die Fehlstellung, der obere führt den Thrust aus.*

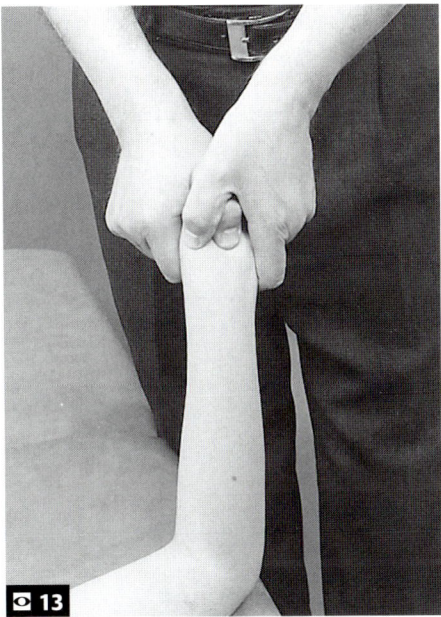

Abduktions- oder Adduktionsstellung des Handgelenks

Adduktionseinschränkung des Handgelenks (Ulnarabduktion) oder Abduktionseinschränkung des Handgelenks (Radialabduktion)

Reduktionstechnik

Position des Patienten und des Therapeuten

Der Patient befindet sich in Rückenlage, der Therapeut steht seitlich neben der Behandlungsliege, sein Zeigefinger weist auf die Ulnarkante des Os triquetrum (Dreiecksbein), dem Kontaktpunkt für die Korrektur.

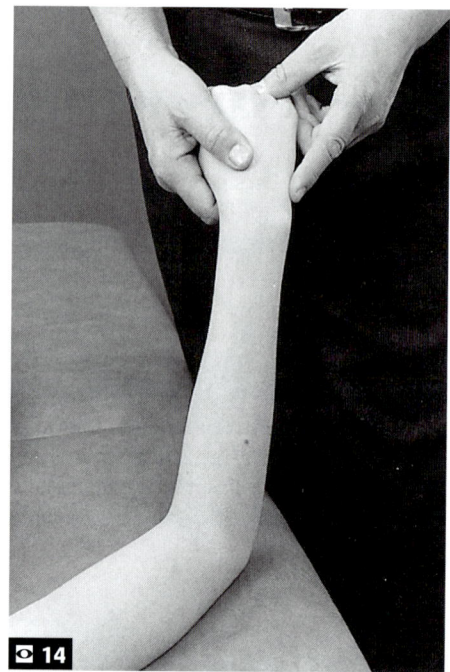

Einstellen der Parameter

Rechte Hand: Sie umgreift die Hand des Patienten am Daumenballen.

Linke Hand: Sie legt sich, wie in Abbildung 15 zu sehen, mit abgewinkeltem Zeigefinger auf die Ulnarkante des Os triquetrum.

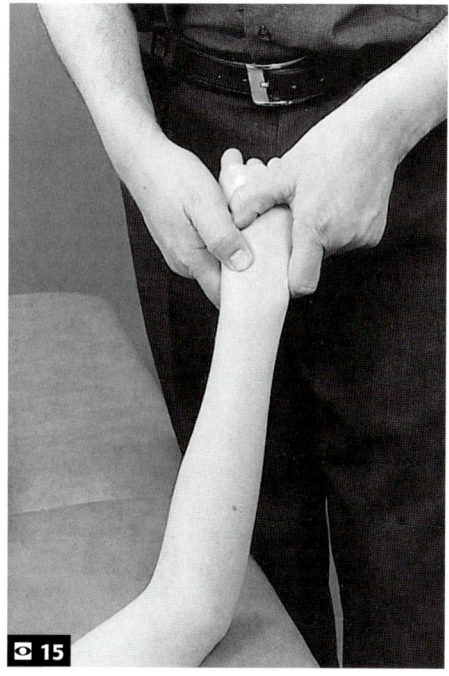

Korrektur

Der Therapeut bringt das Handgelenk des Therapeuten in Radial- oder Ulnarabduktion (1). Er erzeugt eine Vorspannung und führt einen kurzen und präzisen Impuls in Richtung Vorspannung und gegen den Widerstand aus.

Anmerkung: *In Abbildung 16 führt der Therapeut den Impuls über die Ulnarabduktion aus; er führt also eine Korrektur einer Abduktion im Handgelenk (Radialabduktion) aus, d. h. die Mobilität des Handgelenks ist in Adduktion eingeschränkt (Ulnarabduktion).*

> **Cave!**
>
> ■ Wenn das Handgelenk in einer Adduktionsstellung (Ulnarabduktion) ist, d. h. die Abduktion (Radialabduktion) eingeschränkt ist, erfolgt die Korrektur natürlich in umgekehrter Richtung.

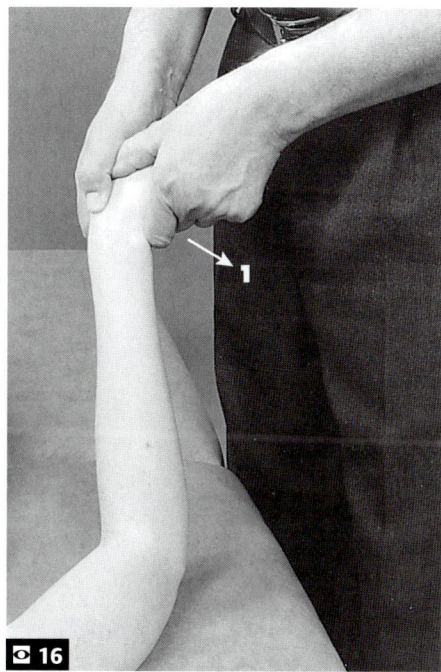

Die optimale Korrektur

Mobilisation ohne Thrust

- Wichtig ist, dass der Therapeut die Parameter mehrmals einstellt, um sich mit dem Widerstand vertraut zu machen.
- Wie bei der Manipulationstechnik muss auch bei der Mobilisation der optimale Flexions-Extensionswinkel gesucht werden.

Mobilisation mit Thrust

Der Therapeut sucht den für die Manipulation optimalen Flexions-Extensionswinkel.

Os scaphoideum anterior oder posterior

Anteriore oder posteriore Mobilitätseinschränkung

Korrekturtechnik

Position des Patienten und des Therapeuten – Einstellen der Parameter – Phase 1

Der Patient liegt auf dem Rücken oder sitzt auf einem Hocker, der Therapeut steht vor ihm. Er legt den Unterarm des Patienten gegen sein Abdomen und stabilisiert damit alle anderen Handwurzelknochen.
Linke Hand: Kleiner, Ring- und Mittelfinger werden zur Stabilisierung auf die Vorderseite des Radius gelegt.
Rechte Hand: Sie ergreift die Hand des Patienten, wie in der Abbildung zu sehen.

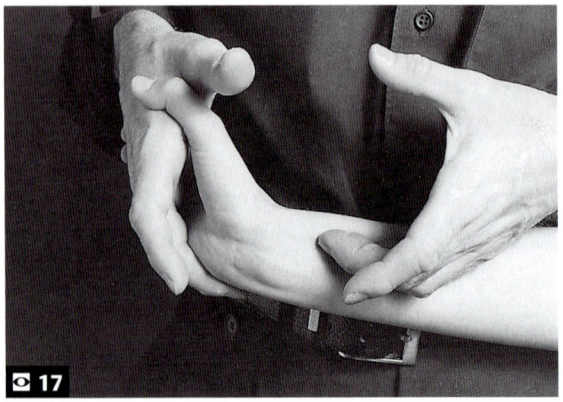

Einstellen der Parameter – Phase 2

Linke Hand: Der Zeigefinger des Therapeuten liegt auf der Palmarseite des Os scaphoideum (Kahnbein).

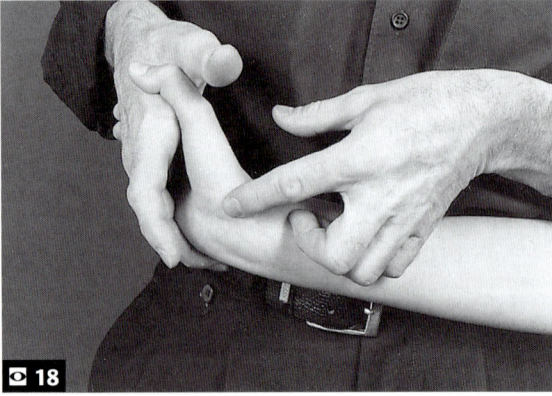

Einstellen der Parameter – Phase 3

Linke Hand: Der Daumen dieser Hand liegt auf der Dorsalseite des Os scaphoideum (auf der Abbildung nicht sichtbar).

Rechte Hand: Der Zeigefinger liegt auf dem Tuberculum ossis trapezii.

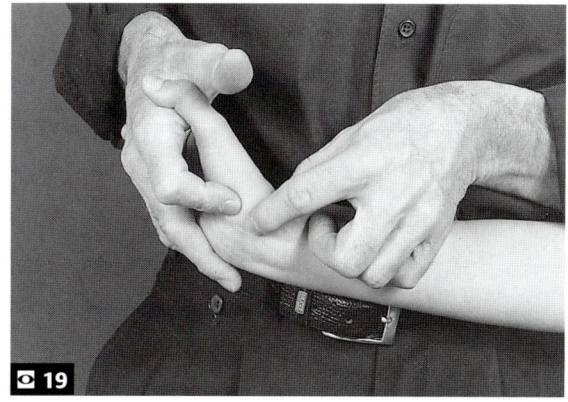

Mobilitätstest und Korrektur

Test

Der Therapeut sucht entweder nach einer anterioren Mobilitätseinschränkung, indem er mit seinem linken Daumen den Knochen nach palmar drückt oder nach einer posterioren Mobilitätseinschränkung, indem er den Knochen mit seinem linken Zeigefinger nach dorsal drückt.

Korrekturtechnik

Nachdem die Mobilitätseinschränkung diagnostiziert wurde, kann sie mit der gleichen Handbewegung korrigiert werden. Der Therapeut erzeugt eine Vorspannung, sucht den Widerstand und führt einen kurzen präzisen Impuls in Richtung Vorspannung und gegen den Widerstand aus.

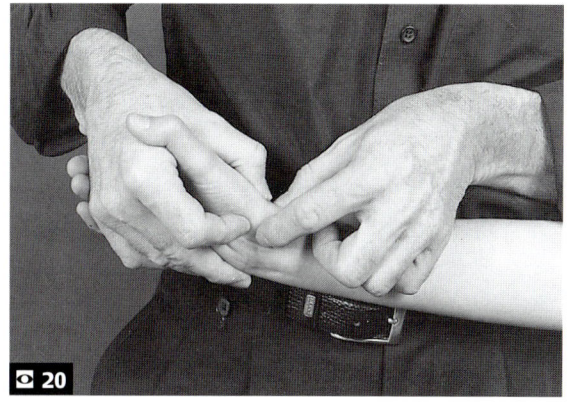

Anmerkung: *Das Os scaphoideum (Kahnbein) kann sowohl manipuliert als auch mobilisiert werden, im zweiten Fall wird die Bewegung ohne Impuls am Ende des möglichen Bewegungsausmaßes mehrfach wiederholt.*

Mobilitätstest und Korrektur

Man achte besonders auf die Griffposition der linken Hand (bevor die Knochen mobilisiert oder manipuliert werden). Sie stabilisiert den Radius zwischen dem Daumen, der auf der Dorsalseite des Radius liegt, und den anderen Fingern der gleichen Hand, die auf der Palmarseite am distalen Ende des Radius positioniert sind.

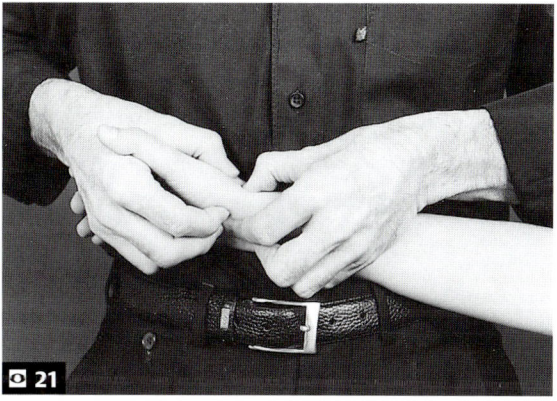

Os lunatum anterior oder posterior

Anteriore oder posteriore Mobilitätseinschränkung

Korrekturtechnik

Position des Patienten und des Therapeuten

Der Patient befindet sich in Rückenlage, der Zeigefinger des Therapeuten zeigt auf das Os lunatum (Dorsalseite), dem Kontaktpunkt während der Korrektur.

Anmerkung: *Wichtig ist, dass das Os lunatum nicht mit dem Caput des Os capitatum verwechselt wird.*

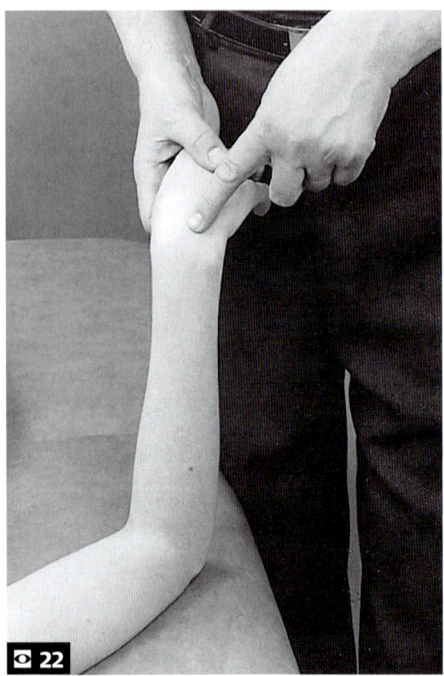

Einstellen der Parameter

Der Daumen der linken Hand des Therapeuten liegt über dem Daumen seiner rechten Hand.

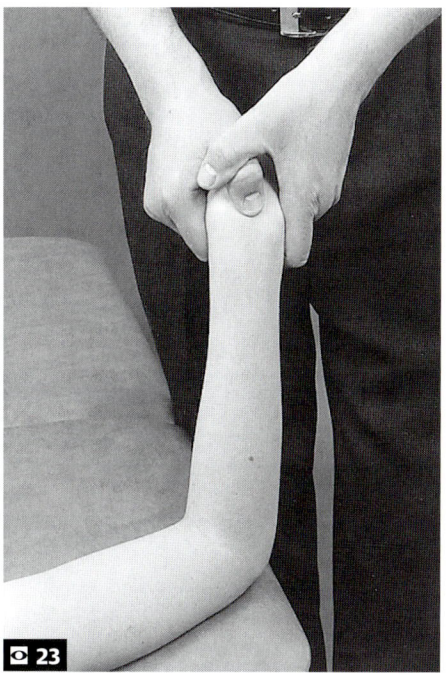

Mobilitätstest und Korrektur

Test

Der Therapeut sucht nach einer anterioren Bewegungs-einschränkung, indem er das Os lunatum (Mondbein) mit seinen beiden Daumen nach palmar drückt (dies führt zur Extension des Handgelenks) oder nach einer posteri-oren Bewegungseinschränkung, indem er mit der Radial-kante seiner beiden Zeigefinger nach dorsal drückt (bewirkt eine Flexion des Handgelenks).

Korrekturtechnik

Nachdem die Mobilitätseinschränkung diagnostiziert wurde, kann sie mit der gleichen Handbewegung korri-giert werden. Der Therapeut erzeugt eine Vorspannung, sucht den Widerstand und führt einen kurzen präzisen Impuls in Richtung Vorspannung und gegen den Wider-stand aus.

Anmerkung: *Das Os lunatum (Mondbein) kann sowohl manipuliert als auch mobilisiert werden, im zweiten Fall wird die Bewegung ohne Impuls am Ende des möglichen Bewe-gungsausmaßes mehrfach wiederholt.*

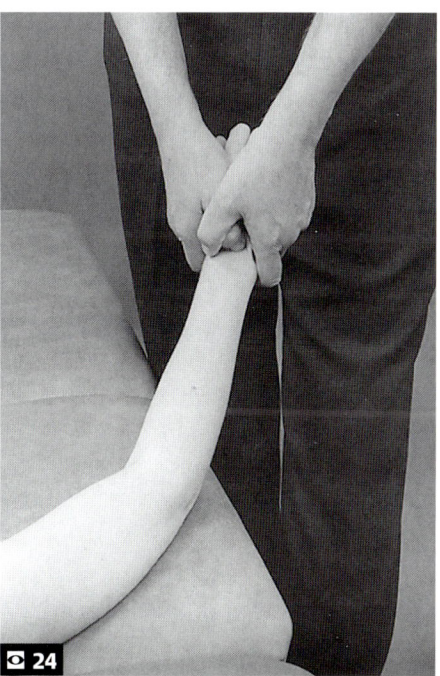

Os triquetrum anterior oder posterior

Anteriore oder posteriore Mobilitätseinschränkung

Korrekturtechnik

Position des Patienten und des Therapeuten

Der Patient liegt auf dem Rücken oder sitzt auf einem Hocker. Der Therapeut steht auf der homolateralen Seite. Die Hand des Patienten befindet sich in Pronation. Der Zeigefinger des Therapeuten zeigt auf das Os triquetrum (Dreiecksbein), dem Kontaktpunkt während der Korrektur.

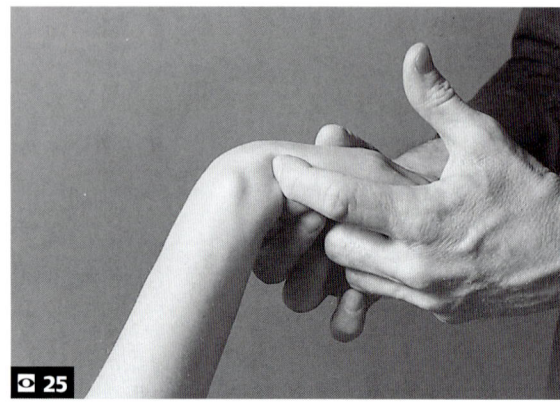

Einstellen der Parameter – Phase 1

Kleiner, Ring- und Mittelfinger der linken Hand des Therapeuten umgreifen den fünften Strahl (Os metacarpale
V).

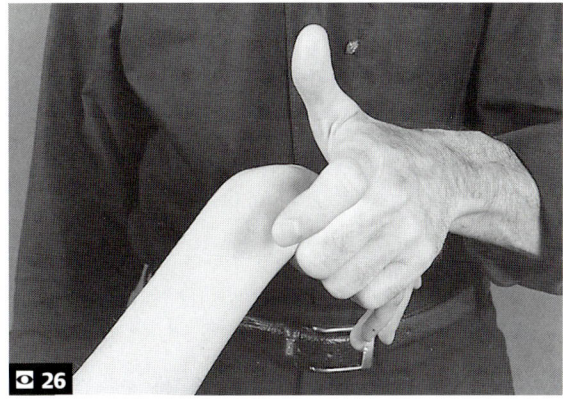

Einstellen der Parameter – Phase 2

Der Zeigefinger der linken Hand des Therapeuten wird
auf die Palmarseite des Os triquetrum gelegt, wobei das
Os pisiforme ausgespart bleibt (indem man es von der
Ulnarkante wegspreizt). Die genaue Griffposition ist mor-
phologieabhängig (Kinderhand, Frauen- oder Männer-
hand). Wenn das Os pisiforme nicht weggespreizt werden kann, muss es mit dem Os triquetrum „fixiert"
werden, sodass Os pisiforme und Os triquetrum eine Einheit bilden.

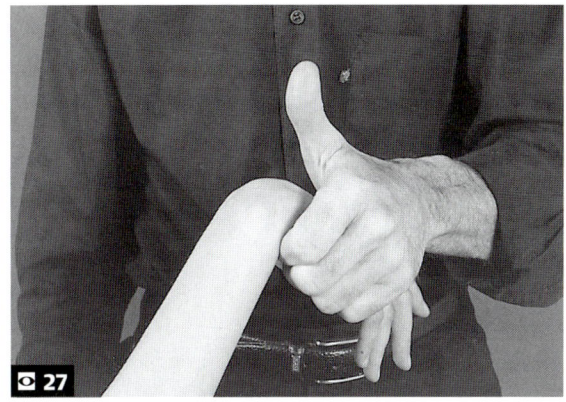

Einstellen der Parameter – Phase 3

Der Daumen der linken Hand des Therapeuten wird auf
der Dorsalseite des Os triquetrum positioniert.

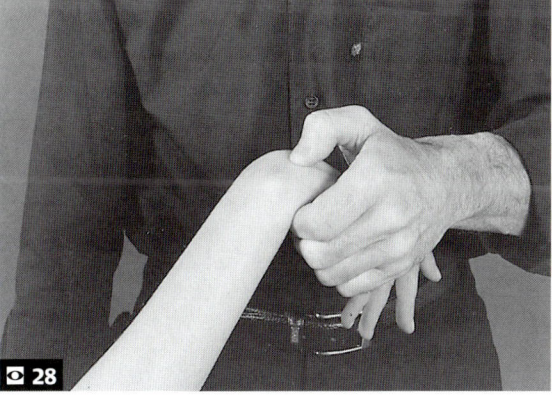

Einstellen der Parameter – Phase 4

Mittel-, Ring- und kleiner Finger der rechten Hand des Therapeuten werden auf die antero-distale Seite der Ulna gelegt und stabilisieren diese.

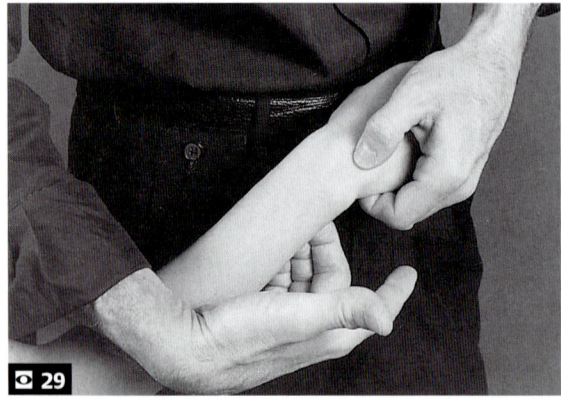

Einstellen der Parameter – Phase 5

Der Daumen und der Zeigefinger der rechten Hand des Therapeuten liegen auf dem Caput ulnae, sie vervollständigen damit die beschriebene Griffposition (s. Abb. 29) und fixieren das distale Ulnaende.

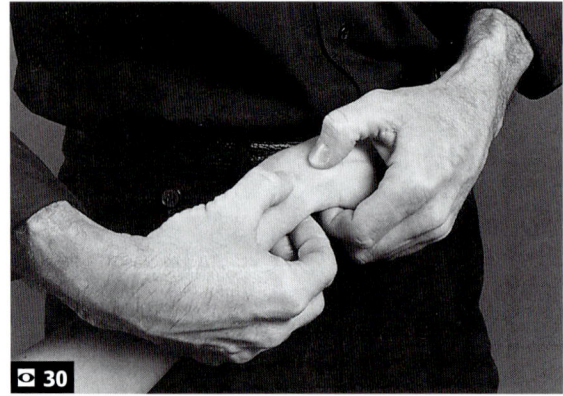

Mobilitätstest und Korrektur

Test

Der Therapeut sucht nach einer anterioren Bewegungseinschränkung, indem er das Os triquetrum mit seinem linken Daumen, der auf der Dorsalseite des Dreiecksbeins liegt, nach palmar drückt (s. Abb.) oder nach einer posterioren Bewegungseinschränkung, indem er den Knochen mit seinem linken Zeigefinger, der auf der Palmarseite des Os triquetrum liegt, nach dorsal drückt.

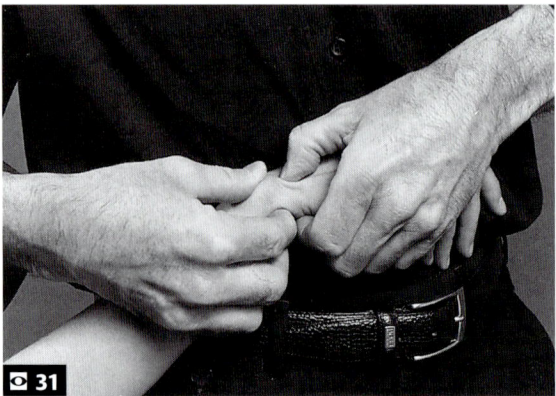

Korrekturtechnik

Nachdem die Mobilitätseinschränkung diagnostiziert wurde, kann sie mit der gleichen Handbewegung korrigiert werden. Der Therapeut erzeugt eine Vorspannung, sucht den Widerstand und führt einen kurzen präzisen Impuls in Richtung Vorspannung und gegen den Widerstand aus.

Anmerkung: Das Os triquetrum (Dreiecksbein) kann sowohl manipuliert als auch mobilisiert werden, im zweiten Fall wird die Bewegung ohne Impuls am Ende des möglichen Bewegungsausmaßes mehrfach wiederholt.

Os pisiforme

Korrekturtechnik

Position des Patienten und des Therapeuten – Einstellen der Parameter

Der Patient befindet sich in Rückenlage, seine Arme liegen seitlich neben dem Körper. Der Therapeut sitzt auf der homolateralen Seite neben der Behandlungsliege. Er ergreift den Unterarm des Patienten und beugt ihn (der Oberarm bleibt dabei auf der Behandlungsliege). Anschließend wird das Handgelenk des Patienten passiv in leichte Flexion und leichte Ulnarabduktion gebracht. Diese spezielle Position des Handgelenks ermöglicht es dem Therapeuten, das Os pisiforme (Erbsenbein) in alle Richtungen zu mobilisieren.

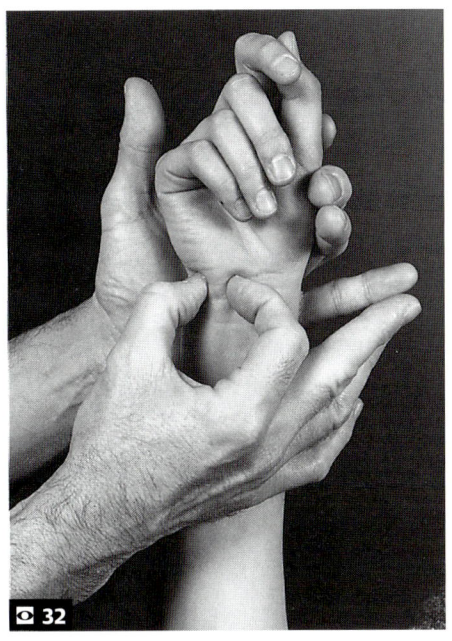

Test und Korrektur

Die Abbildung zeigt die Mobilisation des Os pisiforme in allen Freiheitsgraden.

Anmerkung: *Das Os pisiforme (Erbsenbein) sollte ohne Impuls mobilisiert werden. Je besser das Handgelenk positioniert wurde, desto besser lässt sich das Os pisiforme auch durch eine leichte Flexion und eine leichte Ulnarabduktion mobilisieren. Trotz seiner großen Mobilität muss dieser Knochen mit viel Vorsicht mobilisiert werden, nur so können schmerzhafte Nachwirkungen verhindert werden.*

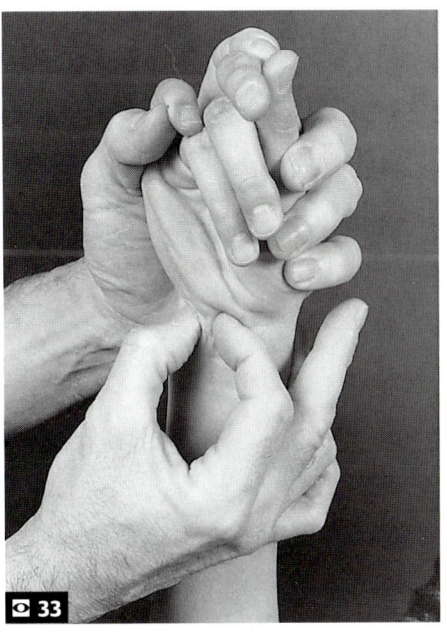

Os trapezium anterior oder posterior

Mobilitätseinschränkung nach anterior oder posterior

Korrekturtechnik

Position des Patienten und des Therapeuten

Der Patient liegt oder sitzt auf der Behandlungsliege. Der Therapeut sitzt entweder auf einem Hocker oder steht vor dem Patienten. Die Abbildung zeigt, wie der Therapeut mit Daumen und Zeigefinger seiner linken Hand das Os trapezium (trapezförmiges Bein) umgreift.

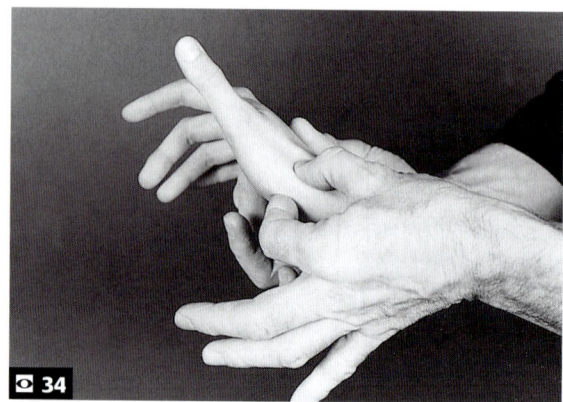

Einstellen der Parameter – Phase 1

Der Zeigefinger der rechten Hand des Therapeuten wird auf der Palmarseite auf die Basis metacarpalis I gelegt.

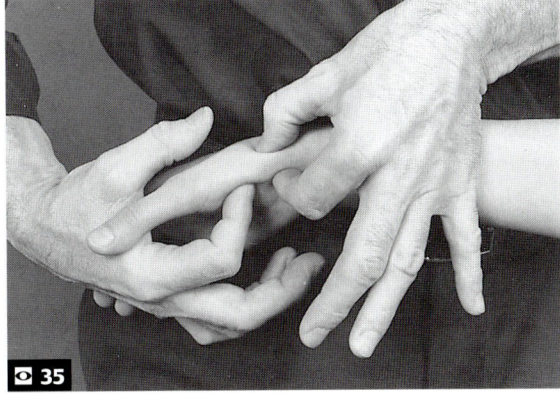

Einstellen der Parameter – Phase 2

Der Daumen der rechten Hand des Therapeuten liegt auf der Dorsalseite der Basis metacarpalis I.

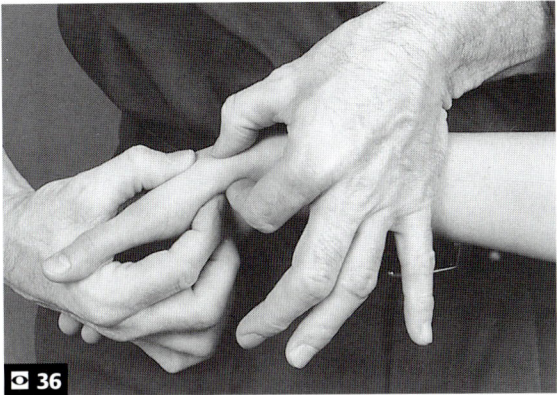

Mobilitätstest und Korrektur

Während die rechte Hand des Therapeuten die Basis metacarpalis I stabilisiert, mobilisiert die linke Hand mit Daumen und Zeigefinger das Os trapezium nach dorsal und palmar auf der Suche nach anterioren oder posterioren Bewegungseinschränkungen. Der Therapeut erzeugt eine Vorspannung, sucht den Widerstand und führt einen kurzen präzisen Impuls in Richtung Vorspannung und gegen den Widerstand aus.

Anmerkung: *Das Os trapezium (trapezförmiges Bein) kann sowohl mobilisiert als auch manipuliert werden.*

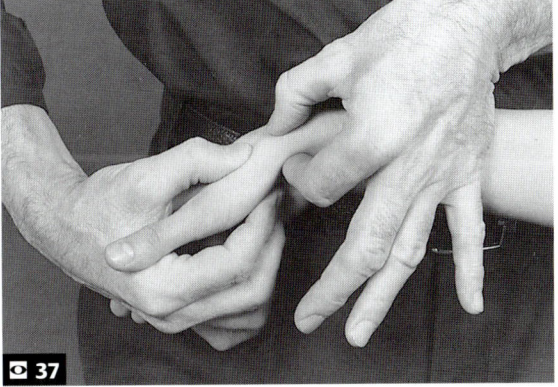

Os capitatum anterior oder posterior

Mobilitätseinschränkung nach anterior oder posterior

Korrekturtechnik

Position des Patienten und des Therapeuten

Der Patient befindet sich in Rückenlage, der Therapeut steht vor ihm, sein Zeigefinger weist am Handrücken auf das Os capitatum (Kopfbein), den Kontaktpunkt für die Korrektur.

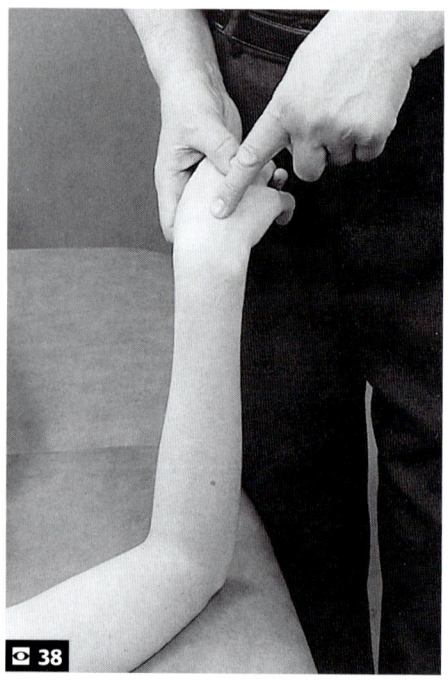

Einstellen der Parameter – Mobilitätstest und Korrektur

Der Therapeut testet die Mobilität des Knochens über die Flexion des Handgelenks. Wenn er eine Mobilitätseinschränkung feststellt, bringt er die Strukturen in Vorspannung und führt mit der Radialkante seines Zeigefingers einen kurzen präzisen Impuls in Richtung Vorspannung und gegen den Widerstand aus.

Anmerkung: Der Therapeut muss immer genau diagnostizieren, welcher Teil der Bewegung des betreffenden Knochens nicht mobil ist.

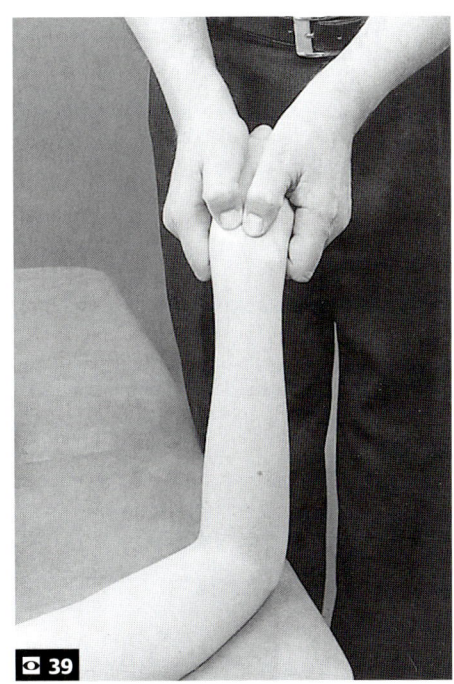

Einstellen der Parameter – Mobilitätstest und Korrektur

Der Therapeut testet die Mobilität des Knochens durch die Extension des Handgelenks. Wenn er eine Mobilitätseinschränkung feststellt, bringt er die Strukturen in Vorspannung und führt mit seinem Daumen einen kurzen präzisen Impuls in Richtung Vorspannung und gegen den Widerstand aus.

Anmerkung: Der Therapeut muss immer genau diagnostizieren, welcher Teil der Bewegung des betreffenden Knochens nicht mobil ist.

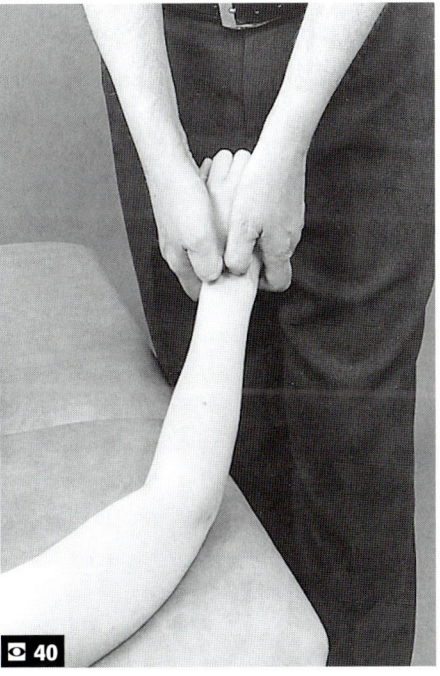

Os hamatum anterior oder posterior

Mobilitätseinschränkung nach anterior oder posterior

Korrekturtechnik

Position des Patienten und des Therapeuten

Der Patient liegt auf dem Rücken oder sitzt auf einem Hocker. Der Therapeut steht auf der homolateralen Seite. Die Hand des Patienten befindet sich in Pronationsstellung. Der Zeigefinger des Therapeuten zeigt auf das Os hamatum (Hakenbein), dem Kontaktpunkt für die Korrektur.

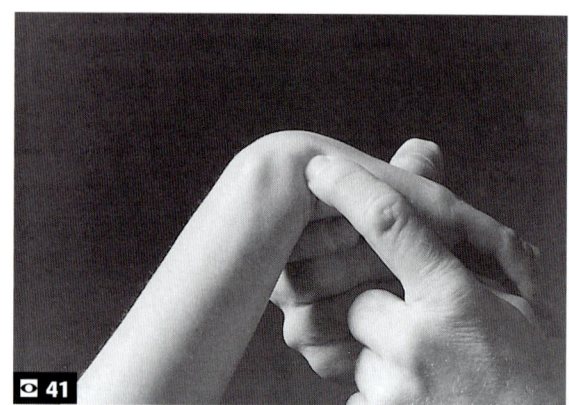

Einstellen der Parameter – Phase 1

Linke Hand: Sie umgreift den medialen Teil der rechten Hand des Patienten, der Daumen liegt auf der Dorsalseite des IV und V. Metakarpalknochens, der Zeigefinger liegt auf der Palmarseite der Basis metacarpalis IV und V.

Rechte Hand: Kleiner Finger und Ringfinger liegen auf der Palmarseite der Ulna. Der Mittelfinger liegt auf der Palmarseite des Os triquetrum.

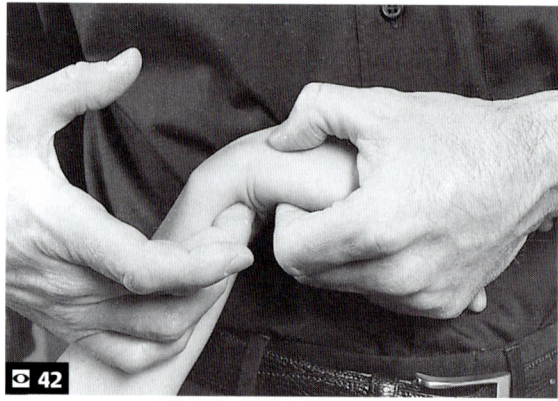

Einstellen der Parameter – Phase 2

Der Zeigefinger der rechten Hand des Therapeuten liegt auf der Palmarseite des Os hamatum, genauer auf dem Fortsatz (Hamulus) des Os hamatum.

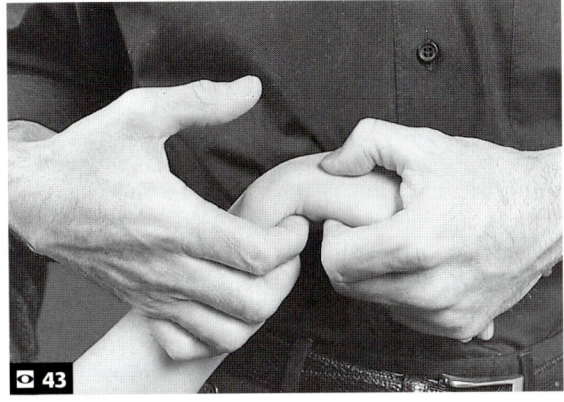

Einstellen der Parameter – Phase 3

Der Daumen der rechten Hand des Therapeuten liegt auf der Dorsalseite des Os hamatum.

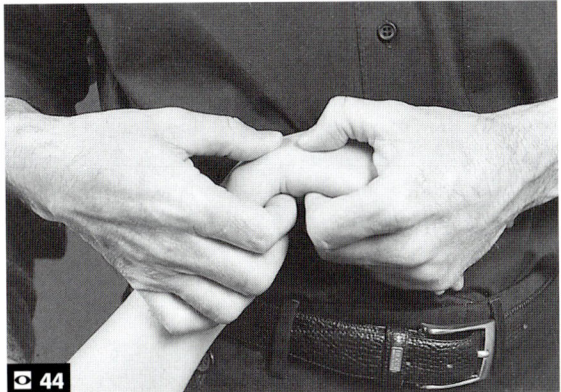

Mobilitätstest und Korrektur

Test

Der Therapeut sucht entweder eine anteriore Bewegungseinschränkung, indem er mit dem linken Daumen, der auf der Dorsalseite des Os hamatum liegt (s. Abb.), nach palmar drückt, oder eine posteriore Bewegungseinschränkung, indem er mit dem Zeigefinger, der auf der Palmarseite des Os hamatum liegt, nach dorsal drückt.

Korrekturtechnik

Nachdem die Mobilitätseinschränkung diagnostiziert wurde, kann sie mit der gleichen Handbewegung korrigiert werden. Der Therapeut erzeugt eine Vorspannung, sucht den Widerstand und führt einen kurzen präzisen Impuls in Richtung Vorspannung und gegen den Widerstand aus.

Anmerkung: *Das Os hamatum (Hakenbein) kann sowohl manipuliert als auch mobilisiert werden, im zweiten Fall wird die Bewegung ohne Impuls am Ende des möglichen Bewegungsausmaßes mehrfach wiederholt.*

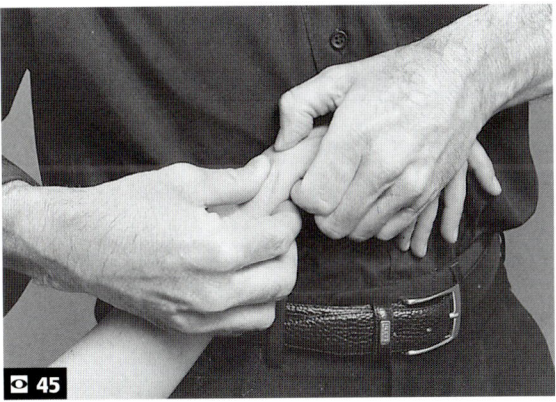

Die optimale Korrektur

Korrektur für jeden einzelnen Handwurzelknochen

Aufgrund der engen funktionellen Beziehung zwischen den verschiedenen Handwurzelknochen wirkt sich jede Fehlstellung auf den gesamten Bereich aus. Es ist daher wichtig, dass man zunächst jenen Knochen diagnostiziert, der die größte Bewegungseinschränkung aufweist.

- Die anderen Handwurzelknochen müssen so gut wie möglich fixiert werden, damit die Korrektur auf die entsprechenden Knochen konzentriert werden kann.
- Der Therapeut muss immer feststellen, welcher Teil der Bewegung nicht richtig ausgeführt werden kann.
- Auch wenn die Hauptmobilisationsbewegung beim Test und bei der Korrektur eine Bewegung nach anterior oder posterior ist, dürfen die Nebenbewegungen (z. B. Rotationen), die die Korrektur effizienter machen, nicht vernachlässigt werden.
- Bevor der Therapeut eine Mobilisation oder einen Impuls ausführt, sollte er die Parameter mehrmals hintereinander einstellen, um sich mit dem Widerstand der Gewebe vertraut zu machen.

- Führt man einen Impuls aus, muss insbesondere darauf geachtet werden, dass dieser sich nicht in anderen Gelenken der oberen Extremität (Ellenbogen, Schulter) verliert.
- Wichtig ist auch, den Läsionsmechanismus, der in der Anamnese erhoben wurde (Sturz aufs Handgelenk = Kompressionsdysfunktion, Unfall am Reck = Traktionsdysfunktion), miteinzubeziehen. Ein Handgelenksschmerz, der nach einem Judowettkampf (bei dem es häufig zu Torsionsläsionen kommt) auftritt, kann mehrere Ursachen haben: ein Handwurzelknochen kann durch eine Traktion verletzt worden sein, ein anderer durch eine Kompression, und das beim gleichen Judogriff.

Auch wenn man sich diese Aspekte vor Augen hält, gibt es keine fixen Regeln für die optimale Korrektur. Allerdings kann der Therapeut seine Behandlung auf gewissen Grundprinzipien aufbauen.

So wird man bei einer Impaktionsdysfunktion zunächst den zu stark komprimierten Knochen zu lösen versuchen. Dies kann durch eine leichte Traktion (Dekoaptation) erreicht werden. In der zweiten Korrekturphase kann man den Knochen wieder komprimieren und eine optimale Korrektur dadurch erreichen, dass man den Knochen wieder in die Unfallposition zurückführt.

Basis metacarpalis I posterior oder in Abduktion gegenüber dem Os trapezium

Mobilitätseinschränkung der Basis metacarpalis I nach anterior oder in Adduktion gegenüber dem Os trapezium

Diagnose

Mobilitätstest

Die Abbildung zeigt die Basis metacarpalis I. Der Mobilitätstest wird (wie bei Handgelenk und Hand) gemeinsam mit der Korrekturtechnik beschrieben.

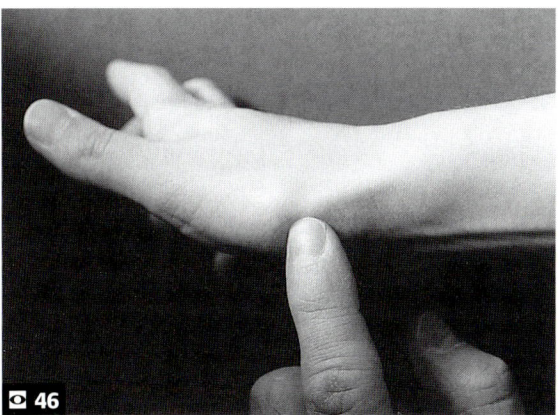

◉ 46

> **Wichtig**
>
> ▪ Der Test beurteilt Quantität und Qualität der Bewegung, er wird im Seitenvergleich ausgeführt.
>
> ▪ Der Mobilitätstest sollte nach der Korrektur nochmals wiederholt werden.

Anmerkung: *Die Mobilitätsdiagnose besteht aus dem Test sowie aus den individuellen anamnestischen und klinischen Daten des Patienten.*

Ursachen

Direkte Ursachen

Unfallfolgen

Folgen von Auto- oder Arbeitsunfällen.

Sport und Freizeit

Handwerkliche Tätigkeiten.

Berufliche Aktivitäten etc.

- Physiotherapeuten, Osteopathen, Masseure.
- Weinleser (Gartenschere).
- Alle Menschen, die den ganzen Tag schreiben müssen (Studenten etc.).
- Rückbewegung des Lenkrads.

Allgemein kann gesagt werden, dass all jene Personen, die ihren Daumen zum Arbeiten verwenden, sich eine Dysfunktion am Os trapezium zuziehen können.

Indirekte Ursachen

Alle Dysfunktionen am Handgelenk oder am Ellenbogen können sich auch auf die Art. carpometacarpalis pollicis auswirken.

Klinische Untersuchung

- Lokaler Schmerz.
- Beeinträchtigung der Greifbewegung (wenn der Patient ein Objekt ergreift, verstärkt er die Dysfunktion). Das Os metacarpale I wird gegenüber dem Os trapezium noch weiter in die Abduktion bzw. nach posterior bewegt.
- Die Basis metacarpalis I tritt an der geschädigten Seite stärker hervor, das Os trapezium befindet sich in einer Vertiefung.
- Druckschmerz in den Weichgeweben an der Basis metacarpalis I.
- Wenn die Läsion älter ist, kann der Muskelbauch der betroffenen Muskeln (Thenarmuskulatur) schmerzhaft verkrampft oder verspannt sein.
- Manchmal treten bei dieser Dysfunktion ähnliche Symptome wie beim Karpaltunnelsyndrom auf (Patient lässt Gegenstände fallen, Muskelschwäche, Parästhesien).

Vor der Korrektur

Cave!

- An der Art. carpometacarpalis pollicis kommt es häufig zu Arthrose.

- Bei dieser Dysfunktion handelt es sich oft um eine primäre Dysfunktion, die daher vordringlich zu behandeln ist.

- Die häufigste Fehlstellung der Basis metacarpalis I ist die Abduktion und Posteriorität gegenüber dem Os trapezium.

Korrekturtechnik Basis metacarpalis I posterior gegenüber dem Os trapezium

Position des Patienten und des Therapeuten

Der Patient liegt auf dem Rücken oder sitzt auf einem Hocker, der Therapeut steht neben dem Patienten. In der Abbildung weist der Therapeut mit seinem linken Zeigefinger auf die Basis metacarpalis I. Diese Stelle wird als „Tabatière" bezeichnet, sie befindet sich zwischen den Sehnen des M. extensor pollicis longus und M. extensor pollicis brevis. Für die Korrektur legt der Therapeut den Daumen seiner rechten Hand genau auf diese Stelle.

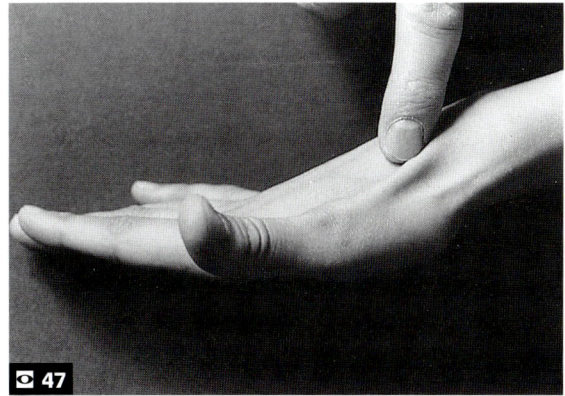

Mobilitätstest und Korrekturtechnik – Phase 1

Der Daumen der rechten Hand des Therapeuten wird auf der Basis metacarpalis I des Patienten medial der Sehne des M. extensor pollicis longus platziert. Der Therapeut drückt die Basis mit dem Daumen von dorsal nach palmar und stellt dabei eventuell vorhandene Bewegungseinschränkungen fest. Daumen und Zeigefinger der linken Hand fixieren das Os trapezium.

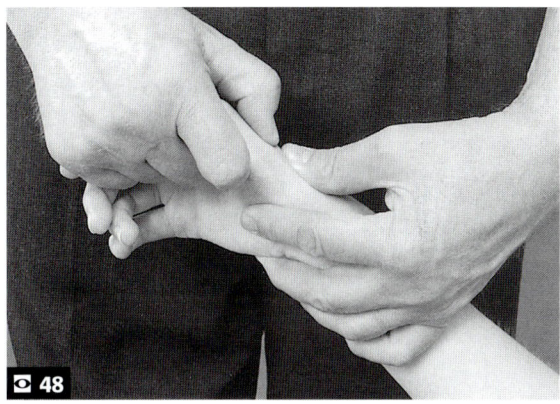

Korrektur

In der ersten Phase öffnet der Therapeut den betroffenen Gelenkspalt anterior. Dann nähert er die Gelenkflächen einander an, d.h. er erzeugt eine Kompression. Er bringt die Gewebe in Vorspannung und führt einen kurzen präzisen Impuls in Richtung Vorspannung und gegen Widerstand aus.

Anmerkung: Mit der in der Abbildung dargestellten Technik wird die gegenüber dem Os trapezium posterior stehende Basis metacarpalis I korrigiert.

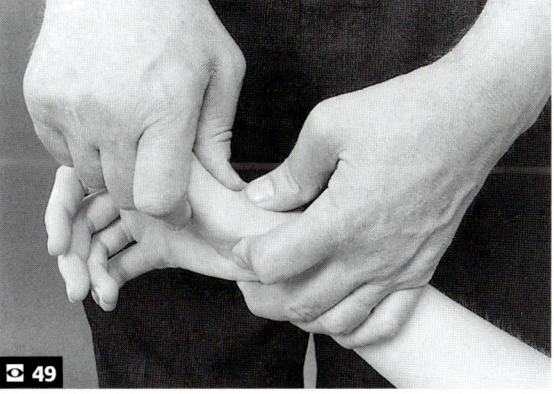

Korrekturtechnik Basis metacarpalis I in Abduktion gegenüber dem Os trapezium

Position des Patienten und des Therapeuten

Der Patient befindet sich in Rückenlage, der linke Zeige-finger des Therapeuten zeigt auf die Basis metacarpalis I, das ist der Kontaktpunkt, über den mit dem Daumen der rechten Hand die Korrektur ausgeführt wird („Tabatière" zwischen den Sehnen des M. extensor pollicis brevis und M. extensor pollicis longus).

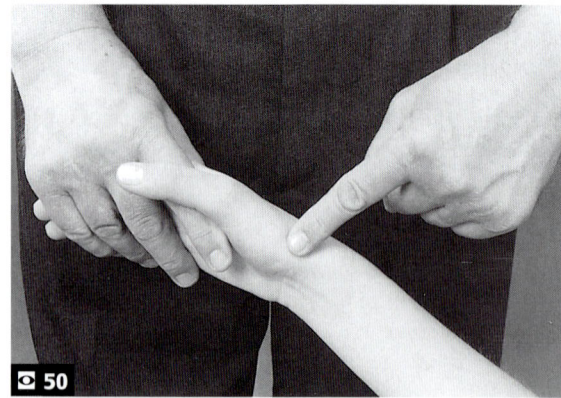

Einstellen der Parameter – Phase 1

Der Daumen der rechten Hand des Therapeuten liegt auf der Basis metacarpalis I des Patienten (s.o.). Mit Hilfe die-ser Griffposition drückt der Therapeut die Basis metacar-palis I von dorsal nach palmar und von palmar nach dor-sal und diagnostiziert damit eine eventuell vorhandene Mobilitätseinschränkung.

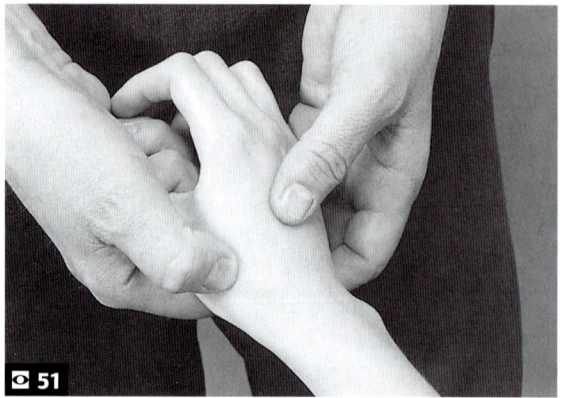

Einstellen der Parameter – Phase 2

Wenn die Basis metacarpalis I gegenüber dem Os trapezium in Abduktion steht, wird der Daumen der linken Hand des Therapeuten auf das proximale Daumenglied der rechten Hand gelegt.

Anmerkung: *Man beachte, dass der rechte Daumen des Therapeuten abgewinkelt ist.*

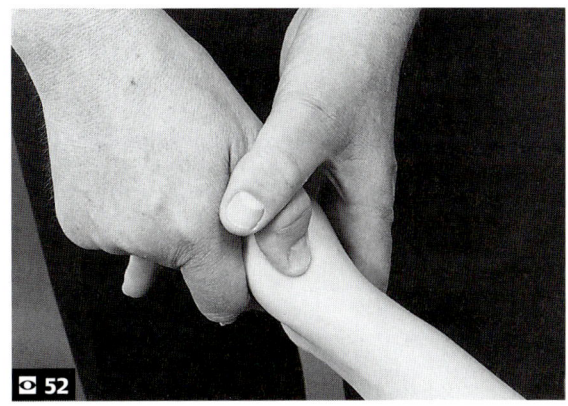

Korrektur

In der ersten Phase öffnet der Therapeut den betroffenen Gelenkspalt anterior. Dann nähert er die Gelenkflächen einander an, er macht also eine Kompression. Er erzeugt die Vorspannung und führt einen kurzen präzisen Impuls in Richtung Vorspannung und gegen Widerstand aus. In der letzten Phase der Korrektur bringt der Therapeut das Handgelenk des Patienten in Pronation (1).

Anmerkung: *Die in der Abbildung dargestellte Korrektur dient der Korrektur der Basis metacarpalis I, die gegenüber dem Os trapezium in Abduktion steht.*

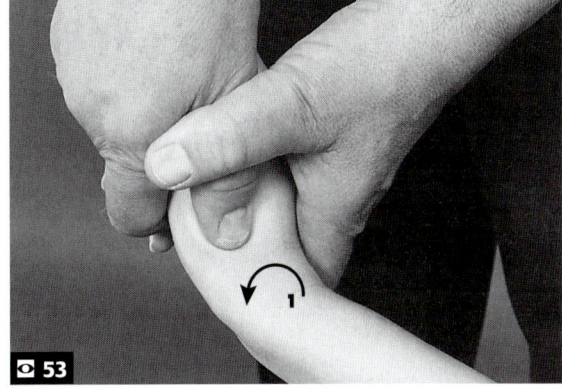

Basis metacarpalis II bis V posterior oder anterior gegenüber der distalen Handwurzelreihe

Anteriore oder posteriore Mobilitätseinschränkung der Basis metacarpalis II bis V gegenüber der distalen Handwurzelreihe

Diagnose

Mobilitätstest

Die Abbildung zeigt die Basis metacarpales, an diesen Stellen ist die Mobilitätseinschränkung erkennbar.

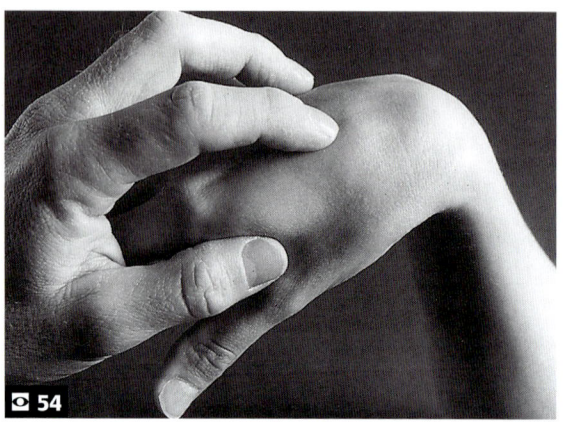

Wichtig

- Der Test beurteilt Quantität und Qualität der Bewegung, er wird im Seitenvergleich ausgeführt.

- Der Mobilitätstest sollte nach der Korrektur nochmals wiederholt werden.

Anmerkung: Die Mobilitätsdiagnose besteht aus dem Test sowie aus den individuellen anamnestischen und klinischen Daten des Patienten.

Ursachen

Direkte Ursachen

Sport und Freizeit

- Tennis: Griff des Schlägers ist aufgrund seiner Form oder seiner Größe für den Spieler nicht geeignet.
- Schi: Schistöcke.
- Kampfsportarten: Boxen, Karate.
- Beim Sport, alle direkten Schläge insbesondere auf den Handrücken.

Berufliche Aktivitäten etc.

- All jene, die an einem Tag sehr viele Hände schütteln müssen.
- Ein besonders fester Handgriff beim Händeschütteln

Verschiedenes:

- Autounfälle (Hände verkrampfen sich um das Lenkrad).
- Ältere Menschen, die sich beim Aufstehen aus einem Sessel mit den Händen abstützen.

Indirekte Ursachen

Aufgrund einer Epikondylitis verspannte Mm. extensor carpi radialis brevis et longus können eine Mobilitätseinschränkung an der Basis metacarpalis II und III verursachen (da diese Muskeln ihre Ansätze an der Dorsalseite der Basis metacarpalis II und III haben).

Klinische Untersuchung

- Wenn die Basis metacarpalis (II bis V) eine anteriore Mobilitätseinschränkung aufweist, ist die Extension des Handgelenks eingeschränkt.
- Wenn die Basis metacarpalis (II bis V) eine posteriore Mobilitätseinschränkung aufweist, ist die Flexion des Handgelenks eingeschränkt.
- Alle Bewegungen, bei denen die Handfläche gebeugt werden muss (beim Händeschütteln), sind schmerzhaft.
- Das Abstützen mit der Hand auf einer Armlehne oder einem Stuhl (beim Aufstehen) ist schmerzhaft.

Vor der Korrektur

- Vor der Manipulation müssen eventuell vorhandene Verkrampfungen im Bereich der Mm. lumbricales bzw. der Mm. interossei behandelt werden.
- Die häufigste Dysfunktion der Basis der Ossa metacarpalia II bis V ist eine Posteriorität gegenüber der distalen Handwurzelreihe.

Korrekturtechnik

Position des Patienten und des Therapeuten – Einstellen der Parameter – Phase 1

Der Patient sitzt oder liegt auf dem Rücken, seine Hand liegt mit der Ulnarkante auf dem Knie des Therapeuten, der auf einem Hocker sitzt. Die Ulnarkante kann auch gegen das Abdomen oder den Thorax des Therapeuten gelegt werden (s. Abb.).
Die linke Hand stabilisiert mit Daumen und Zeigefinger nacheinander das Os trapezoideum und das Os capitatum (distale Handwurzelreihe), die den Ossa metacarpalia II und III entsprechen. Die rechte Hand liegt auf der Basis des entsprechenden Mittelhandknochens.

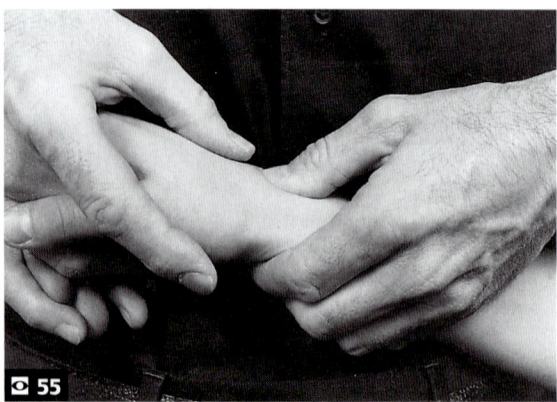
📷 55

Einstellen der Parameter – Phase 2

Die beiden Hände des Therapeuten nähern sich einander an und bringen damit die Gelenkflächen in Kontakt. Der Therapeut erzeugt eine Vorspannung und führt einen kurzen und präzisen Impuls in Richtung der Vorspannung und gegen den Widerstand (anterior oder posterior) aus.

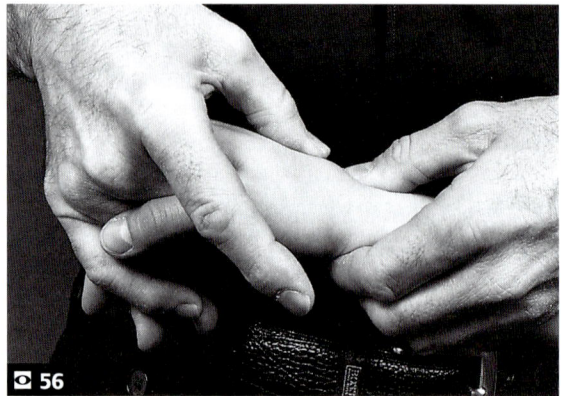
📷 56

Die optimale Korrektur

Mobilisation ohne Thrust

Wichtig ist, dass der Therapeut das Einstellen der Parameter mehrmals wiederholt, um sich mit dem Widerstand der Gewebe vertraut zu machen.

Mobilisation mit Thrust

- Bei einer anterioren Mobilitätseinschränkung: Der Therapeut öffnet die palmare Seite des Gelenkspalts und führt eine kurze Extension an der Basis des Os metacarpale aus.
- Bei einer posterioren Mobilitätseinschränkung: Der Therapeut öffnet die dorsale Seite des Gelenkspalts und führt eine kurze Palmarflexion an der Basis des Os metacarpale aus.

Basis der Phalangen in Flexion, Extension oder Abduktion/Adduktion gegenüber den Caput metacarpales oder den Caput phalanges

Diagnose

Mobilitätstest

Die Abbildung zeigt ein Fingerglied, das verschiedene Mobilitätseinschränkungen aufweisen kann.

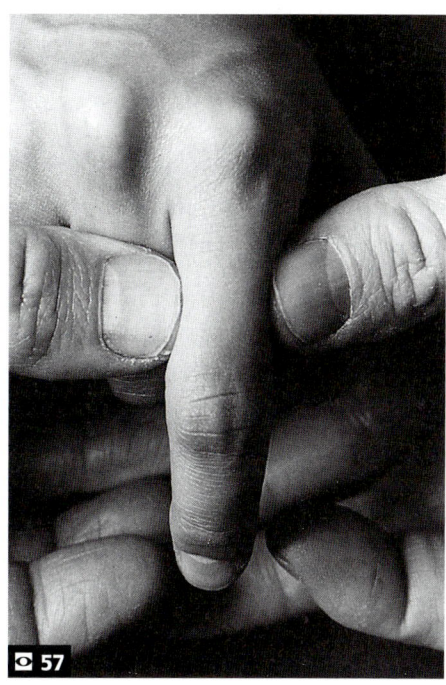

Wichtig

- Der Test beurteilt Quantität und Qualität der Bewegung, er wird im Seitenvergleich ausgeführt.

- Der Mobilitätstest sollte nach der Korrektur nochmals wiederholt werden.

Anmerkung: Die Mobilitätsdiagnose besteht aus dem Test sowie aus den individuellen anamnestischen und klinischen Daten des Patienten.

Ursachen

Direkte Ursachen

Sport, Freizeit und Beruf etc.

- Klettern: Klettern mit bloßen Händen.
- Autorennsport: schnelle Rückbewegung des Lenkrads (Abduktions- oder Adduktionsläsionen an den Fingern, vor allem bei sehr sportlichem Fahren).
- Segeln: beim Festzurren der Taue.
- Bei den verschiedensten Sportarten: Stürze bzw. das Auffangen mit den Händen, wodurch die Finger in Hyperextension bewegt werden.

Verschiedenes

- Ältere Menschen, die sich auf die geschlossene Faust aufstützen, um sich aus einem Sessel zu erheben.
- Finger von Kindern, die in Autotüren eingeklemmt werden (die heute verfügbaren Schutzeinrichtungen verhindern die Fraktur).
- Zu fester Händedruck.
- Eine Person, die fast stürzt und sich im letzten Augenblick mit den Fingern abfängt.

Anmerkung: *Bei Jugendlichen sind Verletzungen der Interphalangealgelenke aufgrund verschiedener Ballspiele sehr häufig.*

Indirekte Ursachen

Mobilitätseinschränkungen an den Interphalangealgelenken können aufgrund von Dysfunktionen im Bereich der Fingerextensoren oder der Sehnen der M. flexor digitorum superficialis und profundis entstehen. (Die Sehnen müssen nicht gerissen sein.) Auch eine anteriore oder laterale Verstauchung der proximalen Interphalangealgelenke kann zu einer Mobilitätseinschränkung führen. (Das sind nur drei Beispiele von vielen.)

Klinische Untersuchung

- Beeinträchtigung, Einschränkung, Schmerz.
- Die Hand kann nicht gut geschlossen werden und ist schmerzhaft (Patient hat Schwierigkeiten eine Faust zu machen).
- Auch das Öffnen der Hand und die Extension der Finger ist schwierig, eingeschränkt und schmerzhaft. (Der asiatische Gruß, bei dem die Hände aneinander gelegt werden und die Handgelenke und Finger in Extension gebracht werden, ist gleichfalls schwierig oder unmöglich).

Vor der Korrektur

Die Interphalangealgelenke sind oft auch aufgrund eines Abduktions- oder Adduktionstraumas in Flexion oder Extension eingeschränkt. In diesem Fall muss zunächst die Abduktion oder Adduktion wiederhergestellt werden, bevor man die Flexion oder Extension korrigieren kann.

Korrekturtechnik

Mobilitätseinschränkung in Extension

Der Patient sitzt auf einem Hocker oder liegt auf dem Rücken. Der Therapeut steht oder sitzt neben dem Patienten.

Linke Hand: Sie stabilisiert das Caput metacarpale mit Daumen und Zeigefinger.

Rechte Hand: Mit Hilfe des Daumens wird das proximale Fingerglied in Extension-Dekoaptation bewegt, dadurch wird der palmare Gelenkspalt geöffnet. Man sucht den Widerstand und führt einen schnellen und präzisen Impuls gegen den Widerstand und in Korrekturrichtung aus.

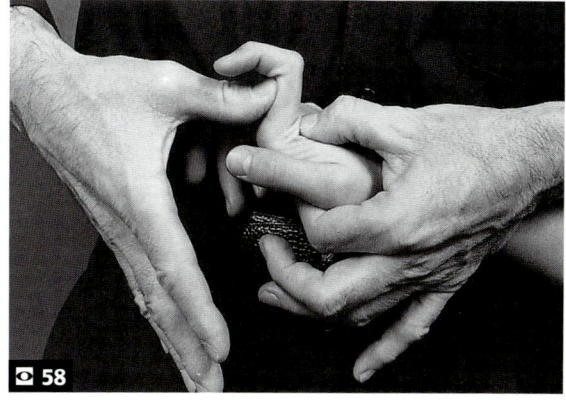

Mobilitätseinschränkung in Flexion
(ohne Abbildung)

Der Patient sitzt auf einem Hocker oder liegt auf dem Rücken. Der Therapeut steht oder sitzt neben ihm.

Linke Hand: Sie stabilisiert das Caput metacarpale mit Daumen und Zeigefinger.

Rechte Hand: Mit Hilfe des Daumens wird das proximale Fingerglied in Flexion-Dekoaptation bewegt, dadurch wird der dorsale Gelenkspalt geöffnet, man sucht den Widerstand und führt einen schnellen und präzisen Impuls gegen den Widerstand und in Korrekturrichtung aus.

Korrektur in Abduktion/Adduktion

Der Therapeut führt einen leichten Zug aus, er öffnet den Gelenkspalt lateral oder medial, indem er entweder eine Abduktion oder eine Adduktion ausführt. Wichtig ist, dass das Gelenk in einer leichten Flexionsstellung gehalten wird; ist das Gelenk verriegelt, ist die Bewegung nicht möglich. Diese Bewegung kann bis ans Ende ausgeschöpft werden.

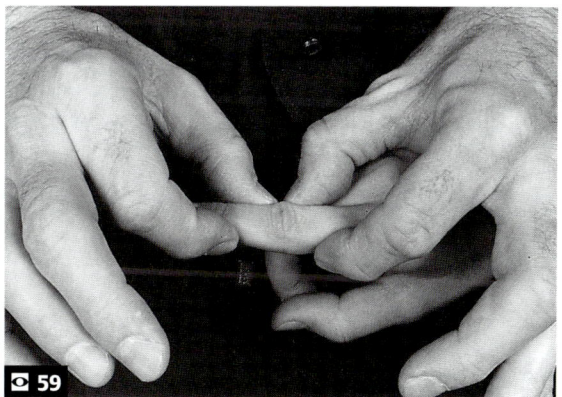

Die optimale Korrektur

Mobilisation ohne Thrust

Wichtig ist, dass der Therapeut die Parameter mehrfach einstellt, um sich mit dem Widerstand der Gewebe vertraut zu machen.

Die Hüfte

Die Hüfte

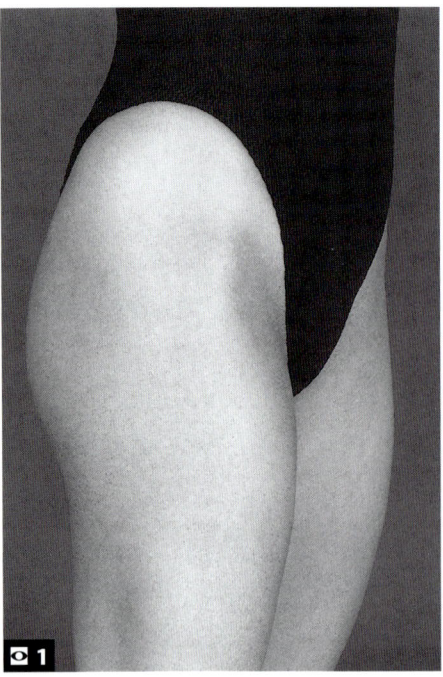

❏ 1

Übersicht

Vorbereitung auf die Gelenktechniken der Hüfte

Technik zur globalen Harmonisierung des Hüftgelenks

Diagnose

Die nachfolgende, aus fünf Phasen bestehende Technik zur globalen Harmonisierung des Hüftgelenks kann auf zweierlei Art eingesetzt werden:

- Als Test: in diesem Fall können mit Hilfe dieser Technik Mobilitätseinschränkungen diagnostiziert werden, welche wie immer nach qualitativen und quantitativen Kriterien sowie im Seitenvergleich (indem man das andere Bein ebenfalls testet) erhoben werden.

Zudem sollte der Test nach erfolgter Korrektur nochmals wiederholt werden.

- Als Behandlungstechnik: in diesem Fall wird die Technik zur Wiederherstellung der Gelenkkongruenz verwendet.

Anmerkung: *Diese Technik, bei der eine Vielzahl sehr kleiner Bewegungen um eine Vielzahl verschiedener Achsen ausgeführt wird, ermöglicht es dem Therapeuten jenen Quadranten (oder Teil des Quadranten) innerhalb des Azetabulums zu ermitteln, in dem eine Mobilitätseinschränkung des Femurkopfes vorliegt.*

Technik zur globalen Harmonisierung des Hüftgelenks

Position des Patienten und des Therapeuten – Phase 1

Der Patient befindet sich in Rückenlage, sein rechtes Bein ist in Hüfte und Knie gebeugt. Der Therapeut steht in Schrittstellung (linkes Bein vorne) neben der Behandlungsliege und umgreift mit seiner rechten Hand den Kalkaneus. Der Therapeut beginnt eine Zirkumduktionsbewegung auszuführen, indem er das Hüftgelenk zunächst in Flexion und Adduktion (1) bringt.

Anmerkung: *Die linke Hand des Therapeuten versucht während dieser Bewegung eine leichte Kompression des Femurkopfes aufrechtzuerhalten.*

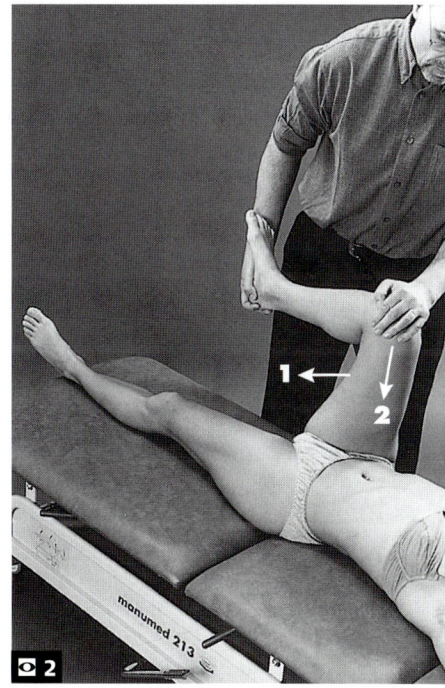

Einstellen der Parameter – Phase 2

Die Bewegung wird Richtung Extension (1), Adduktion (2) und Innenrotation (3) der Hüfte fortgesetzt.

Anmerkung: *Bei der Innenrotation der Hüfte wird der Fuß nach lateral (außen) gebracht.*

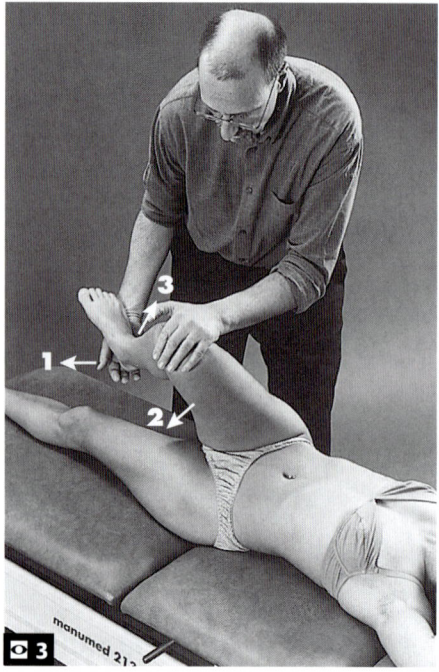

Korrektur – Phase 3

Auf dieser Abbildung erkennt man den Übergang von der Innenrotation zur Außenrotation (1) der Hüfte, dabei wird der rechte Fuß über das kontralaterale Knie geführt. Bei der Außenrotation der Hüfte wird der Fuß nach medial (innen) bewegt.

Anmerkung: *Es ist wichtig, dass die Adduktion der Hüfte (2) und eine leichte Kompression entlang der Femurachse beibehalten werden, um die Gelenkkongruenz aufrechtzuerhalten.*

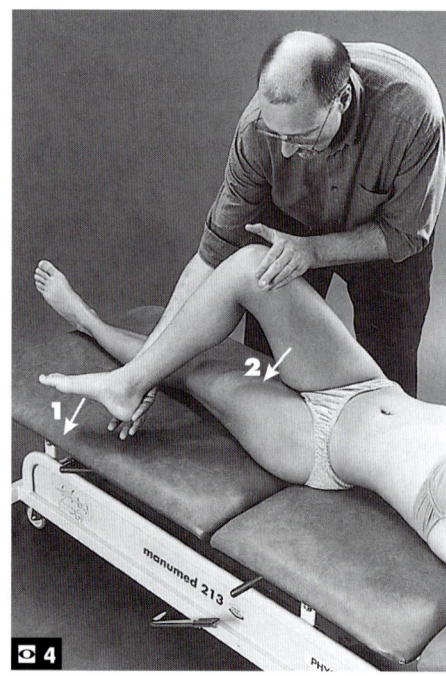

Korrektur – Phase 4

Die Bewegung wird Richtung Flexion (1), Abduktion (2) und Außenrotation (3) der Hüfte fortgesetzt. Wichtig ist auch dabei, dass die Gelenkkongruenz beibehalten wird.

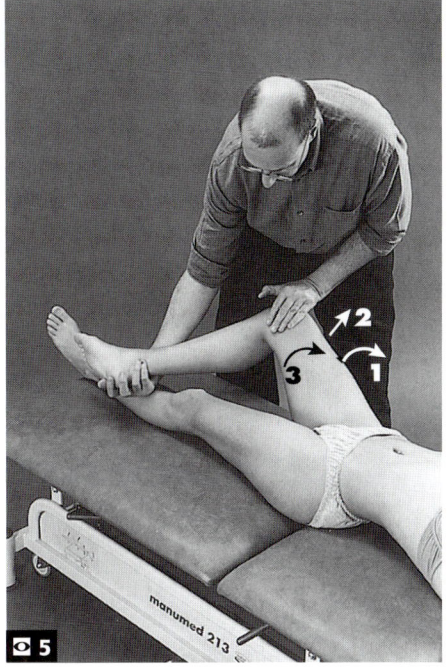

Ende der Korrektur

Die Zirkumduktion endet mit Abduktion (1), Außenrotation (2) und einer etwas stärkeren Flexion (3) der Hüfte.

Anmerkung: *Die Hand, die den Kalkaneus umfasst, unterstützt das Bein, darf die Rotationsbewegungen der Hüfte jedoch nicht beeinträchtigen.*

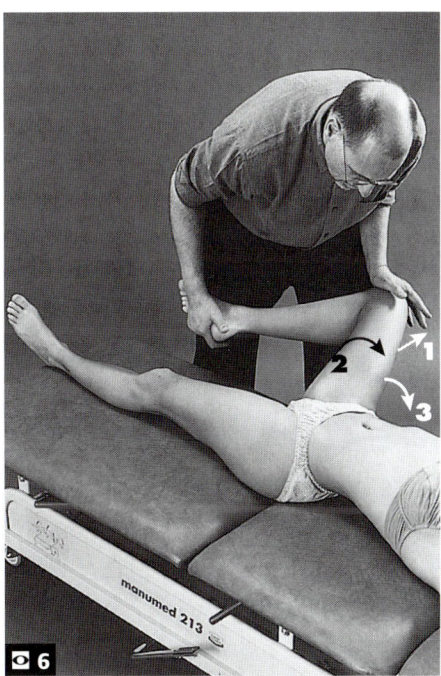

Die optimale Korrektur

Mobilisation ohne Thrust

- Das Bewegungsausmaß der verschiedenen Hüftbewegungen sollte maximal ausgeschöpft werden.
- Der Therapeut muss die Zirkumduktionsbewegung der Hüfte begleiten.
- Diese Technik sollte drei- bis viermal wiederholt werden und zügig, ohne ruckartige Bewegungen, ausgeführt werden.

- Der Therapeut konzentriert sich besonders auf jene Zonen, in denen die Mobilität eingeschränkt ist und versucht bei jeder Runde etwas an Beweglichkeit zu gewinnen.

Femurkopf anterior

Die Beweglichkeit des Femurkopfes ist posterior gegenüber der Gelenkpfanne eingeschränkt

Diagnose

Mobilitätstest

Der Patient befindet sich in Rückenlage. Die Kniekehle des Patienten liegt auf dem rechten Oberschenkel des Therapeuten.

Position der Hände

Rechte Hand: Sie liegt auf der Innenseite des Oberschenkels, der Zeigefinger zeigt in Richtung Tuber ischiadicum, der Daumen Richtung Femurkopf.

Linke Hand: Die Finger dieser Hand liegen auf der Außenseite des Trochanter major. Der Daumen sollte (je nach Morphologie von Patient und Therapeut) so nahe wie möglich an den Daumen der anderen Hand herangebracht werden.

Test

Der Therapeut bewegt seinen Ellenbogen nach oben und unten. Im vorliegenden Fall (anteriorer Femurkopf) liegt eine Restriktion nach posterior vor. Die Ellenbogenbewegung ist nach unten eingeschränkt (1).

> **Wichtig**
>
> ◼ Der Test beurteilt Quantität und Qualität der Bewegung, er wird im Seitenvergleich ausgeführt.
>
> ◼ Der Mobilitätstest sollte nach der Korrektur nochmals wiederholt werden.

Anmerkung: *Die Mobilitätsdiagnose besteht aus dem Test sowie aus den individuellen anamnestischen und klinischen Daten des Patienten.*

Ursachen

Direkte Ursachen

Sport, Freizeit, Beruf

Posttraumatische Ursachen: bei sportlichen Aktivitäten, bei denen das Trauma erfolgt, während der Fuß am Boden fixiert ist (Schi fahren, Fußball).

Verschiedenes

Sturz auf einer Stiege.

Indirekte Ursachen

- Adaptationen in oberhalb oder unterhalb des Hüftgelenks liegenden Zonen, die sich auf das Hüftgelenk auswirken.
- Ein Genu recurvatum führt zu einer Anteriorisierung des Femurkopfes gegenüber der Gelenkpfanne.
- Eine Hyperlordose aufgrund von zu hohen Absätzen kann den Femurkopf gleichfalls anteriorisieren.

Klinische Untersuchung

- Bei der Inspektion wirkt die Leistenbeuge etwas „ausgefüllter".
- Die Anteriorisierung des Femurkopfes kann zu einem vermeintlich „längeren Bein" führen. Eine differenzialdiagnostische Unterscheidung gegenüber einer Iliumdysfunktion ist erforderlich.
- Die Hüftflexion kann eingeschränkt bzw. schmerzhaft sein.

Vor der Korrektur

- Vor der Korrektur des Hüftgelenks sind die entsprechenden Tests am Ilium durchzuführen (anteriores, posteriores, superiores bzw. inferiores Ilium), um die Dysfunktion im Bereich des Hüftgelenks von Iliumdysfunktionen zu unterscheiden.
- Sollte neben der Hüftdysfunktion auch eine Iliumdysfunktion bestehen, so ist diese zuerst zu behandeln.

Korrekturtechnik

Position des Patienten und des Therapeuten

Der Patient befindet sich in Rückenlage, die Hüfte ist gebeugt, das Knie gestreckt. Der Therapeut steht in leichter Schrittstellung (linkes Bein vorne) am Fußende der Behandlungsliege und hebt mit seiner rechten Hand das Bein etwas an.

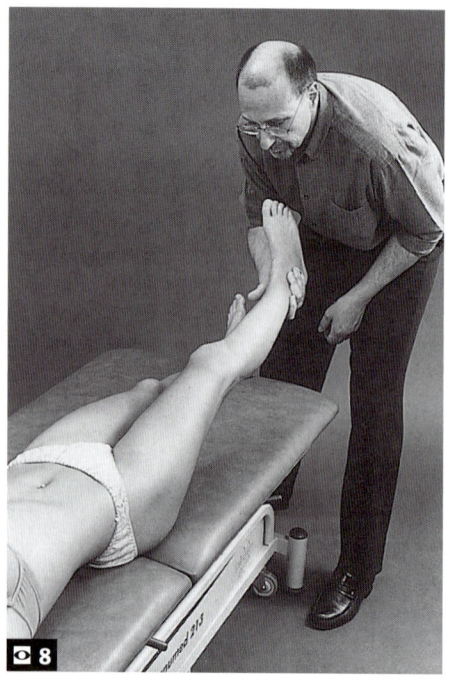

Einstellen der Parameter

Rechte Hand: Sie umgreift das rechte Bein von unten.

Linke Hand: Sie umgreift das distale Fußende von oben.

Anmerkung: *Die Basis des Daumenballens bzw. des Kleinfingerballens der linken Hand liegen hinter dem Malleolus lateralis.*

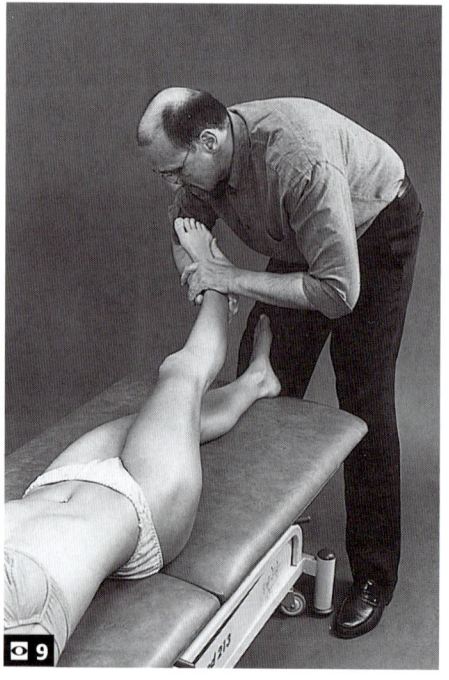

Korrektur

Mit Hilfe der linken Hand erzeugt der Therapeut eine leichte Traktion in der Hüfte (1), bringt die Hüfte in Adduktion (2) und Innenrotation (3), die rechte Hand unterstützt diese Bewegung in den letzten Rotationsgraden. Der Therapeut erzeugt eine Vorspannung und führt anschließend einen kurzen und präzisen Impuls in Richtung Vorspannung und gegen den Widerstand aus.

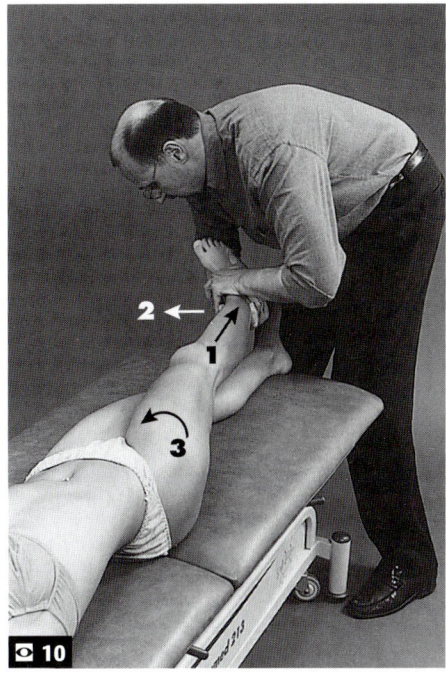

Die optimale Korrektur

Mobilisation mit Thrust

- Es ist wichtig, dass die Vorspannung nicht überschritten wird, sie sollte erreicht sein, wenn sich die Beine überkreuzen.
- Wichtig ist, dass der Therapeut eine leichte Rechtsrotation ausführt und sein Körpergewicht auf den rechten Fuß verlagert.
- Die Parameter der Vorspannung dürfen während des Impulses nicht verstärkt werden, da dadurch das Knie bzw. das Ilium den Impuls aufnehmen würde.

Femurkopf posterior

Anteriore Mobilitätseinschränkung des Femurkopfes gegenüber der Gelenkpfanne

Diagnose

Mobilitätstest

Der Patient befindet sich in Rückenlage. Die Kniekehle des Patienten liegt auf dem rechten Oberschenkel des Therapeuten.

Position der Hände

Rechte Hand: Sie liegt auf der Innenseite des Oberschenkels, der Zeigefinger zeigt in Richtung Tuber ischiadicum, der Daumen Richtung Femurkopf.
Linke Hand: Die Finger dieser Hand liegen auf der Außenseite des Trochanter major. Der Daumen sollte (je nach Morphologie von Patient und Therapeut) so nahe wie möglich an den Daumen der anderen Hand herangebracht werden.

Test

Der Therapeut bewegt seinen Ellenbogen nach oben und unten. Im vorliegenden Fall (posteriorer Femurkopf) liegt eine Restriktion nach posterior vor. Die Ellenbogenbewegung ist nach oben eingeschränkt (1).

Wichtig

- Der Test beurteilt Quantität und Qualität der Bewegung, er wird im Seitenvergleich ausgeführt.

- Der Mobilitätstest sollte nach der Korrektur nochmals wiederholt werden.

Anmerkung: *Die Mobilitätsdiagnose besteht aus dem Test sowie aus den individuellen anamnestischen und klinischen Daten des Patienten.*

Ursachen

Direkte Ursachen

Sport, Freizeit

Direkter Stoß gegen die Hüftbeuge im Stehen.

Berufliche Aktivitäten

Alle Aktivitäten, bei denen der Patient im Stehen leicht nach vorne gebeugt arbeitet: Gartenarbeit, Hausarbeit, etc.

Indirekte Ursachen

- Es handelt sich um eine Dysfunktion, die eine Mobilitätseinschränkung des Ilium bzw. der BWS oder LWS kompensiert.
- Sie kann auch eine Dysfunktion im Bereich des Tibiofibulargelenks (über die Muskelketten) kompensieren.
- Angeborene oder erworbene Fehlbildungen des Femurkopfes, des Beckens oder der unteren Extremität.

Klinische Untersuchung

- Diese Mobilitätseinschränkung ist häufig mit einem Flexum in der Hüfte oder einem angeblich kürzeren Bein verbunden.
- Häufig treten dabei auch Spasmen im M. tensor fasciae latae auf.
- Eine Mobilitätseinschränkung am thorakolumbalen Übergang kann zu Spasmen des M. psoas und in der Folge zu Spasmen des M. quadratus lumborum auf der ipsi- oder kontralateralen Seite führen (je nach Adaptationsschema).

Vor der Korrektur

- Vor der Korrektur des Hüftgelenks muss der Tractus iliotibialis mit Weichteiltechniken (Dehnungs- und Drucktechniken) behandelt werden.
- Dysfunktionen im thorakolumbalen Übergang und ihre Auswirkungen auf die Gelenke (Iliosakralgelenk) und Muskeln (s. Klinische Untersuchung) sind zu behandeln.

Korrekturtechnik 1

Position des Patienten und des Therapeuten – Einstellen der Parameter

Der Patient befindet sich in Rückenlage. Der Therapeut steht in Schrittstellung (linkes Bein vorne) auf Hüfthöhe rechts neben der Behandlungsliege. Das rechte Bein des Patienten ist in Hüfte und Knie angewinkelt.

Rechte Hand: Sie liegt auf der gegenüberliegenden Spina iliaca anterior superior (SIAS) und stabilisiert das Becken.

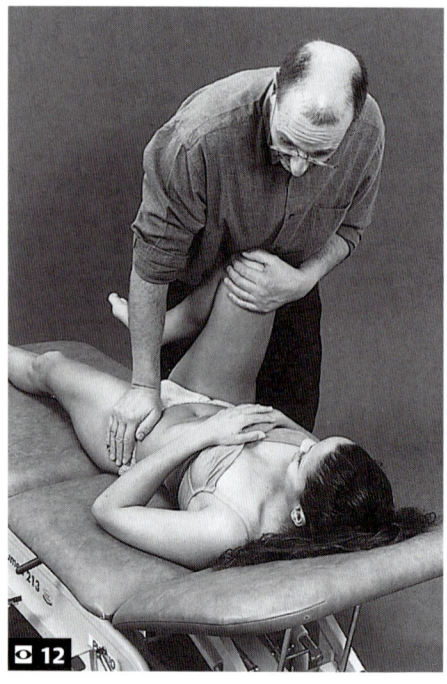

Linke Hand: Sie liegt auf der antero-medialen Seite des Knies

Einstellen der Parameter (Profil)
Auf dieser Abbildung ist die Schrittstellung des Therapeuten, dessen linkes Bein vorne steht, genau zu erkennen.

Anmerkung: *Man beachte den Rist des Patienten, der sich auf der Höhe des anterioren Rands des Os ilium bzw. auf Höhe der Leistenbeuge des Therapeuten befindet.*

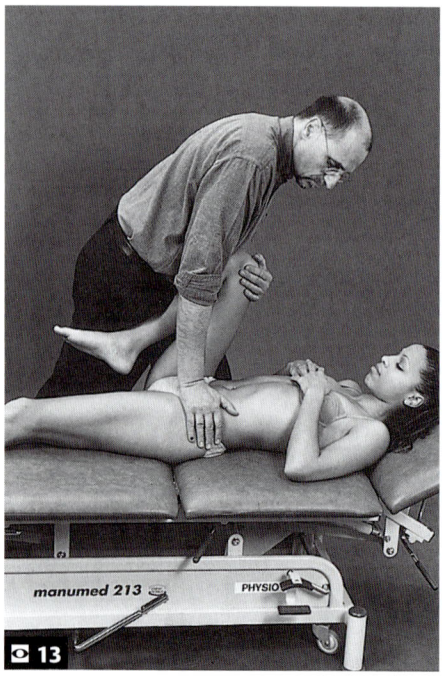

Korrektur, Vorspannung

Der Therapeut bringt das rechte Bein mit Hilfe seiner linken Hand und indem er eine Linksrotation mit seinem Becken (4) ausführt, in Flexion (1), Abduktion (2) und Außenrotation (3). Der Therapeut führt einen kurzen präzisen Impuls in Richtung Vorspannung und gegen den Widerstand aus.

Anmerkung: *Die rechte Hand bleibt auf der gegenüberliegenden SIAS (5) und stabilisiert das Becken.*

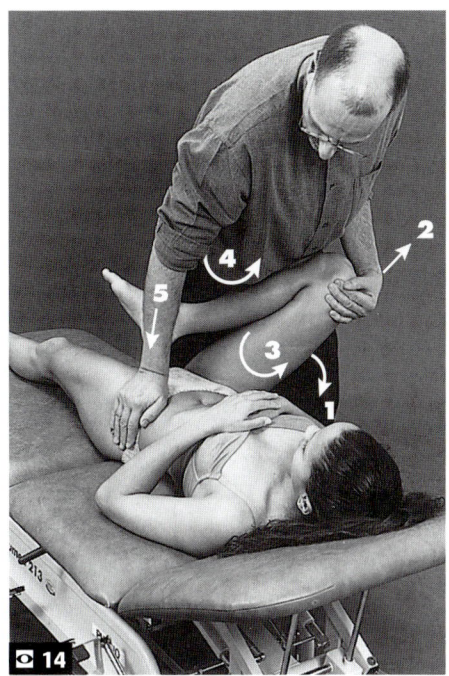

Die optimale Korrektur

Mobilisation ohne Thrust

Der Therapeut wiederholt die Bewegung fünf- bis sechsmal und kontrolliert vor jeder Wiederholung die Einstellung der Parameter und die Vorspannung.

Mobilisation mit Thrust

Der Impuls erfolgt über die Beckenrotation des Therapeuten.

Anmerkung: *Die Schultern des Therapeuten bewegen sich nur wenig, sein Sternum befindet sich direkt über der Hüfte des Patienten. Der Abstand zwischen den beiden Händen des Therapeuten wird vergrößert (die rechte Hand bleibt auf der gegenüberliegenden SIAS [s. Abb. 14], während die linke Hand das rechte Bein in Außenrotation bringt).*

Korrekturtechnik 2

Position des Patienten und des Therapeuten – Einstellen der Parameter

Der Patient befindet sich in Rückenlage. Der Therapeut steht neben der Behandlungsliege auf Hüfthöhe des Patienten.

Linke Hand: Sie liegt auf der kontralateralen SIAS und stabilisiert das Becken.

Rechte Hand: Sie umgreift das distale Ende des Beins, der Unterarm des Therapeuten liegt entlang der antero-medialen Seite der Tibia.

Anmerkung: *Man beachte die Ausgangsposition des Beins in Flexion, Abduktion und Außenrotation.*

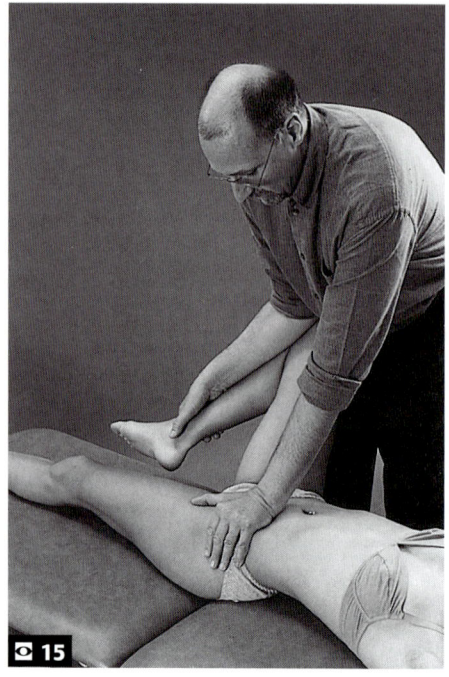

Korrektur – Phase 1

Technik vom Typ „Anspannen–Entspannen": Der Therapeut ersucht den Patienten sein Bein gegen Widerstand zwei bis drei Sekunden lang in Adduktion anzuspannen (1). In der Entspannungsphase wird das Bein etwas weiter in Abduktion gebracht, die Technik wird drei- bis viermal wiederholt.

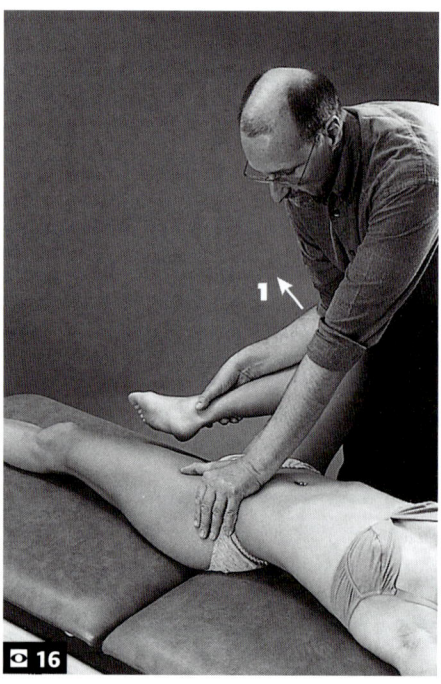

Korrektur – Phase 2

Der Therapeut bringt das rechte Bein des Patienten in Adduktion (1), Außenrotation (2) und bewegt es dabei über das kontralaterale Knie hinweg. Dadurch wird die Gelenkkongruenz aufrechterhalten und die durch die erste Phase neu gewonnene Mobilität stabilisiert.

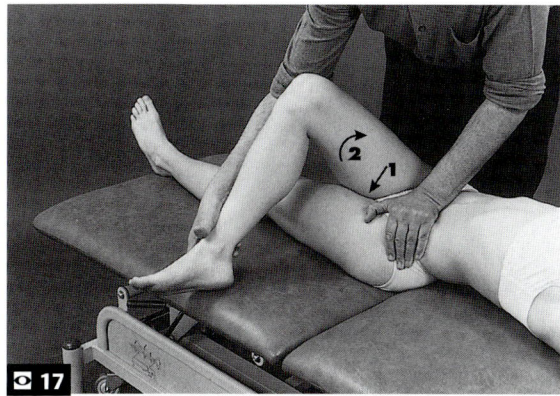

Korrektur – Phase 3

Der Therapeut beendet die Technik mit Adduktion (1) und Außenrotation (2) der Hüfte sowie mit einer Extension des Knies (3). Die Kombination dieser verschiedenen Bewegungen führt zur Anteriorisierung des Femurkopfes.

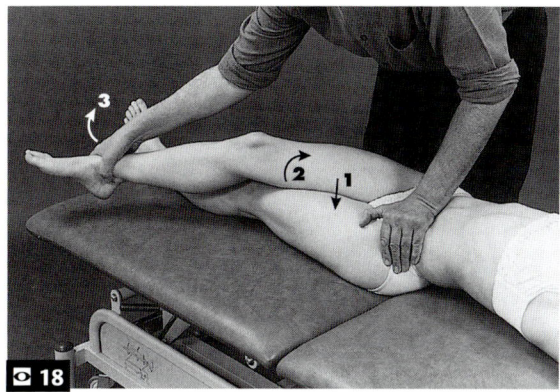

Die optimale Korrektur

Mobilisation ohne Thrust

- Je nach Morphologie des Patienten bzw. des Therapeuten kann das rechte Knie des Patienten mit Hilfe des rechten Unterarms des Therapeuten gehalten werden.
- Wichtig ist, dass die Bewegung auf das Koxofemoralgelenk konzentriert wird.
- Die verschiedenen Phasen dieser Techniken müssen zwei- bis dreimal wiederholt werden.

Abduktions- oder Adduktionsstellung des Femurkopfes

Mobilitätseinschränkung in Abduktion oder Adduktion gegenüber der Gelenkpfanne

Diagnose

Abduktionstest

Position der Hände

Linke Hand: Der Therapeut umgreift mit seiner linken Hand das distale Ende des Beins und stellt sich selbst zwischen die Behandlungsliege und das Bein.

Rechte Hand: Sie liegt auf der Spina iliaca anterior superior (SIAS) der gegenüberliegenden Seite (1) und stabilisiert das Becken.

Test

Der Therapeut entfernt sich etwas von der Behandlungsliege und bringt das Bein in maximale Abduktion (2), dabei sucht er nach eventuell vorhandenen Mobilitätseinschränkungen.

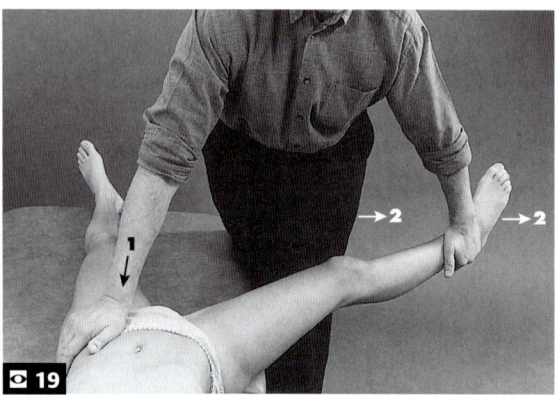

Adduktionstest

Position der Hände

Linke Hand: Sie liegt auf der kontralateralen SIAS (1) und stabilisiert das Becken.

Rechte Hand: Sie hält das rechte Bein.

Test

Der Therapeut bringt das Bein in maximale Adduktion (2) und sucht nach eventuell vorhandenen Mobilitätseinschränkungen.

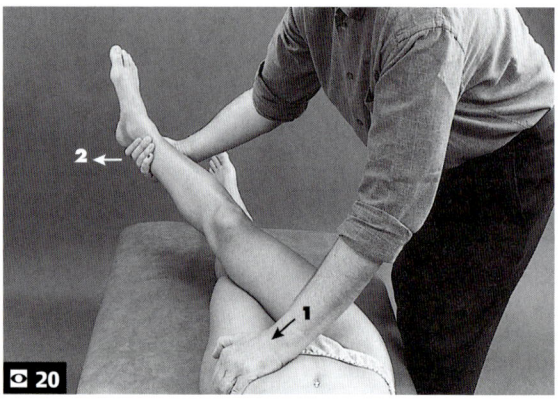

Wichtig

- Der Test beurteilt Quantität und Qualität der Bewegung, er wird im Seitenvergleich ausgeführt.
- Der Mobilitätstest sollte nach der Korrektur nochmals wiederholt werden.

Anmerkung: Die Mobilitätsdiagnose besteht aus dem Test sowie aus den individuellen anamnestischen und klinischen Daten des Patienten.

Ursachen

Direkte Ursachen

Sport, Freizeit, berufliche Aktivitäten, Verschiedenes

- Direkter Schock.
- Folgen eines Autounfalls.
- Schifahren (Pflug fahren z. B.).
- Eis laufen.

Indirekte Ursachen

- Hüftarthrose.
- Periarthritis der Hüfte.

Allgemein hängt die Dysfunktion davon ab, wie sich der Patient an die betreffende Dysfunktion angepasst hat:

- Durch Hinken, durch verschiedene Körperhaltungen, die er annimmt, um sich an darüber- oder darunterliegenden Mobilitätseinschränkungen anzupassen.
- Als Folge von Patellaproblemen in Verbindung mit einem Genu varum oder einem Genu valgum, die sich auf das Hüftgelenk auswirken können.

Klinische Untersuchung

Hüfte in Abduktion

Schmerzen im Bereich des M. glutaeus medius und des M. tensor fasciae latae im Kniebereich. Der M. biceps femoris kann bei dieser Dysfunktion gleichfalls betroffen sein.

Hüfte in Adduktion

Verspannungen, Verhärtungen und Schmerzen in den Muskeln der Adduktorgruppe, vor allem im vertikalen Anteil des M. adductor magnus.

Vor der Korrektur

- Zunächst sollten die entsprechenden Muskeln (s. Klinische Untersuchung) entspannt werden.
- Eventuell vorhandene Mobilitätseinschränkungen im Iliosakralgelenk bzw. an der Symphyse sollten behandelt werden.

Korrekturtechnik – Abduktion

Position des Patienten und des Therapeuten – Einstellen der Parameter – Phase 1

Der Patient befindet sich in Seitlage, die zu behandelnde Seite oben. Das linke Bein ist in Hüfte und Knie angewinkelt und dient der Stabilisierung. Der Therapeut steht hinter dem Patienten.

Linke Hand: Sie liegt am Oberrand des Trochanter major; Kontaktpunkt zwischen Daumen und Zeigefinger oder am Os pisiforme (nicht abgebildet).

Rechte Hand: Sie greift von außen um das Bein und wird auf die Innenseite des Ober- bzw. Unterschenkels und Knies gelegt.

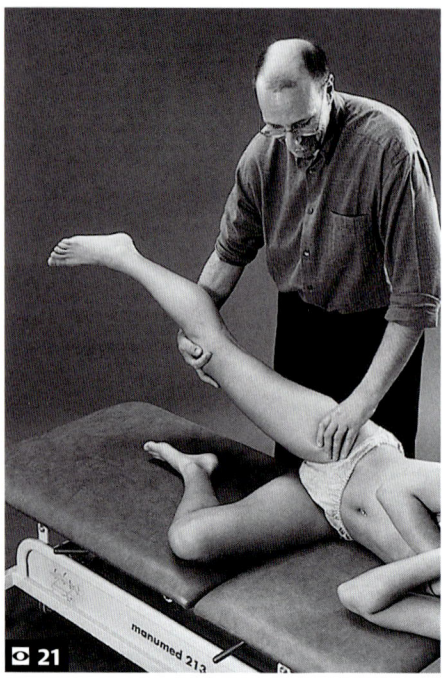

Einstellen der Parameter – Phase 2

Der Therapeut führt eine Abduktion (1) und eine leichte Extension (2) der Hüfte aus.

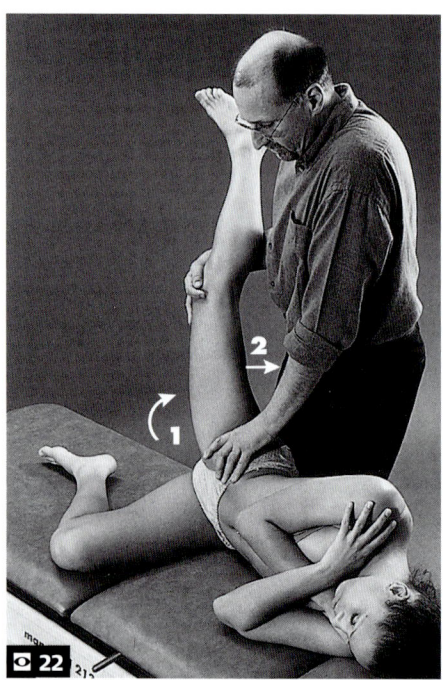

Korrektur

Während der Vorspannung verstärkt der Therapeut die Abduktion. In der zweiten Phase bringt er die Strukturen in Spannung und führt einen kurzen und präzisen Impuls gegen Widerstand aus (s. Die optimale Korrektur und die abgebildeten Pfeile).

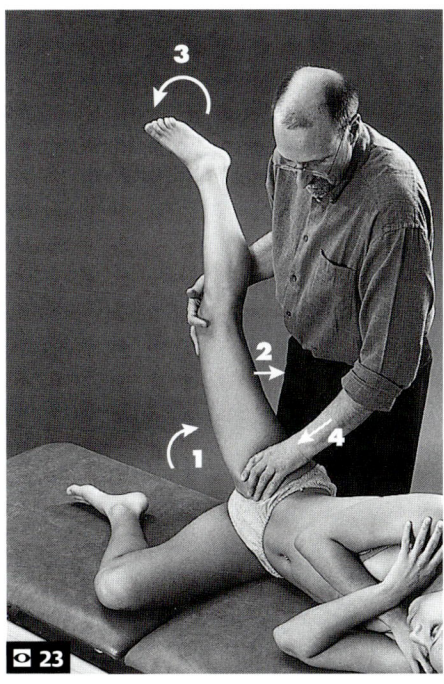

Die optimale Korrektur

Mobilisation ohne Thrust

Die Korrektur (s. Abb. 23) erfolgt über eine kombinierte Abduktions- (1) und Extensionsbewegung (2) der Hüfte, die während einer Zirkumduktion (3) mit kleinem Radius und gegen den Uhrzeigersinn ausgeführt wird.

Mobilisation mit Thrust

- Man denke im letzten Teil der Korrektur vor allem an die linke Hand, die den Druck schräg von oben nach unten ausführt (4).
- Man darf mit der rechten Hand nicht am Bein ziehen, dies würde die Korrektur auf den Lendenwirbelbereich konzentrieren.

Korrekturtechnik – Adduktion

Position des Patienten und des Therapeuten

Der Patient befindet sich in Rückenlage, der Therapeut steht zwischen der Behandlungsliege und dem rechten Bein des Patienten. Die linke Hand hält das rechte Bein des Patienten.

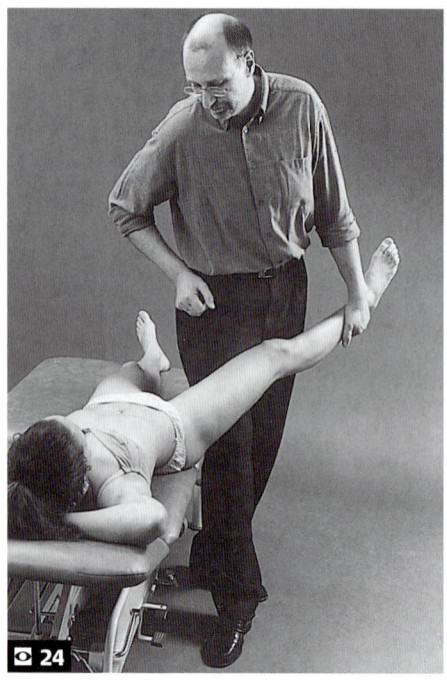

Einstellen der Parameter – Korrektur

Rechte Hand: Sie liegt proximal an der Innenseite des Oberschenkels.

Vorspannung: Das Bein des Patienten wird in Adduktion (1) und leichte Innenrotation (2) gebracht.

Korrektur: Der Therapeut erzeugt eine Vorspannung und führt einen kurzen Impuls in Richtung Vorspannung und gegen Widerstand aus.

Anmerkung: *Die Position der rechten Hand ist sehr wichtig, man muss vorsichtig vorgehen, um die Abwehrreaktion der Adduktoren zu vermeiden.*

Die optimale Korrektur

Mobilisation ohne Thrust

Es handelt sich um die gleiche Bewegung wie für die Abduktion (s. 4, Abb. 25), sie wird ohne ruckartige Bewegungen gegen den Uhrzeigersinn ausgeführt.

Mobilisation mit Thrust

Der Impuls erfolgt von innen nach außen, von unten nach oben und etwas von vorne nach hinten (s. 3, Abb. 25).

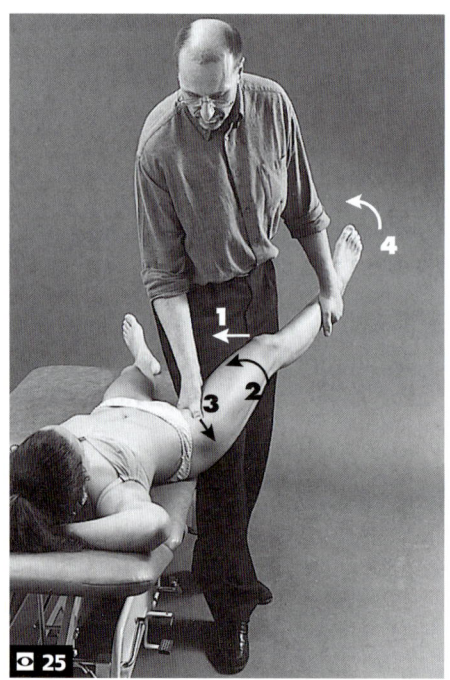

Anmerkung: *Man beachte, dass der Therapeut seinen Unterarm auf seiner Hüfte abstützt und den Impuls durch eine Hüftflexion unterstützt.*

Außenrotationsstellung der Hüfte

Mobilitätseinschränkung des Hüftkopfes in Innenrotation gegenüber der Gelenkpfanne

Diagnose

Mobilitätstest

Der Patient befindet sich in Rückenlage, der Therapeut steht am Fußende der Behandlungsliege mit Blick zum Patienten.

Position der Hände

Die beiden Hände des Therapeuten umgreifen die Fersen des Patienten (Kalkaneus), die Daumenballen liegen auf dem Malleolus lateralis und die Daumen am antero-superioren Ende der Außenknöchel.

Test

Der Therapeut bringt die beiden Beine des Patienten in Innenrotation (1) und (2). Im vorliegenden Fall ist die Innenrotation (1) des Femurkopfes gegenüber der Gelenkpfanne am rechten Bein in ihrer Amplitude einge-schränkt.

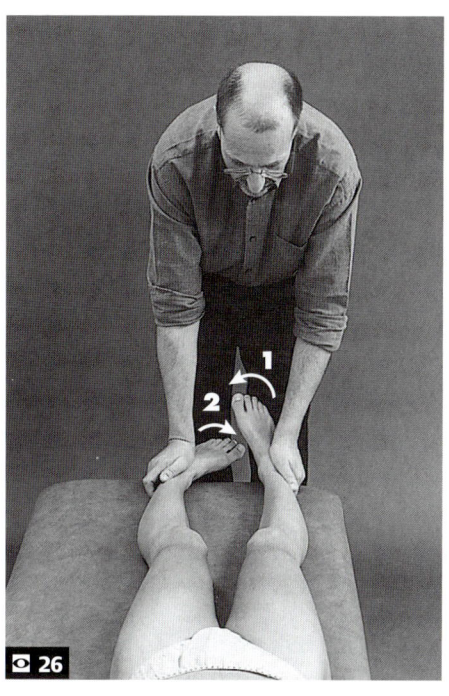

👁 26

Wichtig

▪ Der Test beurteilt Quantität und Qualität der Bewe-gung, er wird im Seitenvergleich ausgeführt.

▪ Der Mobilitätstest sollte nach der Korrektur nochmals wiederholt werden.

Anmerkung: Die Mobilitätsdiagnose besteht aus dem Test sowie aus den individuellen anamnestischen und klinischen Daten des Patienten.

Ursachen

Direkte Ursachen

Sport, Freizeit

- Fußball: manche Bewegungen, etwa wenn der Ball mit flachem Fuß angeschlagen wird.
- Klettern: bei dieser Sportart werden die Hüften sehr in Außenrotation gedehnt.
- Turnen: manche Positionen, bei denen die Hüften wiederholt und extrem gespreizt werden.
- Reitsport (Dressurreiten).

Berufliche Aktivitäten, Verschiedenes

Fernfahrer und Taxifahrer, bei denen die Hüfte den ganzen Tag in einer Außenrotationsposition gehalten wird.

Indirekte Ursachen

Bei einem Genu valgum, wenn keine Plattfüße vorliegen.

Klinische Untersuchung

- M. piriformis: schmerzhaft oder verspannt.
- Der M. tensor fasciae latae kann gleichfalls schmerzhaft oder verspannt sein.
- Längerfristig kann es zu Schmerzen in den Innenrotatoren kommen.

Vor der Korrektur

Vor der Manipulation müssen der M. piriformis und alle anderen eventuell verspannten Muskeln entspannt werden.

Korrekturtechnik

Position des Patienten und des Therapeuten

Der Patient befindet sich in Rückenlage, der Therapeut steht in Schrittstellung, linkes Bein vorne neben der Behandlungsliege und beugt sich über das Becken des Patienten. Er legt seinen Unterarm in die Leistenbeuge des Patienten.

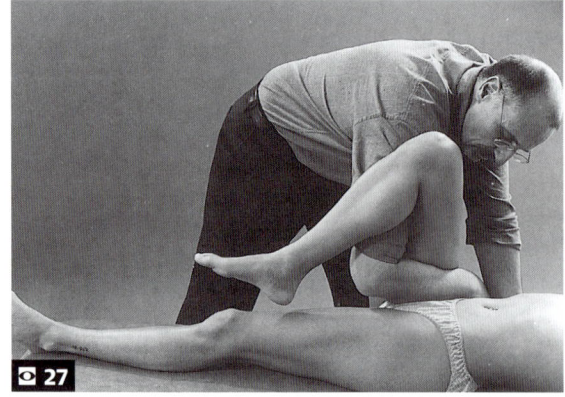

Einstellen der Parameter – Phase 1

Der rechte Unterarm des Therapeuten wird in die Leistenbeuge gelegt (Hand offen, Unterarm in Pronation).

Anmerkung: Diese Einstellung kann auch für die Innenrotation verwendet werden (s. Abb. 35 und 36); in diesem Fall werden die in den Abbildungen 28 und 29 beschriebenen Parameter eingestellt und anschließend die in den Abbildungen 35 und 36 beschriebene Technik ausgeführt.

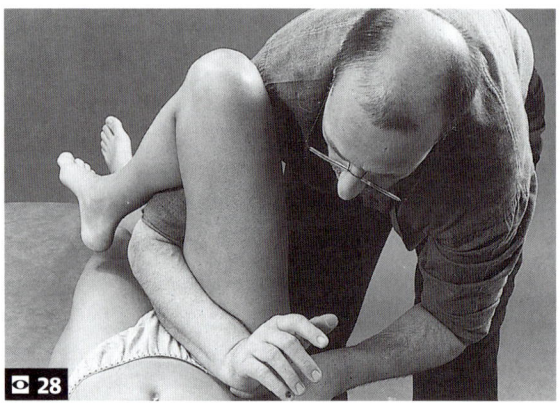

Einstellen der Parameter – Phase 2

Der Therapeut verfestigt seinen Kontakt, indem er eine Faust macht und den Unterarm in Supination bewegt (1), dabei versucht er so nahe wie möglich an den Hüftkopf heranzukommen. Vorsicht: Bei dieser Einstellung sollte besonders darauf geachtet werden, dass die Außenkante der Ulna den N. femoralis nicht schädigt. Der Therapeut erzeugt mit dem anterolateralen Teil seiner Schulter Gegendruck am Knie (2) und begünstigt damit die Deko-aptation.

Anmerkung: *Diese Einstellung kann auch für die Korrektur der Innenrotation verwendet werden (s. Abb. 35 und 36).*

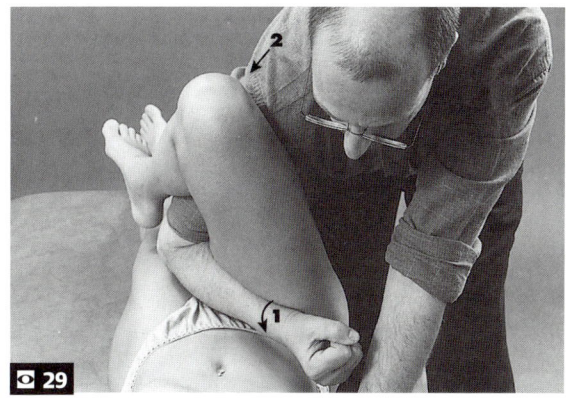

Korrektur

Die Innenrotation wird über das „Anspannen und Entspannen" der Außenrotatoren verbessert (2). Der Patient bringt seinen Fuß nach medial, d. h. innen (1), indem er die Innenseite des rechten Knies gegen die rechte Schulter des Therapeuten drückt (3).

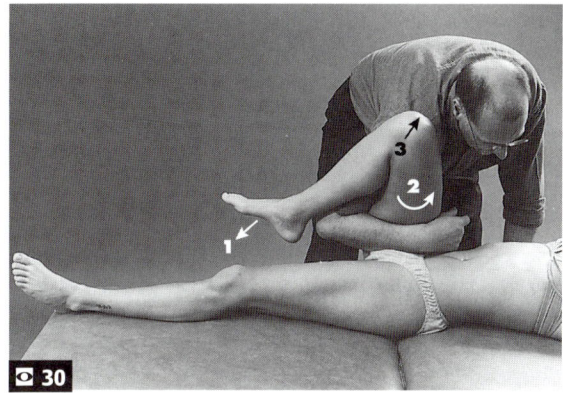

Korrektur

Die Abbildung zeigt, wie die Innenrotation (1) während der Entspannungsphase verbessert wird. Der Fuß des Patienten wird nach lateral, d. h. nach außen (2) bewegt. Dafür führt der Therapeut mit seinem Oberkörper eine Rotation (3) um eine Achse aus, die durch seinen linken Oberarm (4) bestimmt wird (man beachte, dass der linke Arm [5] auf der Behandlungsliege fixiert ist).

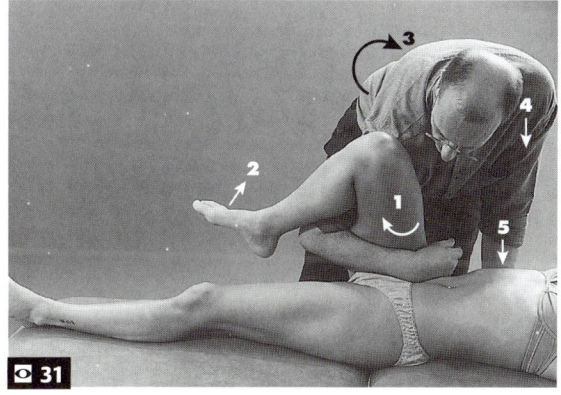

Innenrotationsstellung der Hüfte

Mobilitätseinschränkung des Hüftkopfes in Außenrotation gegenüber der Gelenkpfanne

Diagnose

Mobilitätstest

Der Patient befindet sich in Rückenlage. Der Therapeut steht am Fußende der Behandlungsliege mit Blick zum Patienten.

Position der Hände

Die beiden Hände des Therapeuten umgreifen die beiden Fersen (Kalkaneus) des Patienten.

Test

Der Therapeut bringt die beiden Hüftköpfe in Außenrotation (1) und (2). Man beachte die Ulnarabduktion des Handgelenks des Therapeuten. Im vorliegenden Fall ist die Außenrotation des Hüftkopfes gegenüber der Gelenkpfanne des rechten Beins in ihrer Amplitude eingeschränkt (2).

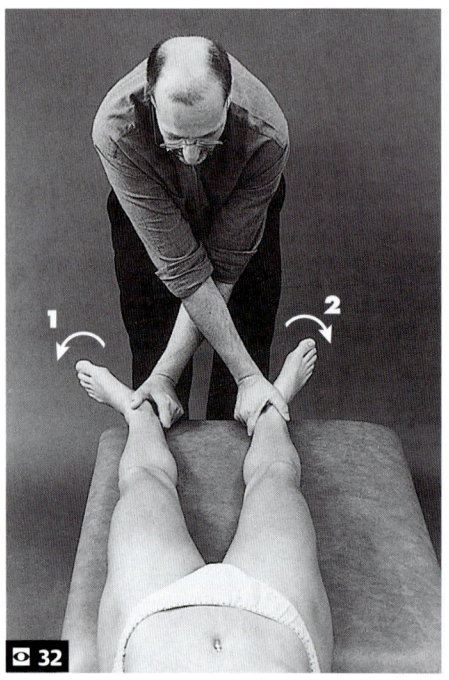

⊙ 32

Wichtig

- Der Test beurteilt Quantität und Qualität der Bewegung, er wird im Seitenvergleich ausgeführt.

- Der Mobilitätstest sollte nach der Korrektur nochmals wiederholt werden.

Anmerkung: Die Mobilitätsdiagnose besteht aus dem Test sowie aus den individuellen anamnestischen und klinischen Daten des Patienten.

Ursachen

Direkte Ursachen

Sport, Freizeit

- Schi fahren (z. B. Pflug fahren).
- Leichtathletik: Hammerwerfen, Kugelstoßen etc.

Berufliche Aktivitäten, Verschiedenes

- Personen die in Hockstellung arbeiten (Installateure, Dachdecker, Fliesenleger).
- Fließbandarbeit: wenn kombinierte Adduktions- und Innenrotationsbewegungen ständig wiederholt werden.

Indirekte Ursachen

- Weibliche Patienten mit Hyperlordose.
- Genu valgum.
- Pes planum (Plattfüße).

Klinische Untersuchung

Bei dieser Art von Dysfunktion bewegt sich der Hüftkopf besser in Innen- als in Außenrotation. Die Patienten weisen häufig Symptome in der Lendenwirbelsäule auf (M. iliopsoas).
Die Außenrotatoren werden gedehnt und können sich verspannen und schmerzhaft sein (man sollte die Muskeln überprüfen).

Vor der Korrektur

Wie bei allen Hüftproblemen muss die Untersuchung vom thorakolumbalen Übergang bis zu den Füßen erfolgen (aufsteigende und absteigende Dysfunktionen; die Reihenfolge hängt von der Anamnese ab. Der Therapeut sollte abklären, ob die Ursache der Dysfunktion direkt oder adaptiv ist).

Korrekturtechnik 1

Position des Patienten und des Therapeuten – Einstellen der Parameter

Der Patient befindet sich in Bauchlage. Der Therapeut steht auf der Behandlungsseite und stellt sein Knie auf die Liege. Der Oberschenkel des Patienten liegt auf der Wadenmuskulatur des Therapeuten.

Linke Hand: Sie liegt auf der Rückseite des Trochanter major (1).

Rechte Hand: Sie umgreift den Kalkaneus von plantar.

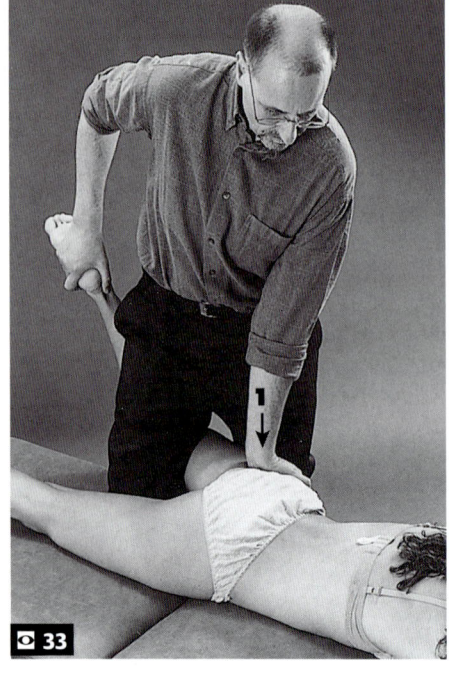

Korrektur

Vorspannung – Phase 1: Der Therapeut erzeugt eine Außenrotation (1) der Hüfte, indem er den Unterschenkel des Patienten Richtung Behandlungsliege bewegt.

Vorspannung – Phase 2: Sobald der Therapeut mit der linken Hand einen festen Widerstand spürt, erzeugt er eine leichte Vorspannung am hinteren Rand des Trochanter major (2).
Der Therapeut erzeugt eine Vorspannung (unter seiner linken Hand) und führt einen kurzen und präzisen Impuls in Richtung Vorspannung aus – der Impuls erfolgt von hinten nach vorne und von lateral nach medial (außen nach innen) und gegen Widerstand.

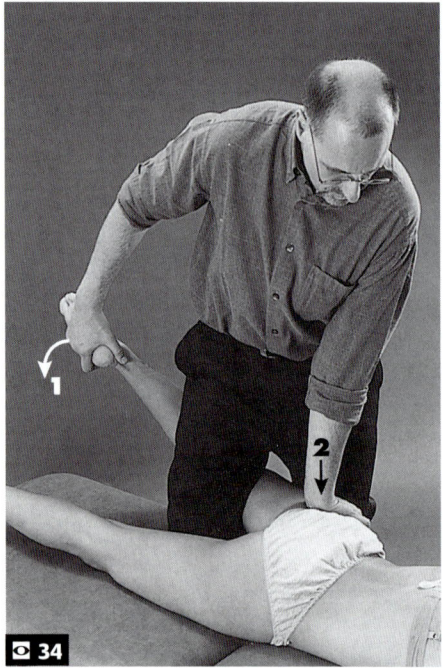

Die optimale Korrektur

Mobilisation ohne Thrust

Der Therapeut wiederholt die beiden Phasen in einer Kreisbewegung fünf- bis sechsmal.

Mobilisation mit Thrust

- Der Therapeut positioniert sich über dem Hüftgelenk.
- Man sollte sich vom „Stopp" des Lig. iliofemorale nicht verwirren lassen und über diese Barriere hinaus nach dem Widerstand suchen, gegen den der Impuls ausgeführt werden kann.

Korrekturtechnik 2

Position des Patienten und des Therapeuten – Einstellen der Parameter – Korrektur – Phase 1

Der Patient befindet sich in Rückenlage. Der Therapeut steht neben der Behandlungsliege auf Beckenhöhe des Patienten. Er legt seinen rechten Unterarm auf die Innenseite des Oberschenkels (Kontakt sollte angenehm sein). Die Einstellung der Parameter erfolgt wie in den Abbildungen 28 und 29.

Die Außenrotation der Hüfte wird zunächst durch das „Anspannen und Entspannen" der Innenrotatoren erreicht: Der Patient bringt seinen Fuß nach lateral, d.h. außen (1), und drückt mit der Außenseite seines Unterschenkels gegen den rechten Oberarm (2) des Therapeuten.

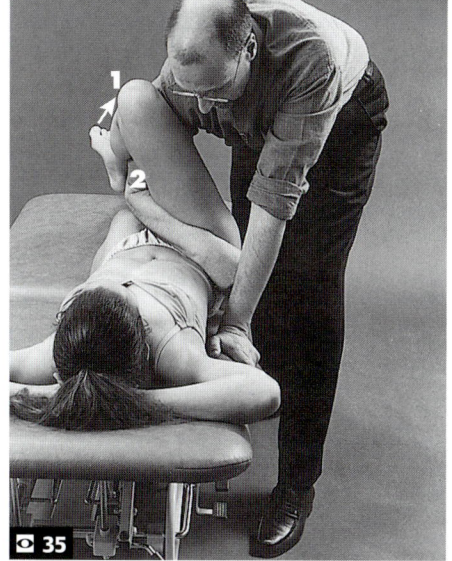

Korrektur – Phase 2

Die Abbildung zeigt, wie die Außenrotation (1) der Hüfte während der Entspannungsphase verbessert wird. Der Fuß des Patienten wird nach medial, d.h. innen (2) bewegt. Dazu dreht der Therapeut seinen Oberkörper (3) entlang einer durch seinen linken Oberarm (4) gebildeten Achse nach links. Man beachte, wie sich der Therapeut mit seiner Hand (5) an der Liege festhält.

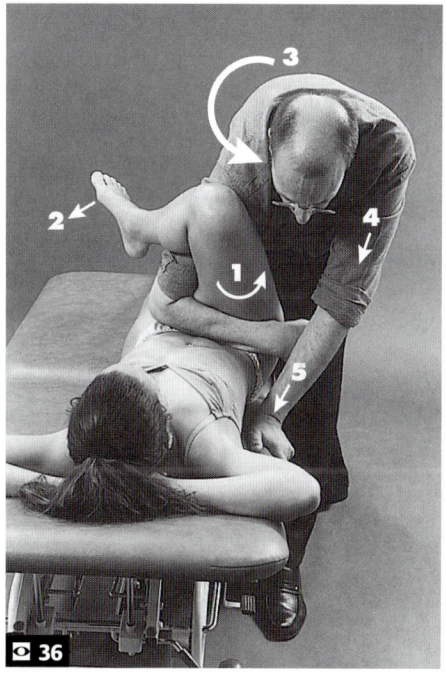

Das Knie

Das Knie

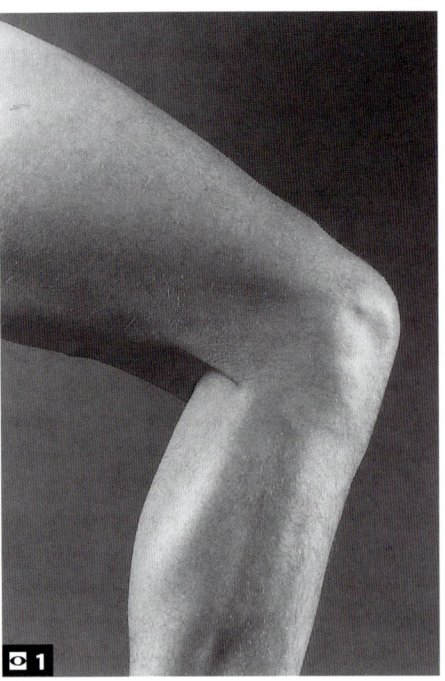

Übersicht

Tibia anterior

Posteriore Mobilitätseinschränkung der Tibia gegenüber dem Femur

Diagnose

Mobilitätstest

Der Patient befindet sich in Rückenlage. Das zu testende Knie ist 90° angewinkelt. Der Therapeut sitzt auf dem Vorderfuß des Patienten.

Position der Hände

Der Therapeut legt seine Finger am oberen Ende des Unterschenkels auf die Rückseite der Tibia, seine Daumen zu beiden Seiten der Tuberositas tibiae.

Test

Die Tibia wird mit den Fingern nach anterior (1) gezogen bzw. mit Daumen- und Kleinfingerballen nach posterior gedrückt (2).

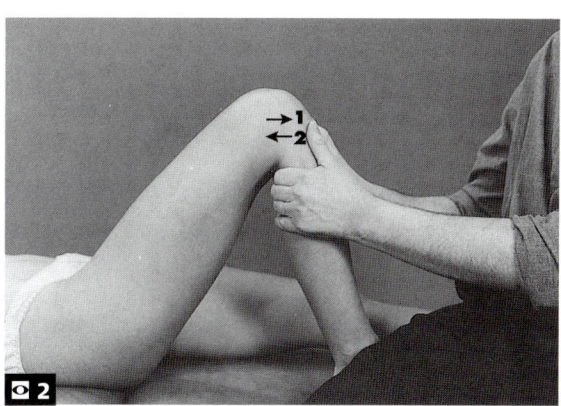

Wichtig

- Der Test beurteilt Quantität und Qualität der Bewegung, er wird im Seitenvergleich ausgeführt.
- Der Mobilitätstest sollte nach der Korrektur nochmals wiederholt werden.

Anmerkung: *Die Mobilitätsdiagnose besteht aus dem Test sowie aus den individuellen anamnestischen und klinischen Daten des Patienten.*

Ursachen

Direkte Ursachen

- Jede Bewegung oder Aktivität, die das Knie in eine forcierte Flexion bringt.
- Läsion des Lig. cruciatum anterius (vorderes Kreuzband).
- Bei hypermobilen Frauen: jede plötzliche Lageveränderung, bei der die Femurkondylen eine Gleit-, aber keine Rollbewegung ausführen.
- Menschen, die einen großen Teil ihres Tages in Hockstellung verbringen: dies gilt insbesondere für Menschen in afrikanischen und asiatischen Ländern.

Sport, Freizeit, berufliche Aktivitäten

Bestimmte Berufe (Baugewerbe) und bestimmte Sportarten (Snowboard, Mountainbike, Skateboard, Schifahren, Wasserschi, Beachvolleyball, Turnen) können diese Dysfunktion auslösen.

Verschiedenes

Bei Kindern: wenn sie mit angewinkelten Beinen (in Hockstellung) am Boden spielen.

Indirekte Ursachen

- Amyotrophie und Muskelschwäche der ischiokruralen Gruppe nach Muskelverletzungen (Überdehnung, Muskelfaserriss)
- Amyotrophie und Muskelschwäche der ischiokruralen Gruppe aufgrund eines zentralen Geschehens oder einer radikulären Läsion.

Klinische Untersuchung

Inspektion und Palpation

- Der Vorderrand des Tibiaplateaus scheint etwas vorzustehen (Seitenvergleich)
- Die Tuberositas tibiae scheint weiter anterior zu stehen. Der Therapeut sollte die Morphologie des Patienten miteinbeziehen und einen Seitenvergleich anstellen.
- Schmerzen am Ende der Extensionsbewegung des Knies.
- Die vollständige Extension und Außenrotation sind schwierig oder unmöglich. Der Patient weist ein mehr oder weniger ausgeprägtes Flexum im Knie auf.

Vor der Korrektur

Tibia anterior nach einem muskulären Problem

Die Tibia sollte sofort korrigiert werden, wenn sie Schmerzen auslöst (gegebenenfalls muss die Korrektur mehrmals wiederholt werden).

Tibia anterior nach einer zentralen oder radikulären Läsion

Auch in diesem Fall sollte, wenn Schmerzen vorhanden sind, die Korrektur sofort erfolgen (gegebenenfalls muss die Korrektur mehrmals wiederholt werden).

Anmerkung: In den beiden genannten Fällen muss die Korrektur der Mobilitätseinschränkung oft mehrere Male wiederholt werden, weil die Korrektur „nicht hält" – es besteht ein Ungleichgewicht zwischen Agonisten (schwach) und Antagonisten (mehr oder weniger verspannt oder verkürzt). Wie schnell die Dysfunktion behoben werden kann, hängt davon ab, wie alt die Läsion ist, die die Bewegungseinschränkung aufrechterhält.

Korrekturtechnik 1

Position des Patienten und des Therapeuten

Der Patient befindet sich in Rückenlage, sein Knie wird durch ein keilförmiges Kissen unterlagert. Der Therapeut steht am unteren Ende der Behandlungsliege, er berührt mit der Innenseite des Beins (je nach Höhe der Liege, ungefähr in der Knierregion) den Fuß des Patienten und bewegt das Bein in Innenrotation. Dadurch wird die Tuberositas tibiae wieder in ihre achsengerechte Position zurückgeführt.

Anmerkung: *Je nach Morphologie von Patient und Therapeut steht das Bein mehr oder weniger weit über die Kante der Behandlungsliege hinaus.*

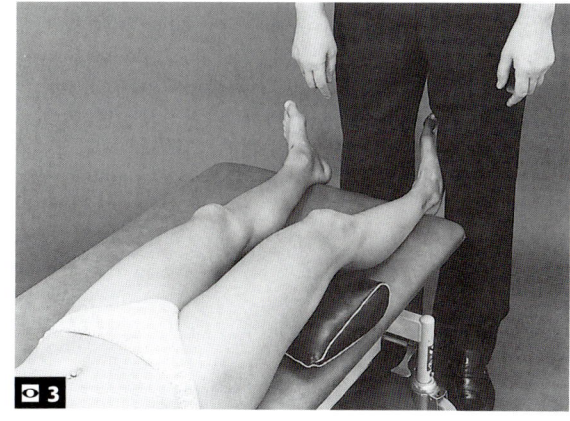

Einstellen der Parameter: Handposition – Phase 1

Auf der nebenstehenden Abbildung zeigt der Therapeut mit einem Zeigefinger auf die Tuberositas tibiae.

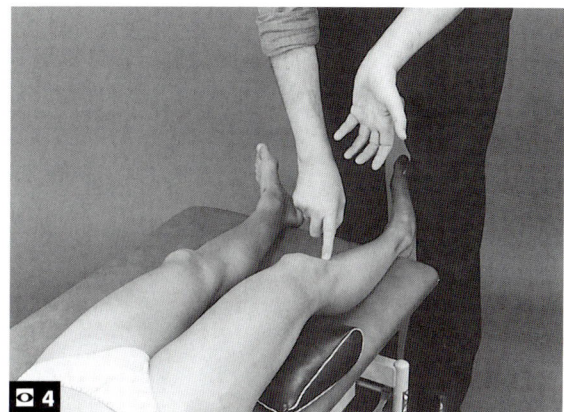

Einstellen der Parameter: Handposition – Phase 2

Der Therapeut ersetzt den Zeigefinger durch die andere (linke) Hand und legt die Basis des Kleinfingerballens auf die Tuberositas tibiae.

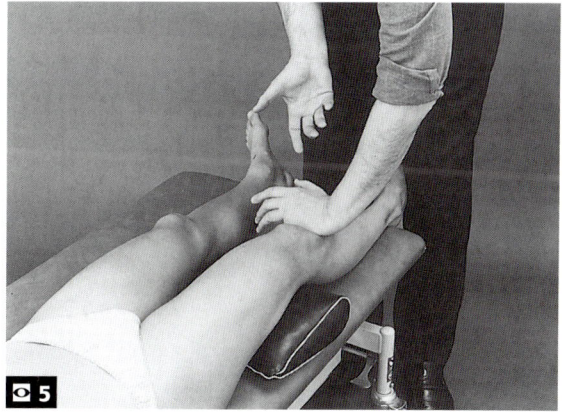

Korrektur

Die zweite (rechte) Hand des Therapeuten wird über die Kontakthand auf die Tuberositas tibiae gelegt (Os pisiforme oder Kleinfingerballen). Der Therapeut beugt sich so weit vor, dass sich der Processus xiphoideus direkt über der Tuberositas tibiae des Patienten befindet. Der Therapeut führt einen kurzen und präzisen Impuls von vorne nach hinten aus, indem er beide Unterarme gleichzeitig in Extension (1) und (2) bewegt. Der Impuls erfolgt in Richtung der Vorspannung und gegen den Widerstand und drückt das proximale Ende der Tibia nach posterior (3).

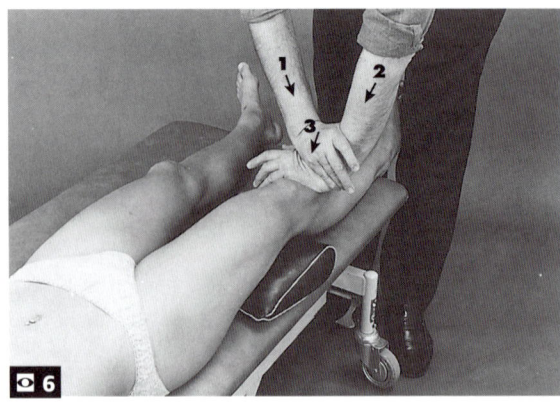

Die optimale Korrektur

Mobilisation ohne Thrust

Die Bewegung wird so oft wiederholt, bis eine Entspannung der Gewebe eintritt.

Mobilisation mit Thrust

Der Therapeut muss sehr stabil stehen. Wichtig ist, dass Schultern und Ellenbogen symmetrisch sind, die Ellenbogen sollten gleich weit gebeugt und stabil sein, damit der Impuls genau in der Bewegungsachse erfolgen kann.

Korrekturtechnik 2

Position des Patienten und des Therapeuten – Einstellen der Parameter – Phase 1

Der Patient befindet sich in Rückenlage, sein Bein wird oberhalb des Knies durch ein keilförmiges Kissen unterlagert. Der Therapeut legt den Kleinfingerballen seiner linken Hand auf die Tuberositas tibiae und bewegt das Bein des Patienten in eine leichte Innenrotationsstellung.

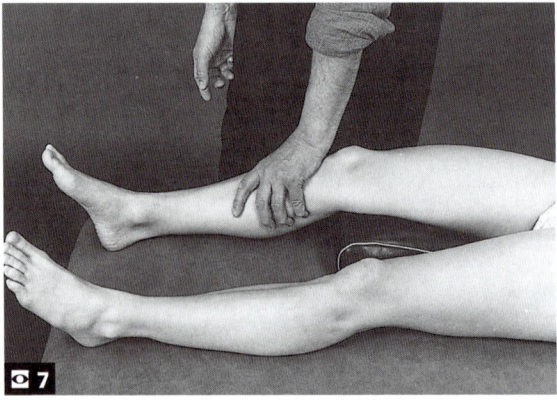

Einstellen der Parameter – Phase 2

Die rechte Hand liegt auf der antero-lateralen Seite des distalen Tibiaendes.

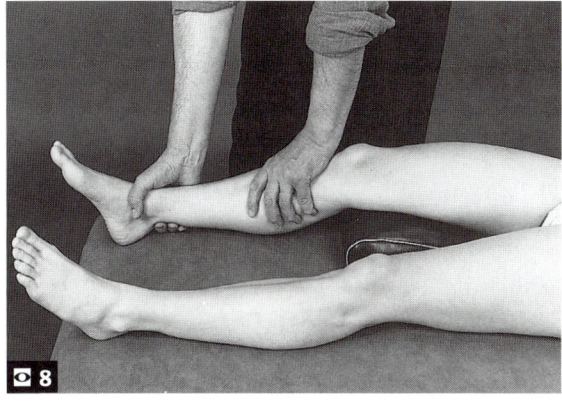

Korrektur – Phase 3

Die linke Hand drückt die Tuberositas tibiae (1) von anterior nach posterior; die rechte Hand führt eine leichte Traktion entlang der Achse der Tibia aus (2) und anteriorisiert ihr distales Ende durch eine Radialabduktion des Handgelenks.

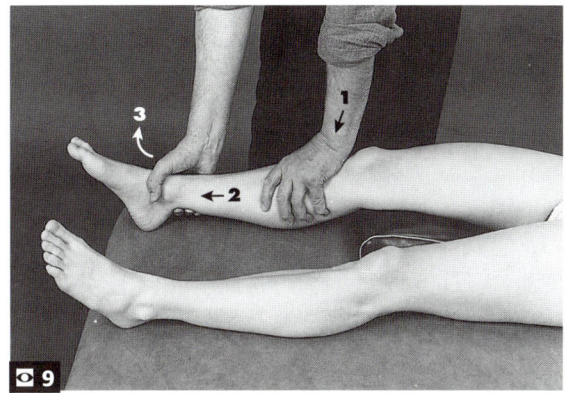

Die optimale Korrektur

Mobilisation ohne Thrust

Bei dieser Technik ist es besonders wichtig, dass die beiden Hände ihre Bewegungen gleichzeitig ausführen. Die linke Hand bewegt die Tibia von anterior nach posterior, während die rechte Hand eine Traktion entlang der Achse der Tibia ausführt und am Ende der Extension automatisch die Außenrotation begünstigt.

Mobilisation mit Thrust

Da der Therapeut bei dieser Technik eine kombinierte Bewegung ausführen muss, beugt er sich nicht direkt über das zu behandelnde Gelenk, sondern erzeugt einerseits auf der Tuberositas tibiae einen kurzen und präzisen Impuls von vorne nach hinten und führt andererseits eine Traktion in der Achse der Tibia und eine Außenrotation an der Tibia aus.

Tibia posterior

Anteriore Mobilitätseinschränkung der Tibia gegenüber dem Femur

Diagnose

Mobilitätstest

Der Patient befindet sich in Rückenlage. Das zu testende Knie ist 90° angewinkelt. Der Therapeut sitzt auf dem Vorderfuß des Patienten.

Position der Hände

Der Therapeut legt seine Finger am oberen Ende des Unterschenkels auf die Rückseite der Tibia, seine Daumen zu beiden Seiten der Tuberositas tibiae.

Test

Die Tibia wird mit den Fingern nach anterior (1) gezogen bzw. mit Daumen- und Kleinfingerballen nach posterior gedrückt (2).

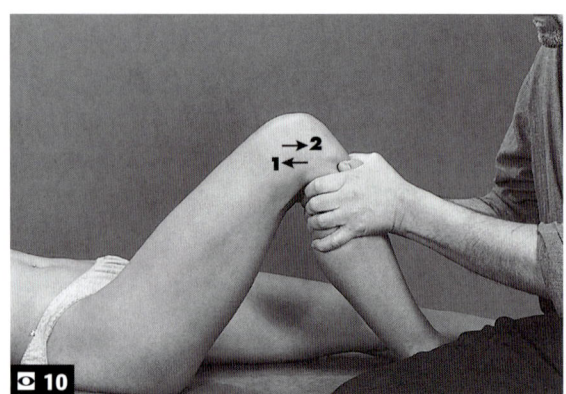

Wichtig

- Der Test beurteilt Quantität und Qualität der Bewegung, er wird im Seitenvergleich ausgeführt.

- Der Mobilitätstest sollte nach der Korrektur nochmals wiederholt werden.

Anmerkung: Die Mobilitätsdiagnose besteht aus dem Test sowie aus den individuellen anamnestischen und klinischen Daten des Patienten.

Ursachen

Direkte Ursachen

Drei Beispiele:
- Sturz auf das gebeugte Knie und Aufprall auf der Tuberositas tibiae.
- Hyperextension des Knies.
- Läsion des Lig. cruciatum posterior (hinteres Kreuzband).

Sport, Freizeit, berufliche Aktivitäten

Alle Sportarten, bei denen ein plötzliches Stehenbleiben mit gebeugtem Knie (45°) notwendig ist, z.B. Schifahren auf Buckelpisten.

Verschiedenes

Autounfälle, bei denen das gebeugte Knie (anteriore Tibia) am Armaturenbrett aufprallt.

Indirekte Ursachen

- Amyotrophie und Muskelschwäche des M. quadriceps nach Muskelverletzungen (Überdehnung, Muskelfaserriss).
- Amyotrophie und Muskelschwäche des M. quadriceps aufgrund einer Verletzung des N. femoralis.

Klinische Untersuchung

Inspektion und Palpation

- Der Vorderrand des Tibiaplateaus scheint etwas weniger vorzustehen (Seitenvergleich).
- Die Tuberositas tibiae erscheint weniger erhaben: die Morphologie des Patienten ist dabei miteinzubeziehen und ein Seitenvergleich anzustellen.
- Schmerzen am Ende der Flexionsbewegung des Knies.

- Die vollständige Flexion und die Innenrotation sind schwierig oder unmöglich.
- Es müssen unbedingt eventuell vorhandene Bandläsionen untersucht werden:
  - Wenn sich die Tibia in der Achse befindet, sind eher die Kreuzbänder verletzt.
  - Wenn sich die Tibia in einer Innenrotationsstellung befindet, ist eine Läsion des Lig. collaterale fibulare wahrscheinlicher.
  - Wenn sich die Tibia in einer Außenrotationsstellung befindet, ist eine Läsion des Lig. collaterale tibiale wahrscheinlicher.

Vor der Korrektur

Tibia posterior nach einem muskulären Problem

Die Tibia muss sofort korrigiert werden, wenn sie Schmerzen auslöst; gegebenenfalls muss die Korrektur mehrmals wiederholt werden (s. nachstehende Anmerkung).

Tibia posterior nach einer zentralen Läsion

Auch in diesem Fall sollte, wenn Schmerzen vorhanden sind, die Korrektur sofort erfolgen und gegebenenfalls mehrmals wiederholt werden (s. nachstehende Anmerkung).

Anmerkung 1: *In den beiden genannten Fällen muss die Korrektur der Mobilitätseinschränkung oft mehrere Male wiederholt werden, weil die Korrektur „nicht hält" – es besteht ein Ungleichgewicht zwischen Agonisten (schwach) und Antagonisten (mehr oder weniger verspannt oder verkürzt). Wie schnell die Dysfunktion behoben werden kann, hängt davon ab, wie alt die Läsion ist, die die Bewegungseinschränkung aufrechterhält.*

Anmerkung 2: *Natürlich muss primär die eigentliche Ursache der Mobilitätseinschränkung behandelt werden.*

Korrekturtechnik 1

Position des Patienten und des Therapeuten

Der Patient befindet sich in Rückenlage. Der Therapeut sitzt seitlich am unteren Ende der Behandlungsliege und „schiebt" seinen rechten Unterarm in die Kniekehle.

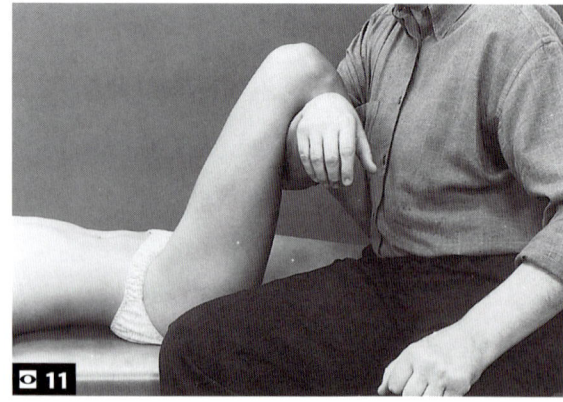

Einstellen der Parameter

Der Therapeut legt seine linke Hand hinter den Rücken und umgreift den medialen Fußrand des Patienten. Mit diesem Griff (1) kann die Rotation der Tibia kontrolliert werden.

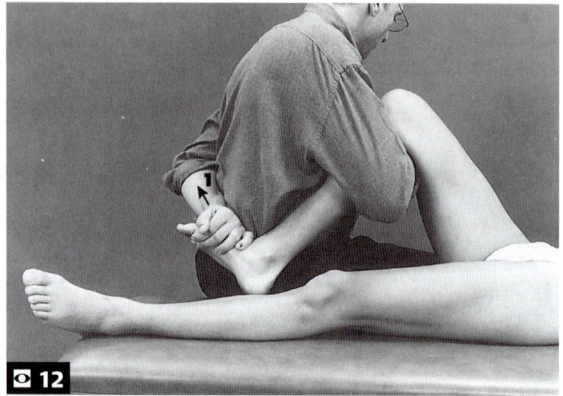

Korrektur

Der Therapeut beugt seinen Körper nach vorne bzw. hinten (2), erzeugt eine Vorspannung und sucht die motorische Barriere. Die Tibiarotation (s. 1, Abb. 12) wird mit der linken Hand (hinter dem Rücken des Therapeuten) eingestellt. Nun wird ein kurzer und präziser Impuls in Richtung Vorspannung und gegen den Widerstand ausgeführt.

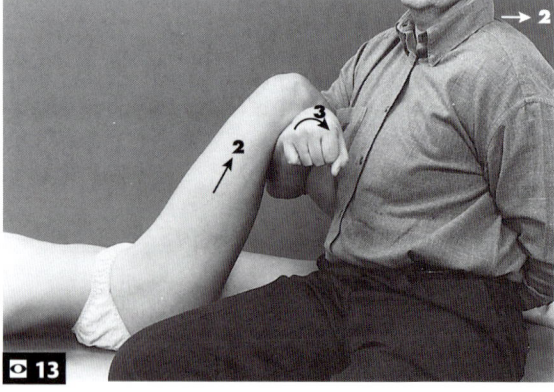

Die optimale Korrektur

Mobilisation ohne Thrust

Die Technik wird mehrfach wiederholt, wobei der Therapeut mit seinem Körper spielt und gleichzeitig mit der Hand hinter seinem Rücken das Ausmaß der Innenrotation reguliert.

Anmerkung: *Es handelt sich um eine Technik mit langen Hebeln, die somit unabhängig von der Morphologie ausgeführt werden kann.*

Mobilisation mit Thrust

Siehe Abbildung 13.
Die Flexion des Ellenbogens wird mit der Pronation des Unterarms (3) kombiniert. Entscheidend ist die Qualität der Vorspannung. Die Traktion (2) sollte nicht zu stark sein, um die Traktion in der Hüfte oder auch der Lendenregion zu vermeiden. Die Traktion sollte genau auf das Knie konzentriert werden.

Korrekturtechnik 2

Position des Patienten und des Therapeuten

Der Patient befindet sich in Bauchlage, sein Knie ist 90° gebeugt und sein Fuß liegt auf der linken Schulter des Therapeuten, der seitlich am Fußende der Behandlungsliege sitzt.

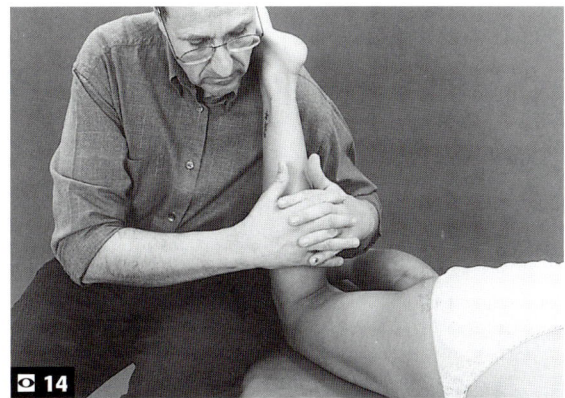

Einstellen der Parameter: Position der Hände

Der Therapeut verschränkt seine Finger möglichst knienah auf die Rückseite des Unterschenkels.

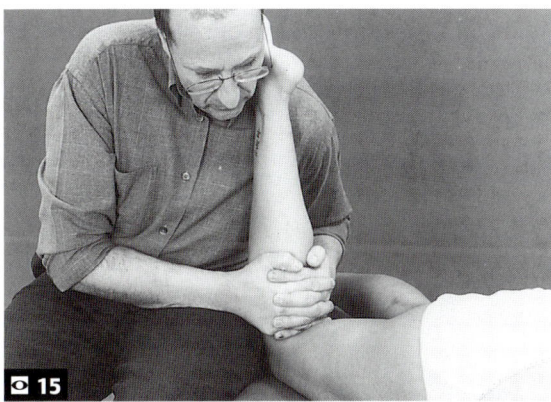

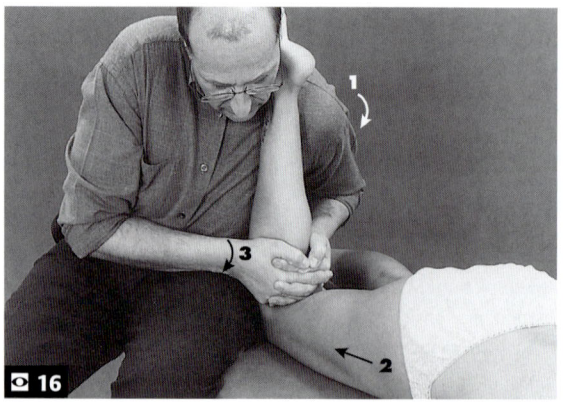

Korrektur

Für die Korrektur verlagert der Therapeut sein Körpergewicht nach vorne, beugt seine Schultern etwas nach vorne und drückt somit das proximale Ende der Tibia nach anterior.

Die optimale Korrektur

Mobilisation ohne Thrust

Die Korrektur kann durch mehrmaliges Wiederholen der Technik ausgeführt werden. Dazu spielt der Therapeut mit seinem Körpergewicht und reguliert gleichzeitig mit den beiden Händen in der Kniekehle die zur Anteriorisierung der Tibia erforderliche Kraft.

Mobilisation mit Thrust

Siehe Abbildung 16.
Der Impuls wird mit den Händen des Therapeuten ausgeführt (3). Gleichzeitig wird die Schulter etwas nach vorne bewegt (1) und ein Gegendruck erzeugt. Die Synchronisation der Bewegungen begünstigt die Einstellung der Parameter. Eine Traktion (2) in der Achse des Femurschafts und eine kurze und präzise Supination der beiden Handgelenke (3) sind für die korrekte Ausführung dieser Technik von entscheidender Bedeutung.

Außenrotationsstellung der Tibia

Innenrotationseinschränkung der Tibia gegenüber dem Femur

Diagnose

Mobilitätstest

Der Patient befindet sich in Rückenlage. Der Therapeut steht aufrecht auf der kontralateralen Seite.

Position der Hände

Rechte Hand: Sie umgreift das rechte Knie des Patienten und legt die Finger in den Gelenkspalt, um eine eventuell vorhandene Mobilitätseinschränkung besser spüren zu können.

Linke Hand: Sie umgreift das Bein am distalen Ende oberhalb der Malleolen.

Test

Der Therapeut bringt das Bein in Hüft- und Knieflexion (jeweils ca. 90°). Der Unterschenkel wird mit der linken Hand, die in Pronationsstellung das distale Ende des Beins umgreift, in Innenrotation (1) gebracht. Durch diese Bewegung wird der Condylus lateralis nach vorne und der Condylus medialis nach hinten bewegt.

> **Wichtig**
>
> - Der Test beurteilt Quantität und Qualität der Bewegung, er wird im Seitenvergleich ausgeführt.
>
> - Der Mobilitätstest sollte nach der Korrektur nochmals wiederholt werden.

Anmerkung 1: *Die Mobilitätsdiagnose besteht aus dem Test sowie aus den individuellen anamnestischen und klinischen Daten des Patienten.*

Anmerkung 2: *Die Innenrotation des Knies kann auch über den Fuß des Patienten erzeugt werden. Dazu ergreift der Therapeut mit seiner linken Hand den Kalkaneus und legt die anteriore Seite seines Unterarms auf die Fußsohle – wichtig ist, dass das obere Sprunggelenk über eine Dorsalflexion des Fußes „blockiert" wird.*

Ursachen

Direkte Ursachen

Sport und Freizeit

Sportarten, bei denen plötzliche Veränderungen des Körpers erforderlich sind, sowie alle Bewegungen, bei denen das Knie plötzlich gebeugt wird.

Beispiele:
- Schifahren: Der Fuß ist am Boden fixiert und der Schifahrer führt eine Drehbewegung mit dem Oberkörper aus, dadurch wird der Femur in Adduktion und Innenrotation und die Tibia in Außenrotation gebracht.
- Kampfsportarten wie Judo und Karate. Turnen. Ballspiele auf hartem Untergrund (Basketball, Handball etc.) und Fußball.

Anmerkung: *Dysfunktionen in Innen- oder Außenrotation sind davon abhängig, welche Stellung das Bein am Boden hat, während es zur plötzlichen Veränderung der Belastung des Beins gegenüber dem Boden kommt.*

Berufliche Aktivitäten, Verschiedenes

Während einer plötzlichen Flexion des Knies kann die Tibia ihre automatische Innenrotation nicht ausführen. Sie bleibt deshalb in Außenrotation blockiert.

Beispiel: Sprünge, wie sie in den verschiedensten Sportarten ausgeführt werden.

Indirekte Ursachen

Beispiel: Die Pronation des Os cuboideum kann den M. peronaeus longus in Spannung versetzen. Dies führt zu einer Posteriorisierung des proximalen Fibulaendes gegenüber dem proximalen Tibiaende. Die Tibia reagiert auf diese Dysfunktion mit einer Außenrotation.

Beispiel: Ein Ilium anterior kann die Spannung in der ischiokruralen Gruppe erhöhen, dies kann zu einem reaktionellen Muskelspasmus im Bereich des M. biceps femoris führen. Da dieser Muskel an der Rückseite des Fibulaköpfchens ansetzt, kann es zu einer Posteriorisierung des Fibulaköpfchens gegenüber dem proximalen Ende der Tibia kommen. Die Tibia reagiert auf diese Dysfunktion mit einer Außenrotation.

Anmerkung: *Das Knie passt sich an die verschiedenen proximalen und distalen Dysfunktionen je nach seiner Morphologie und den bestehenden Dysfunktionen an. Es müssen daher Mobilitätstests in den Gelenken ober- und unterhalb des Knies gemacht werden. Nur so kann analysiert werden, wie die Mobilitätseinschränkung ursprünglich entstanden ist.*

Klinische Untersuchung

Es handelt sich um typische Verstauchungszeichen (von der einfachen Verstauchung bis zum Bänderriss). Folgende Symptome können auftreten:
- Ödem, Schmerzen im Verlauf bzw. an den Ansätzen des Lig. collaterale fibulare (Schmerz kann durch Dehnung oder Palpation ausgelöst werden)
- Mobilitätseinschränkung am Ende der Knieflexion.
- Verkürzung und Muskelspasmus in den angespannten Muskeln (s. Indirekte Ursachen).
- Auch das anteriore Kreuzband kann verletzt sein.

Vor der Korrektur

Die Innenrotationseinschränkung ist häufig mit einer „Adduktionsdysfunktion" verbunden: es sollten beide Dysfunktionen korrigiert werden. Zudem besteht häufig auch eine Dysfunktion des proximalen Tibiofibulargelenks.

Korrekturtechnik

Position des Patienten und des Therapeuten – Einstellen der Parameter: Handposition des Therapeuten – Phase 1

Der Patient befindet sich in Rückenlage. Der Therapeut ergreift das rechte Bein des Patienten mit seiner rechten Hand und beugt es in Hüfte und Knie. Seine linke Hand wird in die Kniekehle gelegt.

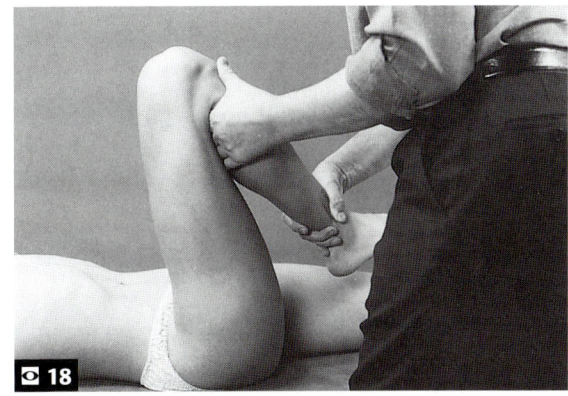

Einstellen der Parameter: Handposition des Therapeuten – Phase 2

Das Caput metacarpale II der linken Hand des Therapeuten hat Kontakt mit der Rückseite des Fibulaköpfchens. Die rechte Hand des Therapeuten liegt auf der anterolateralen Seite im unteren Drittel des Unterschenkels.

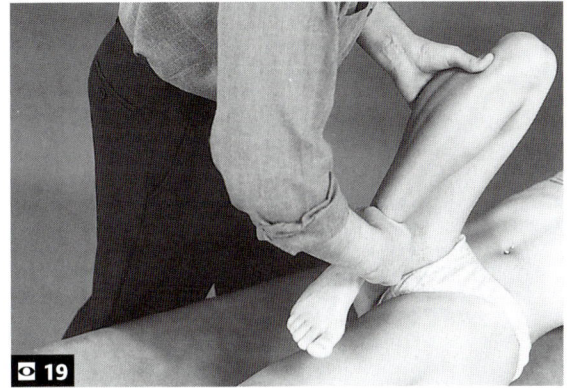

Einstellen der Parameter – Phase 3

Man beachte die Position des Sternum des Therapeuten, das Kontakt mit dem Unterschenkel des Patienten hat, sowie die Position der linken Hand in der Fossa poplitea. Sie dient als Keil, mit dessen Hilfe das Fibulaköpfchen in der letzten Phase der Korrektur anteriorisiert wird (sofern diese Korrektur notwendig ist, d. h. das Fibulaköpfchen posterior steht).

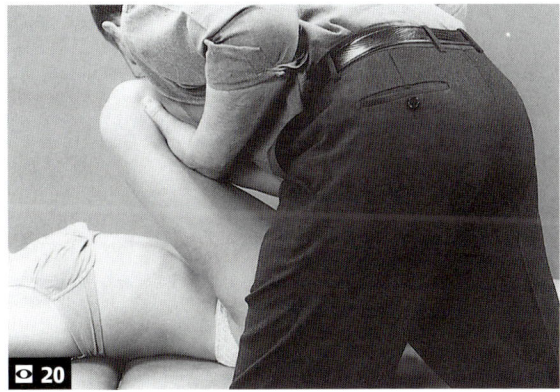

Korrektur

Der Therapeut führt mit seiner rechten Hand einen kurzen und präzisen Impuls in Richtung Flexion (1) und Innenrotation (2) an der Tibia aus. Der Kontakt zwischen der Tibia des Patienten und dem Sternum des Therapeuten verbessert die Stabilität in der Endphase der Technik.

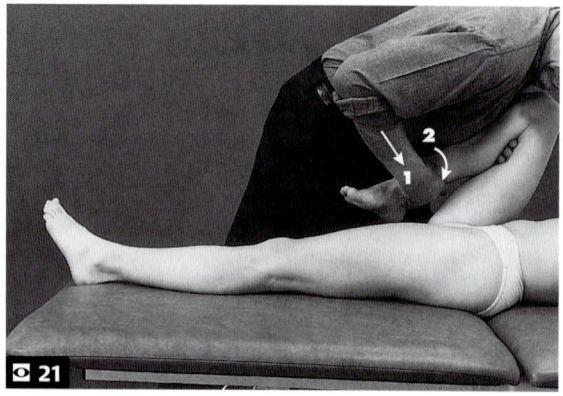

Die optimale Korrektur

Mobilisation ohne Impuls (Thrust)

Der Therapeut führt die Bewegung fünf- bis sechsmal aus und verstärkt dabei jeweils die Parameter, die zur Vorspannung beitragen.

Cave!

■ Wenn gleichzeitig eine Dysfunktion im Fibulaköpfchen vorliegt, muss der Therapeut besonders darauf achten, dass er beim Einstellen der Parameter den Kontakt mit dem Fibulaköpfchen nicht verliert (indem er zu viel Innenrotation erzeugt).

■ Die Außenrotation der Tibia ist häufig mit einer „Abduktion" der Tibia verbunden, die gleichfalls zu behandeln ist.

■ Die funktionelle Integrität des Hüftgelenks ist bei der Ausführung dieser Technik von entscheidender Bedeutung.

Innenrotationsstellung der Tibia

Mobilitätseinschränkung in Außenrotation der Tibia gegenüber dem Femur

Diagnose

Mobilitätstest

Der Patient befindet sich in Rückenlage. Der Therapeut steht aufrecht auf der kontralateralen Seite.

Position der Hände

Rechte Hand: Sie umgreift das rechte Knie des Patienten und legt die Finger in den Gelenkspalt, um eine eventuell vorhandene Mobilitätseinschränkung besser spüren zu können.

Linke Hand: Sie umgreift das Bein am distalen Ende oberhalb der Malleolen.

Test

Der Therapeut bringt das Bein in Hüft- und Knieflexion (jeweils ca. 90°). Der Unterschenkel wird mit der linken Hand, die in Pronationsstellung das distale Ende des Beins umgreift, in Innenrotation (1) gebracht. Während dieser Bewegung wird der Condylus lateralis nach vorne und der Condylus medialis nach hinten bewegt.

> **Wichtig**
>
> ▪ Der Test beurteilt Quantität und Qualität der Bewegung, er wird im Seitenvergleich ausgeführt.
>
> ▪ Der Mobilitätstest sollte nach der Korrektur nochmals wiederholt werden.

Anmerkung 1: *Die Mobilitätsdiagnose besteht aus dem Test sowie aus den individuellen anamnestischen und klinischen Daten des Patienten.*

Anmerkung 2: *Die Außenrotation des Knies kann auch über den Fuß des Patienten ausgeführt werden. Wichtig ist, dass das obere Sprunggelenk über die Dorsalflexion des Fußes „blockiert" wird.*

Ursachen

Direkte Ursachen

Sport und Freizeit

Sportarten, bei denen die Belastung plötzlich verändert wird.

Beispiele: Schifahren, Kampfsportarten (Judo, Karate etc.), Turnen, Ballspiele auf hartem Untergrund (Basketball, Handball etc.), Fußball.

Anmerkung: *Dysfunktionen in Innen- oder Außenrotation sind davon abhängig, welche Stellung das Bein am Boden hat, wenn es zur plötzlichen Veränderung der Belastung des Beins gegenüber dem Boden kommt.*

Berufliche Aktivitäten, Verschiedenes

Bei einer plötzlichen Hyperextension des Knies kann die Tibia ihre automatische Außenrotation nicht ausführen. Sie bleibt deshalb in Innenrotation blockiert.

Beispiel: Wenn man plötzlich aus einem Sessel aufsteht oder sich plötzlich aus der Hocke erhebt.

Indirekte Ursachen

Ein anteriores Ilium kann zu Spannungen in der ischiokruralen Gruppe und in weiterer Folge zu einem Spasmus des M. semitendinosus führen. Da dieser Muskel am Pes anserinus nahe der Tuberositas tibiae ansetzt, kann dies zu einer Innenrotationsstellung der Tibia führen.

Anmerkung: *Das Knie passt sich an die verschiedenen proximalen und distalen Dysfunktionen je nach seiner Morphologie und den bestehenden Dysfunktionen an. Es müssen daher Mobilitätstests an den Gelenken ober- und unterhalb des Knies gemacht werden. Nur so kann analysiert werden, wie die Mobilitätseinschränkung ursprünglich entstanden ist.*

Klinische Untersuchung

Es handelt sich um typische Verstauchungszeichen (von der einfachen Verstauchung bis zum Bänderriss). Folgende Symptome können auftreten:

- Ödem, Schmerzen entlang oder an den Ansätzen des Lig. collaterale fibulare (Schmerz wird durch Dehnung oder Palpation ausgelöst).
- Mobilitätseinschränkung am Ende der Knieextension.
- Verkürzung und Muskelspasmus in der ischiokruralen Gruppe (s. Indirekte Ursachen).
- Die maximale Extension und die Außenrotation sind schwierig oder unmöglich.

Vor der Korrektur

Eine Innenrotationsdysfunktion ist häufig mit einer Abduktionseinschränkung verbunden: es müssen beide Restriktionen behandelt werden.

Korrekturtechnik

Position des Patienten und des Therapeuten – Einstellen der Parameter: Handposition des Therapeuten – Phase 1

Der Patient befindet sich in Rückenlage. Der Therapeut steht auf der kontralateralen Seite und bringt das Knie in eine 90°-Flexion.

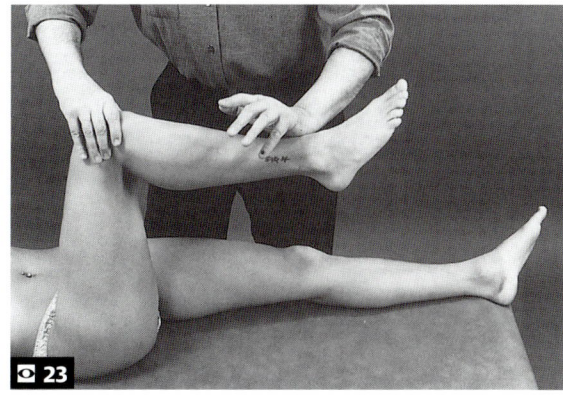

Einstellen der Parameter

Die rechte Hand des Therapeuten umgreift das rechte Knie des Patienten, der Daumenballen liegt auf dem medialen Femurkondylus. Die linke Hand liegt auf der Innenseite der Tibia oberhalb des Malleolus medialis.

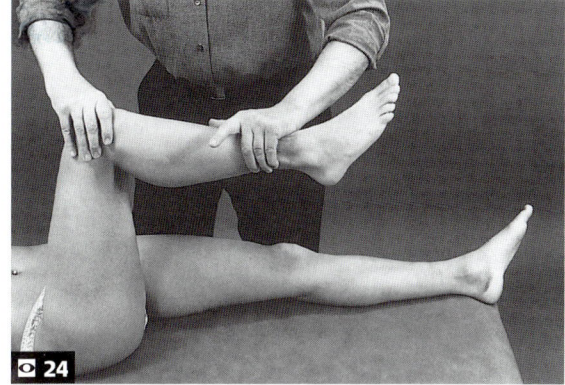

Korrektur

Das Knie wird langsam in Extension und Außenrotation gebracht. Die letzten Grad Außenrotation (1) und Extension werden durch einen kurzen und präzisen Impuls, der durch eine Extension des linken Handgelenks des Therapeuten (Ausgangsstellung Pronation) erzeugt wird, erreicht.

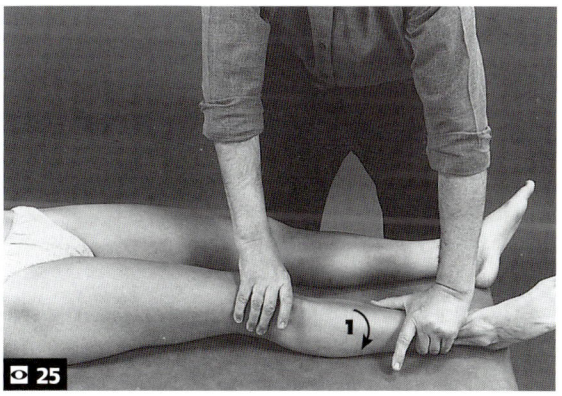

Die optimale Korrektur

Mobilisation ohne Thrust

Das Knie wird leicht entriegelt und der Therapeut führt fünf bis sechs Korrekturbewegungen in Richtung Außenrotation aus.

Mobilisation mit Thrust

Wichtig ist, den Widerstand während der Extensionsbewegung zu spüren (dieser kann bei 80° oder auch bei 45° auftreten). Der Therapeut spürt den Widerstand und hält die Vorspannung bis zum Ende der Manipulation aufrecht.

Tibia in Adduktion (Genu varum)

Laterales Gleiten des proximalen Tibiaendes oder laterales Gleiten des distalen Femurendes: Mobilitätseinschränkung in Abduktion der Tibia gegenüber dem Femur

Diagnose

Mobilitätstest

Der Patient befindet sich in Rückenlage. Der Therapeut ergreift das zu testende Bein und klemmt es zwischen seine Oberschenkel.

Position der Hände

Er legt seine rechte Hand an die Innenseite des Knies, sodass der Daumenballen auf dem Condylus medialis des Femurs und der Kleinfingerballen auf dem Condylus medialis der Tibia liegt. Die linke Hand wird in gleicher Weise auf die laterale Knieseite gelegt.

□ 26

Test

Der Therapeut drückt das Knie von außen nach innen (1), gleichzeitig schiebt er seinen rechten Oberschenkel etwas zurück und seinen linken Oberschenkel etwas nach vorne. Anschließend drückt er das Knie von innen nach außen (2) und schiebt den linken Oberschenkel zurück und den rechten Oberschenkel nach vorne. Der Druck gegen das Kniegelenk wird mit den Händen und mit der Innenseite des Oberschenkels erzeugt. Im vorliegenden Fall drückt der Therapeut das Knie von außen nach innen und stellt dabei eine Mobilitätseinschränkung fest.

Aufgrund dieses Tests kann der Therapeut feststellen, ob die Mobilitätseinschränkung von der Tibia oder vom Femur ausgeht. Er führt den Druck mit beiden Händen und der Medialseite der Oberschenkel von innen nach außen oder von außen nach innen aus. Im vorliegenden Fall stellt er eine Mobilitätseinschränkung fest, während er von außen nach innen drückt.

Anmerkung: *Das Knie muss leicht entriegelt werden (5°–10°-Flexion).*

Palpatorischer Test

- Wenn eine Adduktionsdysfunktion der Tibia (Genu varum) vorliegt, also die Mobilität in Richtung Abduktion (Genu valgum) eingeschränkt und das proximale Ende der Tibia nach lateral verschoben ist, wird der Kontakt im Bereich des Kleinfingerballens der linken Hand verstärkt.
- Wenn eine Adduktionsdysfunktion der Tibia (Genu varum) vorliegt, also die Mobilität in Richtung Abduktion (Genu valgum) eingeschränkt und das distale Ende des Femurs nach lateral verschoben ist, wird der Kontakt im Bereich des Daumenballens der linken Hand verstärkt.

Wichtig

- Der Test beurteilt Quantität und Qualität der Bewegung, er wird im Seitenvergleich ausgeführt.
- Der Mobilitätstest sollte nach der Korrektur nochmals wiederholt werden.

Anmerkung: *Die Mobilitätsdiagnose besteht aus dem Test sowie aus den individuellen anamnestischen und klinischen Daten des Patienten.*

Ursachen

Direkte Ursachen

Direkter Stoß

Man unterscheidet zwei Möglichkeiten: entweder erfolgt der Stoß oder Schlag gegen das belastete oder das unbelastete Bein.

- Unbelastetes Bein: Ein Stoß oder Schlag auf das distale und laterale Ende des Unterschenkels verschiebt die Tibia gegenüber dem Femur in Adduktion.
- Belastetes Bein: Ein Stoß oder Schlag auf das proximale und mediale Ende des Unterschenkels verschiebt die Tibia gegenüber dem Femur in Adduktion.

Indirekte Ursachen

- Haltungsprobleme wie etwa Hohlfüße können die Läsion begünstigen.
- Ein muskuläres Ungleichgewicht mit Prädominanz der lateralen Muskelgruppe – M. tensor fasciae latae, M. biceps femoris – gegenüber der medialen Muskelgruppe – M. sartorius, M. semitendinosus, M. gracilis – kann ebenfalls zu dieser Dysfunktion führen.

Anmerkung: Ein muskuläres Ungleichgewicht kann auch auf neurologische Schäden oder auf eine Asthenie (Verlust der Muskelkraft) zurückzuführen sein.

Klinische Untersuchung

Bei dieser Dysfunktion sind die Bänder des Kniegelenks beeinträchtigt.

Akutphase

Heftiger Schmerz im lateralen Gelenkabschnitt, Erguss und Funktionseinschränkung und je nach betroffenem Ligament mediale oder laterale Instabilität.

Chronische Phase

- Der Verletzungshergang muss genauestens rekonstruiert werden. Nur so können die geschädigten Strukturen identifiziert und die Kompensationsmechanismen analysiert werden.
- Der Therapeut muss den Schweregrad einer Verstauchung beurteilen können, dies gilt insbesondere für die Abduktion und Adduktion, aber auch hinsichtlich des Verletzungsgrads der lateralen und medialen Bänder.

Vor der Korrektur

Bei einer neuen Mobilitätseinschränkung

Der laterale Gelenkspalt ist geöffnet, das Lig. collaterale fibulare ist gespannt, der mediale Gelenkspalt ist geschlossen und das Lig. collaterale tibiale entspannt.

Bei einer länger bestehenden Mobilitätseinschränkung

- Es ist wichtig, den Verletzungshergang genau zu rekonstruieren. Vor allem sollte genau analysiert werden, welche Strukturen – Muskeln, Ligamente, Knochen – die Schmerzen auslösen. Nur so kann die Ursache des Problems identifiziert werden. Das Lig. collaterale tibiale kann aufgrund einer Retraktion angespannt sein, dies kann zur Innenrotation der Tibia und in der Folge zur Anteriorisierung des Fibulaköpfchens gegenüber dem proximalen Ende der Tibia führen.
- Häufig tritt die Abduktion der Tibia in Verbindung mit einer Außenrotation auf: in diesem Fall müssen beide Mobilitätseinschränkungen korrigiert werden.

Korrekturtechnik 1

Position des Patienten und des Therapeuten – Einstellen der Parameter

Der Patient befindet sich in Rückenlage, sein Knie wird mit einem Kissen unterlagert (und somit entriegelt). Der Therapeut sitzt auf der ipsilateralen Seite neben der Behandlungsliege. Er legt seine linke Hand auf die Außenseite des Knies, der Gelenkspalt befindet sich zwischen Daumen- und Kleinfingerballen (1). Die rechte Hand umgreift das untere Ende der Tibia, die Finger liegen auf der Innenseite des Unterschenkels (2).

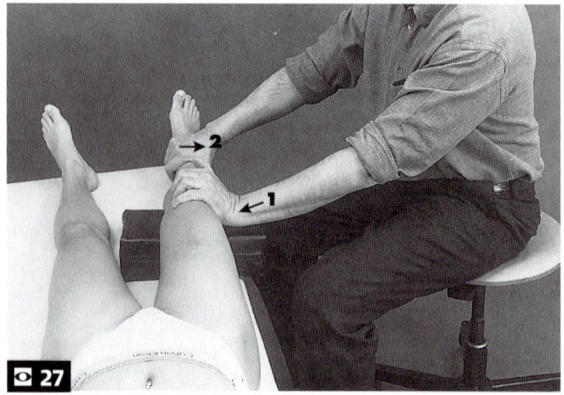

Korrektur

Die Korrektur erfolgt über einen kurzen und präzisen Impuls in Richtung Vorspannung und gegen den Widerstand. Die Manipulation ist eine Kombination aus der kurzen und präzisen Extension des linken Ellenbogens des Therapeuten, der das Knie des Patienten von außen nach innen drückt (1), und dem mit der rechten Hand erzeugten Gegendruck (2).

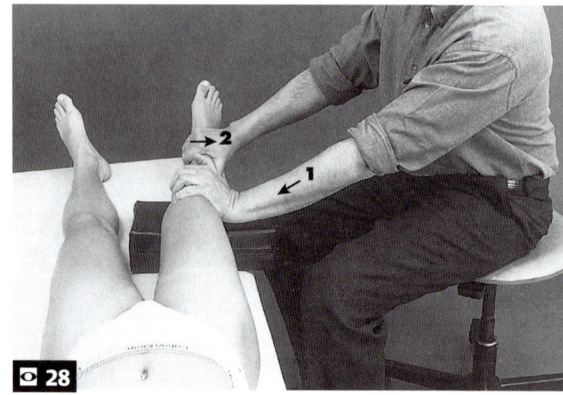

Die optimale Korrektur

Mobilisation ohne Thrust

Der Therapeut führt die Bewegung fünf- oder sechsmal aus und verstärkt dabei jeweils die der Vorspannung dienenden Parameter.

Mobilisation mit Thrust

Der Therapeut sollte darauf achten, dass die Höhe der Behandlungsliege bzw. des Hockers so eingestellt ist, dass er für die Manipulation eine bequeme Position einnehmen kann. Um die Tibia in Außenrotation zu bewegen, muss das Handgelenk mit einer kurzen und präzisen Bewegung gestreckt werden.

Korrekturtechnik 2

Position des Patienten und des Therapeuten – Einstellen der Parameter: Position der Hände

Der Patient befindet sich in Rückenlage. Der Therapeut legt das zu behandelnde Bein zwischen seine Oberschenkel, er steht in Schrittstellung, linkes Bein vorne. Der linke Oberschenkel des Therapeuten hat guten Kontakt mit der Außenseite der proximalen Tibia. Der rechte Oberschenkel des Therapeuten hat Kontakt mit der Innenseite des distalen Endes der Tibia.
Die linke Hand des Therapeuten stützt das Knie auf der Lateralseite, der Gelenkspalt befindet sich zwischen Daumen- und Kleinfingerballen (s. Mobilitätstest, Abb. 26). Die linke Hand des Therapeuten stützt das Knie auf der Medialseite.

Korrektur

Die linke Schulter des Therapeuten wird etwas nach vorne (1), die rechte Schulter etwas nach hinten (2) geschoben. Der Impuls erfolgt hauptsächlich über das durch die Oberschenkel des Therapeuten erzeugte Kräftepaar: der linke Oberschenkel (jener, der weiter vorne steht) (3) drückt von außen nach innen, der rechte Oberschenkel (jener, der weiter hinten steht) (4) drückt von innen nach außen. Die linke Hand des Therapeuten (5) begleitet oder unterstützt die Bewegung, eventuell kann der Druck über Daumenballen oder Kleinfingerballen noch verstärkt werden (hängt vom Mobilitätstest ab, s. Abb. 26).

Anmerkung: *Unabhängig davon, ob der Druck mehr über den Daumen- oder den Kleinfingerballen erzeugt wird, sollte er präzise und klar von außen nach innen gerichtet sein.*

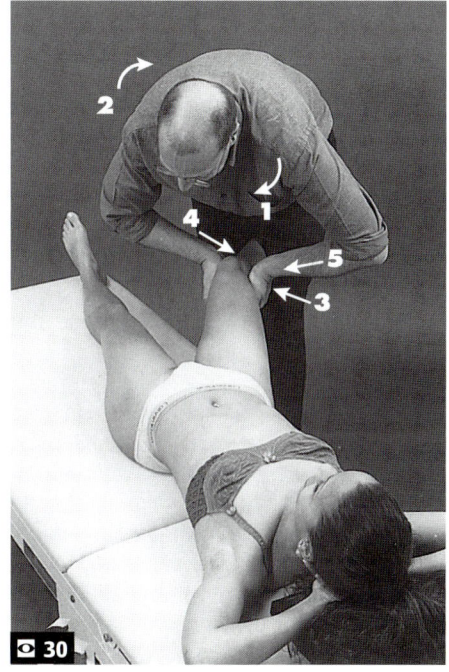

Korrektur – aus einem anderen Blickwinkel

Der Druck von außen nach innen (der das Knie in eine Valgusstellung bewegt) wird mit Hilfe des linken Oberschenkels und der linken Hand ausgeführt. Das Knie wird dabei in einer leichten Flexionsstellung (5°–10°) gehalten. Der von lateral nach medial verlaufende Druck auf das Knie erzeugt in der Hüfte automatisch eine Adduktion und Innenrotation (1) – diese Bewegungen haben nichts mit der Innenrotation der Tibia gegenüber dem Femur zu tun, mit der der Therapeut eventuell seine Korrekturtechnik verbessert.

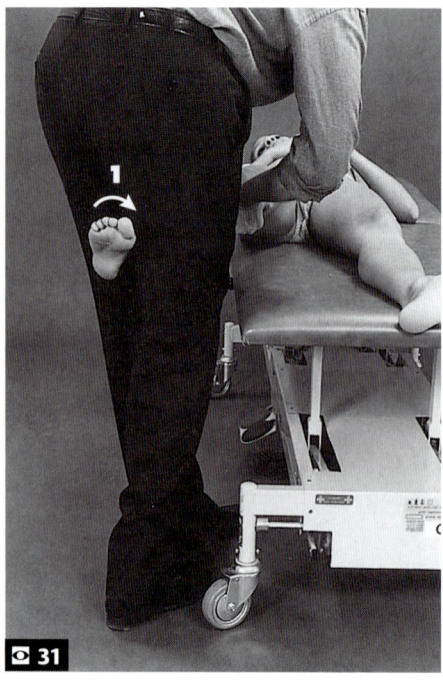

Die optimale Korrektur

Mobilisation ohne Thrust

Der Therapeut verwendet die gleichen Parameter wie für die Mobilisationstechnik mit Impuls und wiederholt die Technik mehrfach. Während der Mobilisation werden die Flexion des Knies und die Traktion am Unterschenkel schrittweise verstärkt. Nachdem die Gewebe sich etwas entspannt haben, fügt man der kombinierten Flexions- und Traktionsbewegung einen dritten Parameter hinzu: dazu übt der Therapeut mit der auf der Außenseite des Knies liegenden Hand Druck von außen nach innen aus.

Mobilisation mit Thrust

Der Therapeut beugt sich so weit nach vorne, dass sich sein Processus xiphoideus direkt über dem Kniegelenk befindet. Die Oberschenkel des Therapeuten erzeugen eine leichte Traktion entlang der Tibiaachse und öffnen damit den Gelenkspalt (dies kann auch dadurch erreicht werden, dass der Therapeut seine Knie leicht streckt und das Becken etwas nach rückwärts neigt). Es muss der exakte Flexionswinkel (5°–10°) gefunden werden.
Hat der Therapeut die Flexion exakt eingestellt, führt er von der Außenseite des Knies einen kurzen und präzisen Impuls von außen nach innen aus.

Anmerkung: *Wenn der Therapeut auch das laterale Gleiten von Femur und Tibia (s. Abb. 26) miteinbezieht, muss der Impuls sehr exakt ausgeführt werden und der Druck über den Daumen- oder Kleinfingerballen zusätzlich verstärkt werden.*

Tibia in Abduktion (Genu valgum)

Mediales Gleiten des proximalen Endes der Tibia oder mediales Gleiten des distalen Endes des Femurs: Mobilitätseinschränkung in Adduktion der Tibia gegenüber dem Femur

Diagnose

Mobilitätstest

Der Patient befindet sich in Rückenlage. Der Therapeut ergreift das zu testende Bein und klemmt es zwischen seine Oberschenkel.

Position der Hände

Er legt seine rechte Hand an die Innenseite des Knies, sodass der Daumenballen auf dem Condylus medialis des Femurs und der Kleinfingerballen auf dem Condylus medialis der Tibia liegt. Die linke Hand wird in gleicher Weise auf die laterale Knieseite gelegt.

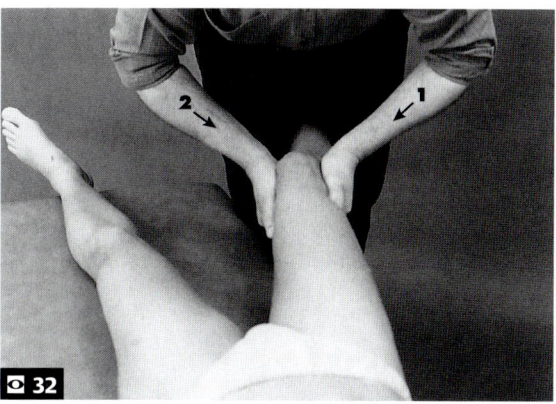

Test

Der Therapeut drückt das Knie von außen nach innen (1) und schiebt gleichzeitig seinen rechten Oberschenkel etwas zurück und seinen linken Oberschenkel etwas nach vorne. Anschließend drückt er das Knie von innen nach außen (2) und schiebt den linken Oberschenkel zurück und den rechten Oberschenkel nach vorne. Der Druck gegen das Kniegelenk wird mit den Händen und mit der Innenseite des Oberschenkels erzeugt. Im vorliegenden Fall drückt der Therapeut das Knie von innen nach außen und stellt dabei eine Mobilitätseinschränkung fest.

Palpatorischer Test

- Wenn eine Abduktionsdysfunktion der Tibia (Genu valgum) vorliegt, also die Mobilität in die Adduktion eingeschränkt ist und das proximale Ende der Tibia nach medial verschoben ist, wird der Kontakt im Bereich des Kleinfingerballens der rechten Hand verstärkt.
- Wenn eine Abduktionsdysfunktion der Tibia (Genu valgum) vorliegt, also die Mobilität in die Adduktion eingeschränkt ist und das distale Ende des Femurs nach medial verschoben ist, wird der Kontakt im Bereich des Daumenballens der rechten Hand verstärkt.

Ausgehend von diesem Parameter wissen wir nun, ob die Tibia oder der Femur eine Mobilitätseinschränkung aufweist.

Anmerkung: *Das Knie muss leicht entriegelt werden (5°–10°-Flexion).*

Wichtig

- Der Test beurteilt Quantität und Qualität der Bewegung, er wird im Seitenvergleich ausgeführt.
- Der Mobilitätstest sollte nach der Korrektur nochmals wiederholt werden.

Anmerkung: *Die Mobilitätsdiagnose besteht aus dem Test sowie aus den individuellen anamnestischen und klinischen Daten des Patienten.*

Ursachen

Direkte Ursachen

Sport, Freizeit, berufliche Aktivitäten

Bei einem direkten Schlag auf das Knie unterscheidet man zwei Möglichkeiten: entweder erfolgt der Stoß oder Schlag gegen das belastete oder das unbelastete Bein.

- Unbelastetes Bein: Ein Stoß oder Schlag auf das distale und mediale Ende des Unterschenkels verschiebt die Tibia gegenüber dem Femur in Abduktion.
- Belastetes Bein: Ein Stoß oder Schlag auf das proximale und laterale Ende des Unterschenkels verschiebt die Tibia gegenüber dem Femur in Abduktion.

Anmerkung: Der Aufprallpunkt entscheidet darüber, ob das proximale Ende der Tibia oder das distale Ende des Femurs nach medial gleitet.

Indirekte Ursachen

- Plattfüße (Pes planum) sind eine mögliche Ursache für diese Dysfunktion.
- Patientinnen mit sehr „weiblichen" Formen: das sehr breite Becken begünstigt ein Genu valgum.
- Ein muskuläres Ungleichgewicht mit Prädominanz der medialen Muskelgruppe gegenüber der lateralen Muskelgruppe (M. tensor fasciae latae) kann ebenfalls Ursprung dieser Dysfunktion sein.

Klinische Untersuchung

Bei dieser Dysfunktion sind die Bänder des Kniegelenks beeinträchtigt (s. Anmerkungen auf S. 145)

Vor der Korrektur

Bei einer neuen Mobilitätseinschränkung

Der mediale Gelenkspalt ist geöffnet, das Lig. collaterale tibiale ist gespannt, der laterale Gelenkspalt ist geschlossen und das Lig. collaterale fibulare entspannt.

Bei einer länger bestehenden Mobilitätseinschränkung

- Es ist wichtig, den Verletzungshergang genau zu rekonstruieren. Vor allem sollte genau analysiert werden, welche Strukturen – Muskeln, Ligamente, Knochen – die Schmerzen auslösen. Nur so kann die Ursache des Problems identifiziert werden.
- Das Lig. collaterale fibulare kann gespannt sein, da es sich verkürzt hat, dies kann zu einer Außenrotation der Tibia und somit zu einer Posteriorisierung des Fibulaköpfchens führen.
- Bei der Abduktionsstellung der Tibia kann es zusätzlich, vor allem bei frischen Bandläsionen, zu einer Innenrotation kommen.
- Bei älteren Bandläsionen, die auf eine Abduktion der Tibia gegenüber dem Femur zurückzuführen sind, kann es auch zu einer Posteriorisierung des Fibulaköpfchens und zu einer Außenrotation der Tibia gegenüber dem Femur kommen.

Korrekturtechnik 1

Position des Patienten und des Therapeuten – Einstellen der Parameter: Position der Hände

Der Patient befindet sich in Rückenlage. Der Therapeut sitzt am unteren Ende der Behandlungsliege auf Höhe der Unterschenkel des Patienten, er legt das zu behandelnde Bein auf seine Oberschenkel.

Rechte Hand: Sie greift von innen unter das Knie.

Linke Hand: Sie liegt am distalen Ende auf der Lateralseite des Unterschenkels.

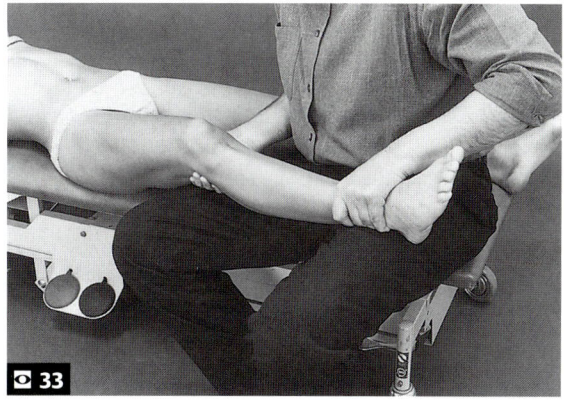

Korrektur

Der Therapeut bringt das Knie mit beiden Händen in eine leichte Flexion. Er übt von medial nach lateral (von innen nach außen) mit seiner rechten Hand leichten Druck auf die Innenseite des Knies aus (1). Er achtet speziell darauf, dass der mediale Gelenkspalt genau zwischen Daumen- und Kleinfingerballen liegt (s. auch Mobilitätstest, Abb. 32). Die Manipulation erfolgt über das Kräftepaar zwischen dem Druck der rechten Hand des Therapeuten und dem Gegendruck der linken Hand (2), welche auf der Außenseite des distalen Tibiaendes liegt.

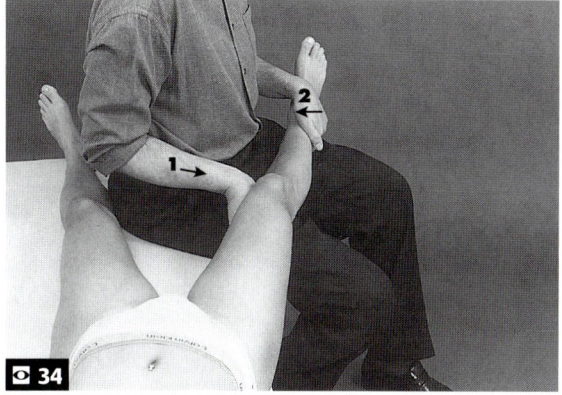

Die optimale Korrektur

Mobilisation ohne Thrust

Die Technik wird mehrere Male wiederholt. Wichtig ist, dass die Flexion entsprechend eingestellt wird und sich der mediale Gelenkspalt genau zwischen Daumen- und Kleinfingerballen befindet.

Mobilisation mit Thrust

- Es ist besonders wichtig, dass während der Manipulation der Flexionswinkel der Ellenbogen nicht verändert wird. In diesem Fall würde ein Teil des Impulses durch diese Bewegung verloren gehen. Für die Manipulation wird eine kurze und präzise Extension mit dem linken Handgelenk ausgeführt und die Tibia in Innenrotation gebracht.
- Diese Technik eignet sich besonders gut für Kinder und ältere Personen.

Korrekturtechnik 2

Position des Patienten und des Therapeuten – Einstellen der Parameter: Position der Hände

Der Patient befindet sich in Rückenlage. Der Therapeut legt das zu behandelnde Bein zwischen seine Oberschenkel, er steht in Schrittstellung, rechtes Bein vorne. Der rechte Oberschenkel des Therapeuten hat guten Kontakt mit der Innenseite des proximalen Tibiaendes. Der linke Oberschenkel des Therapeuten hat Kontakt mit der Lateralseite des distalen Endes der Tibia.
Die rechte Hand des Therapeuten liegt auf der Medialseite des Knies, der Gelenkspalt befindet sich zwischen Daumen- und Kleinfingerballen (s. Mobilitätstest, Abb. 32). Die linke Hand des Therapeuten liegt auf der Lateralseite des Knies.

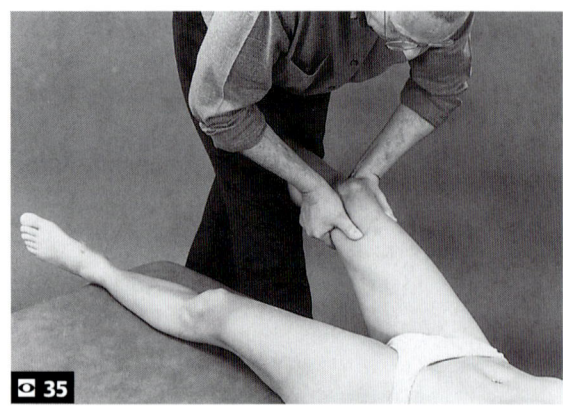

Korrektur

Die rechte Schulter des Therapeuten wird etwas nach vorne (1), die linke Schulter etwas nach hinten (2) geschoben. Der Impuls erfolgt hauptsächlich über das durch die Oberschenkel des Therapeuten erzeugte Kräftepaar (s. o.): der rechte Oberschenkel (jener, der weiter vorne steht) (3) drückt von innen nach außen, der linke Oberschenkel (jener, der weiter hinten steht) (4) drückt von außen nach innen. Die rechte Hand des Therapeuten (5) begleitet oder unterstützt die Bewegung, eventuell kann der Druck über Daumenballen oder Kleinfingerballen noch verstärkt werden (hängt vom Mobilitätstest ab, s. Abb. 32).

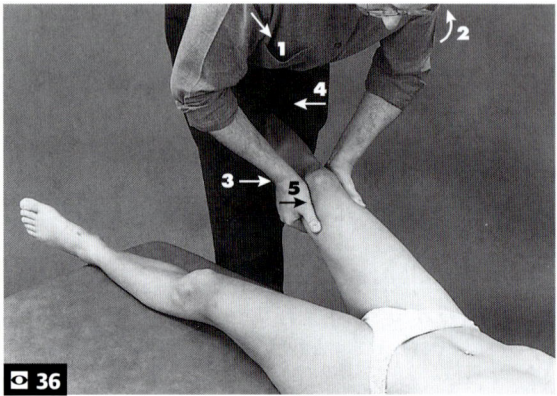

Anmerkung: Unabhängig davon, ob der Druck mehr über den Daumen- oder den Kleinfingerballen erfolgt, sollte er präzise und klar von außen nach innen gerichtet sein (s. Abb. 32).

Korrektur – aus einem anderen Blickwinkel

Der Druck von innen nach außen (der das Knie in eine Varusstellung bewegt) wird mit Hilfe des durch die Oberschenkel des Therapeuten erzeugten Kräftepaars ausgeführt (s. o.). Das Knie wird dabei in einer leichten Flexionsstellung (5°–10°) gehalten. Der von medial nach lateral gerichtete Druck auf das Knie erzeugt in der Hüfte automatisch eine Flexion, Abduktion und Außenrotation. In Abbildung 37 erkennt man die Außenrotationsposition des Fußes (1). (Diese Bewegung hat nichts mit der Außenrotation der Tibia gegenüber dem Femur zu tun, die der Therapeut eventuell zur Verbesserung der Technik verwendet.)

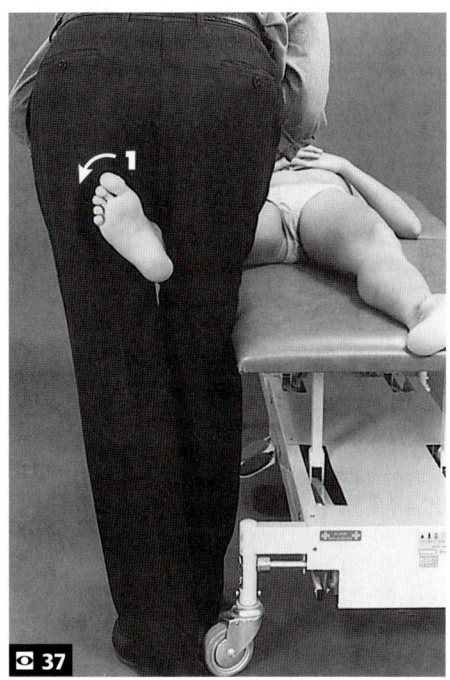

◉ 37

Die optimale Korrektur

Mobilisation ohne Thrust

Die Technik wird mehrfach wiederholt. Die Parameter werden wie für die Manipulationstechnik eingestellt. Bei der Mobilisation werden die Flexion des Knies und die Traktion am Unterschenkel schrittweise verstärkt. Nachdem die Gewebe sich etwas entspannt haben, fügt man dieser kombinierten Bewegung (Flexion und Traktion) einen dritten Parameter hinzu, d. h. der Therapeut übt mit der auf der Innenseite des Knies liegenden Hand Druck von innen nach außen aus.

Mobilisation mit Thrust

Der Therapeut beugt sich so weit nach vorne, dass sich sein Processus xiphoideus direkt über dem Kniegelenk befindet. Die Oberschenkel des Therapeuten erzeugen eine leichte achsengerechte Traktion und öffnen damit den Gelenkspalt (dies kann auch dadurch erreicht werden, dass der Therapeut seine Knie leicht streckt und das Becken etwas nach rückwärts neigt). Es muss der exakte Flexionswinkel (5°–10°) gefunden werden.

Hat der Therapeut die Flexion exakt eingestellt, führt er von der Innenseite des Knies einen kurzen und präzisen Impuls von innen nach außen aus.

Anmerkung: *Wenn der Therapeut auch das mediale Gleiten von Femur und Tibia (s. Abb. 32) miteinbezieht, muss der Impuls sehr exakt ausgeführt werden und der Druck über den Daumen- oder Kleinfingerballen der rechten Hand zusätzlich verstärkt werden.*

Läsion des medialen Meniskus

Diagnose

Kompressionstest

Die Meniskusläsion ist keine „osteopathische Läsion", daher gibt es auch keinen speziellen Test zur Überprüfung einer eventuellen Mobilitätseinschränkung (im osteopathischen Sinn).

Der in Abbildung 38 beschriebene Test wird als Meniskuskompression bezeichnet. Der Patient befindet sich in Bauchlage. Der Therapeut steht auf der kontralateralen Seite, er beugt das Knie des Patienten, bringt die Tibia in Innenrotation (2) und übt festen Druck (1) auf den medialen Meniskus aus. Wenn durch diese Kompression Schmerzen an der Innenseite des Knies ausgelöst werden, besteht der Verdacht auf eine Läsion des medialen Meniskus.

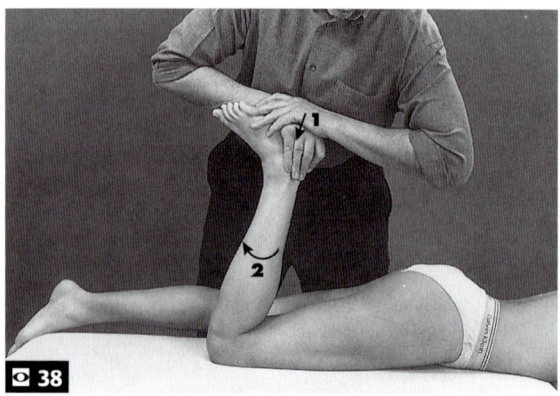

Anmerkung: *Andere spezifische Tests, wie etwa das Palpieren des medialen Gelenkspalts (schmerzhaft) oder der Mac-Murray-Test (bei der Palpation und der Durchführung einer speziellen Bewegung ist ein „Knacksen" hör- bzw. tastbar), bestätigen die Diagnose.*

Wichtig

- Der Test beurteilt Quantität und Qualität der Bewegung, er wird im Seitenvergleich ausgeführt.

- Der Mobilitätstest sollte nach der Korrektur nochmals wiederholt werden.

Anmerkung *1: Die Mobilitätsdiagnose besteht aus dem Test sowie aus den individuellen anamnestischen und klinischen Daten des Patienten.*

Anmerkung *2: Auf andere spezifische Tests zur Diagnose von Läsionen des medialen Meniskus kann hier nicht eingegangen werden, da sie den Rahmen dieses Buches sprengen würden.*

Ursachen

Direkte Ursachen

Sport und Freizeit

Beim Sport kann ein Stoß ins Leere zu dieser Verletzung führen.
Viele Sportarten können zu dieser Art von Trauma führen.

Berufliche Aktivitäten, Verschiedenes

- Plötzliches Aufstehen aus der Hocke.
- Besonders betroffen sind Personen, die im Baugewerbe arbeiten, wie etwa Fliesenleger.
- Eine plötzliche Rotation des Oberkörpers, bei der der Fuß am Boden in Innenrotation fixiert ist.
- Lange Hockstellung.

Die klinische Untersuchung

- Meniskusschäden zeichnen sich meist durch chronische Symptome aus: Beschwerden, Schmerzen, immer wiederkehrender Gelenkerguss, Blockadegefühl, gehemmte Bewegungsfähigkeit in bestimmten Stellungen des Knies.
- Neben diesen Anzeichen können noch zwei weitere, akute Probleme auf diese Symptomatik hindeuten:
  - Blockade des Knies. Diese ist leicht zu diagnostizieren: Der Patient geht auf den Zehenspitzen, das Knie ist etwas gebeugt (die Flexion ist möglich, die Extension unmöglich).
  - Schwere Verstauchung des Knies. Es wird zunächst eine anteroposteriore Instabilität des Knies nach einem rezenten Trauma diagnostiziert. Die verschiedenen Phasen der klinischen Untersuchung des Knies, die zur exakten Diagnose beitragen, können in diesem Buch nicht beschrieben werden.
- Der Schweregrad der Verletzung gibt auch Aufschluss über die Schädigung der Kreuzbänder. Werden neben dem Meniskus auch noch andere Strukturen (Kreuzbänder, Seitenbänder etc.) geschädigt, muss der Patient an einen Chirurgen überwiesen werden.

Vor der Korrektur

Akute Phase

Der Patient muss vor der Korrektur entsprechend beruhigt werden. Diese Korrektur sollte nur in einem entsprechenden klinischen Umfeld und von einem erfahrenen Therapeuten ausgeführt werden.

Chronische Phase

Es ist wichtig, die verschiedenen Phasen des Traumas genau zu rekonstruieren, nur so können alle seit dem Unfall erfolgten Adaptationsmuster analysiert werden.

Korrekturtechnik 1

Position des Patienten und des Therapeuten

Der Patient befindet sich in Rückenlage. Der Therapeut sitzt am unteren Ende der Behandlungsliege und legt das zu behandelnde Bein auf seine Oberschenkel.

Anmerkung: *Der Zeigefinger des Therapeuten zeigt die Position des Vorderhorns des medialen Meniskus an.*

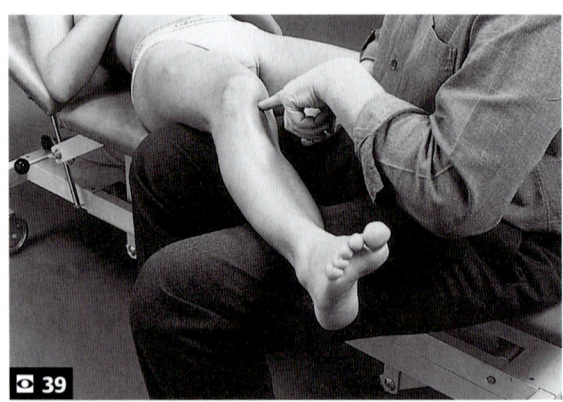

Einstellen der Parameter – Positionierung des linken Arms des Therapeuten – Phase 1

Die linke Hand des Therapeuten wird auf das proximale Ende des Unterschenkels gelegt. Der Daumen liegt auf der medialen Seite der Tuberositas tibiae, der linke Ellenbogen liegt auf der antero-medialen Seite der Tibia. Je nach Morphologie von Patienten und Therapeuten kann der Ellenbogen über den medialen Malleolus bzw. über den medialen Fußrand hinausreichen.

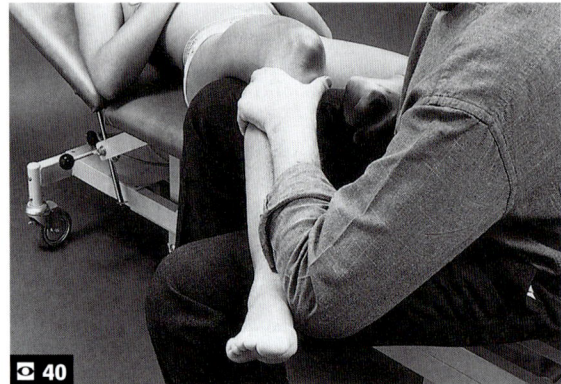

Einstellen der Parameter – Phase 2

Der Therapeut belässt seinen Unterarm auf dem Unterschenkel des Patienten und hebt sein rechtes Knie etwas an (1). Durch diese Bewegung wird der Gelenkspalt geöffnet. Nun sind alle für die Technik erforderlichen Parameter eingestellt: Flexion (F), Abduktion (5) und Außenrotation (2) der Tibia gegenüber dem Femur. Zu diesen Bewegungskomponenten fügt man noch eine leichte Traktion (Dekoaptation) entlang der Tibiaachse (D) hinzu. Für die Traktion beugt der Therapeut seinen Oberkörper nach links (3) und dreht ihn nach rechts (4), zudem vergrößert er den Abstand zwischen seinen Oberschenkeln (6).

Anmerkung: *Die rechte Hand des Therapeuten stabilisiert den Femur (dieser darf der Außenrotation der Tibia nicht folgen). Ziel der verschiedenen Bewegungen ist es, den medialen Gelenkspalt des Knies zu öffnen und dadurch dem medialen Meniskus etwas mehr Bewegungsfreiheit zu verschaffen.*

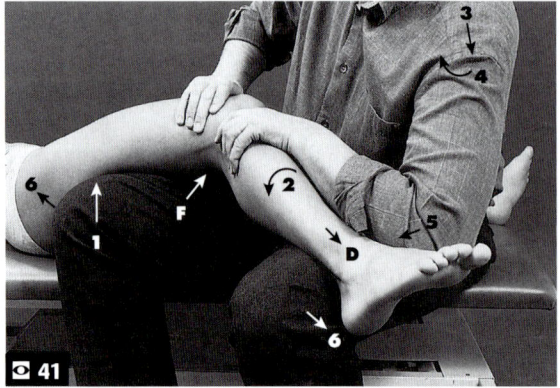

Einstellen der Parameter – Phase 3

Auf dieser Abbildung ist die Plantarflexion des rechten Fußes des Therapeuten erkennbar (Fuß wird vom Boden gehoben) (1), dadurch wird das rechte Knie des Patienten gebeugt. Gleichzeitig erkennt man, dass der Therapeut seinen Ellenbogen etwas vom Körper entfernt (3) und dadurch eine Abduktion und Außenrotation (2) erzeugt.

Anmerkung: *Abduktion und Außenrotation der Tibia werden über den Ellenbogen und den Unterarm des Therapeuten erzeugt.*

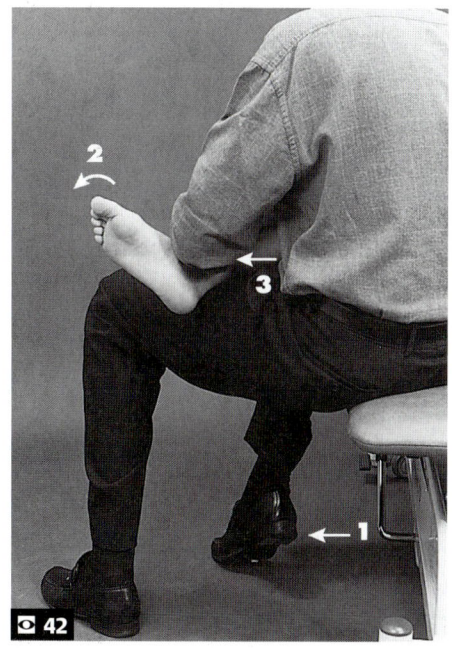

Einstellen der Parameter – Phase 4

Diese Abbildung zeigt, wie der linke Ellenbogen des Therapeuten auf die Außenseite des Unterschenkels gelegt wird.

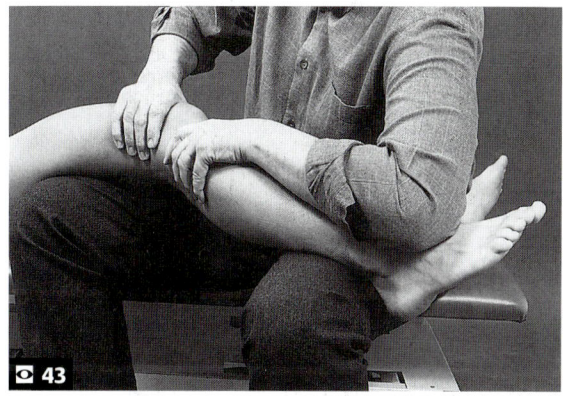

Korrektur

In der letzten Phase der Technik wird der linke Ellenbogen des Therapeuten gegen die Außenseite des Unterschenkels gedrückt und dadurch eine Adduktion der Tibia erzeugt (1), gleichzeitig bringt die linke Hand des Therapeuten die Tibia in Innenrotation (2). Die rechte Hand des Therapeuten stabilisiert den Femur und erzeugt eine Innenrotation (3), dadurch wird die Korrektur begünstigt. Die Dekoaptation (4) wird durch die Seitneigung des Oberkörpers nach links (5) und das Öffnen der Oberschenkel (6) aufrechterhalten. Nun zieht der Therapeut sein rechtes Knie nach unten weg und bringt in einer kurzen und präzisen Bewegung das Knie des Patienten in Extension (7).

Anmerkung: *Aus didaktischen Gründen wurde diese Bewegung in ihre Einzelschritte unterteilt. Es sollte jedoch nicht vergessen werden, dass die Bewegungen sehr schnell und praktisch gleichzeitig erfolgen.*

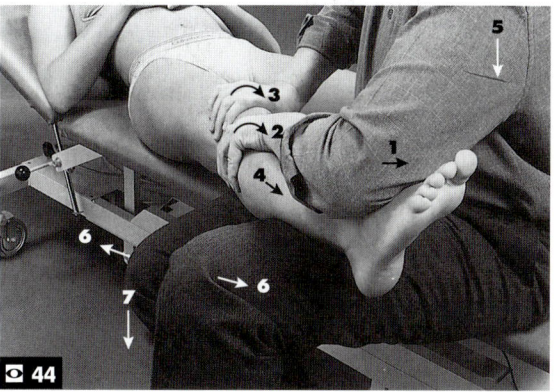

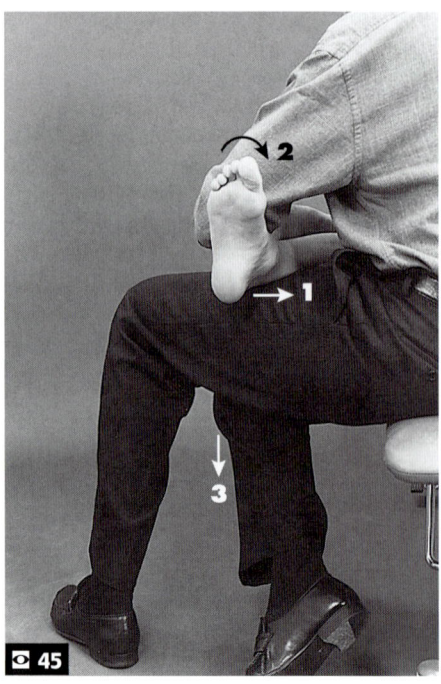

Korrektur – aus einem anderen Blickwinkel

Diese Abbildung konzentriert sich auf die Fußstellung am Ende der Manipulation. Während der Fuß am Anfang der Technik in Außenrotation gebracht wird, wird der Unterschenkel am Ende in Adduktion (1) und der Fuß in Innenrotation (2) gebracht. Das rechte Knie des Therapeuten wird nach unten weggezogen (3), dadurch wird das Knie des Patienten in einer kurzen und präzisen Bewegung in Extension gebracht.

Die optimale Korrektur

Mobilisation ohne Thrust

- Die in Abbildung 41 abgebildete Phase ist die wichtigste. Die Bewegung am Knie des Patienten wird mehrfach wiederholt. Diese Geste wird durch die Flexion-Abduktion und die Außenrotation der Tibia gegenüber dem distalen Femurende verstärkt. Durch diese kombinierte Bewegung wird der mediale Gelenkspalt maximal geöffnet und der mediale Meniskus kann optimal mobilisiert werden.
- Im Akutfall sollte die Technik mehrmals ohne Impuls wiederholt werden, bevor man einen Thrust ausführt.

Mobilisation mit Thrust

Nachdem der Therapeut die Mobilisation ohne Impuls gut verstanden und vor allem gut geübt hat, kann er zur Mobilisation mit Impuls übergehen.

Anmerkung: *Die letzte Phase der Technik sollte nur ausgeführt werden, wenn man die Mobilität des Meniskus tatsächlich gespürt hat.*

Korrekturtechnik 2

Position des Patienten und des Therapeuten

Der Patient befindet sich in Rückenlage. Der Therapeut klemmt das Bein des Patienten zwischen seine Oberschenkel, sein linkes Bein steht etwas weiter vorne. Die Daumen liegen im medialen Gelenkspalt.

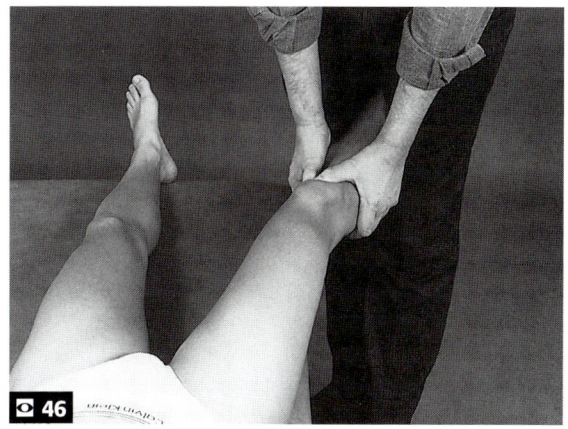

Einstellen der Parameter – Phase 1

Der Therapeut bringt das Knie des Patienten mit Hilfe seiner Beine in Flexion. Der mediale Gelenkspalt wird geöffnet: die Oberschenkel des Therapeuten bilden ein Kräftepaar am distalen und medialen und am proximalen und lateralen Ende des Unterschenkels (s. Abb. 48).

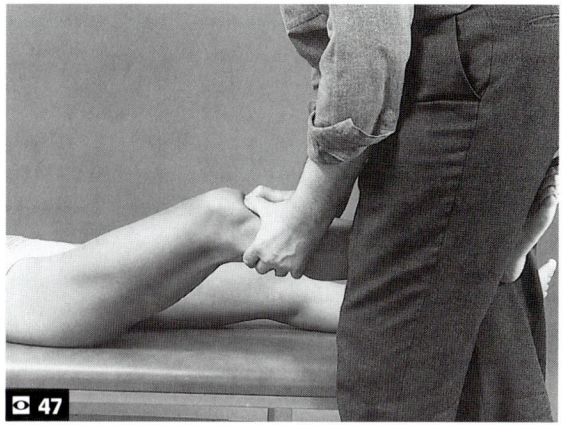

Einstellen der Parameter – Phase 2

Auf dieser Abbildung sieht man, wie das Kräftepaar der Oberschenkel funktioniert und das Knie des Patienten in Flexion bewegt wird (1). Der rechte Oberschenkel des Therapeuten stützt den distalen und medialen Teil der Tibia und übt Druck von innen nach außen (2) aus. Der rechte Oberschenkel des Therapeuten stützt das proximale und laterale Ende des Unterschenkels und übt Druck von außen nach innen (3) aus. Durch diese Bewegungen wird die Tibia gegenüber dem Femur in Abduktion gebracht und dadurch eine maximale Öffnung des Gelenkspalts erreicht.

Anmerkung: *Der Therapeut fügt der Abduktionsbewegung der Tibia gegenüber dem Femur, welche mit den Oberschenkeln ausgeführt wird (s. o.) eine Außenrotation der Tibia gegenüber dem Femur hinzu. Diese Bewegung wird mit den Händen ausgeführt (4). Die Traktion entlang der Tibiaachse (Dekoaptation) wird mit den Oberschenkeln ausgeführt, sie führt zudem zu einem Genu valgum.*

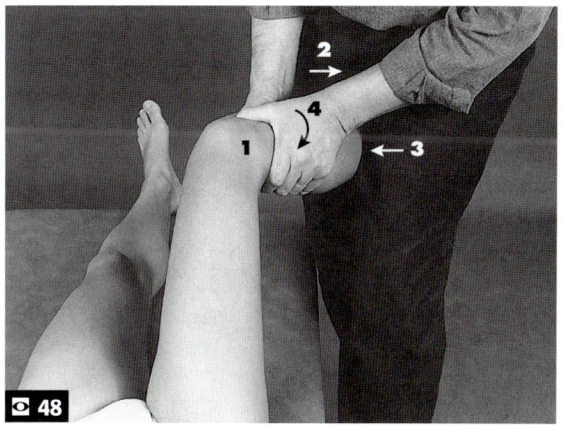

Korrektur

Der Therapeut setzt sein linkes Bein zurück und stellt sein rechtes Bein vor und erzeugt dadurch ein der Ausgangsposition entgegengesetztes Kräftepaar: das linke Bein drückt den distalen und lateralen Teil des Unterschenkels von außen nach innen (1), das rechte Bein drückt den proximalen und medialen Teil von innen nach außen (2). Dadurch wird eine Adduktion der Tibia gegenüber dem Femur erzeugt. Der Therapeut führt gleichzeitig mit seinen Händen eine Innenrotation der Tibia gegenüber dem Femur aus.

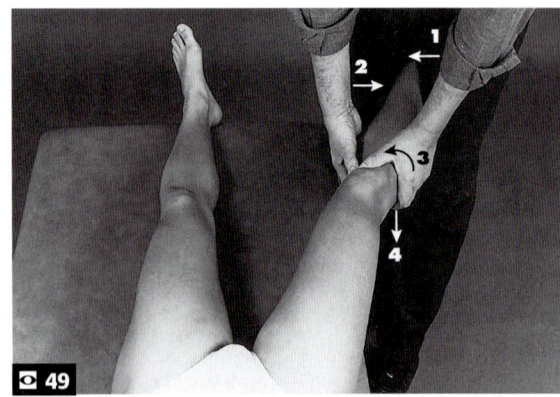

49

Die optimale Korrektur

Mobilisation ohne Thrust

Die Technik, die aus einer Kombination von Flexion, Abduktion und Außenrotation des Knies besteht (s.o.) wird mehrfach wiederholt.

Mobilisation mit Thrust

- In der letzten Phase der Manipulation wird über die Spannung der Knie des Therapeuten (s. 4, Abb. 49) eine kurze und präzise Extension im rechten Knie des Patienten erzeugt.
- Die letzte Phase der Manipulation sollte nur ausgeführt werden, wenn man die Mobilität des Meniskus gut gespürt hat.

Läsion des lateralen Meniskus

Diagnose

Kompressionstest

Der in Abbildung 50 dargestellte Test wird als Meniskuskompression bezeichnet: Der Patient befindet sich in Bauchlage. Der Therapeut steht auf der kontralateralen Seite, er beugt das Knie des Patienten, bringt die Tibia in Außenrotation (2) und übt festen Druck (1) auf den lateralen Meniskus aus.

Wenn durch diese Kompression Schmerzen an der Außenseite des Knies ausgelöst werden, besteht der Verdacht auf eine Läsion des lateralen Meniskus.

Anmerkung: *Andere spezifische Tests, wie etwa das Palpieren des lateralen Gelenkspalts (schmerzhaft) oder der MacMurray-Test (bei der Palpation und der Durchführung einer speziellen Bewegung ist ein „Knacksen" hör- bzw. tastbar), bestätigen die Diagnose.*

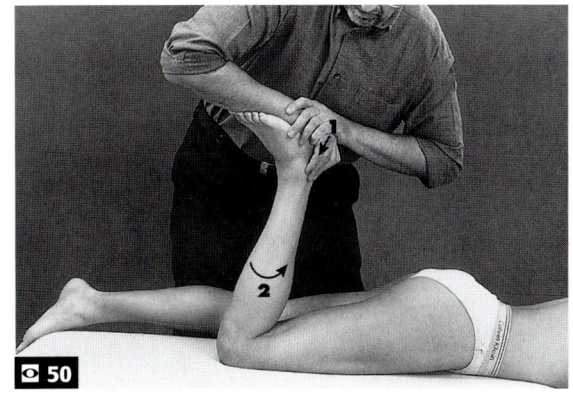

📷 50

Wichtig

- Der Test beurteilt Quantität und Qualität der Bewegung, er wird im Seitenvergleich ausgeführt.
- Der Mobilitätstest sollte nach der Korrektur nochmals wiederholt werden.

Anmerkung 1: *Die Mobilitätsdiagnose besteht aus dem Test sowie aus den individuellen anamnestischen und klinischen Daten des Patienten.*

Anmerkung 2: *Auf andere spezifische Tests zur Diagnose von Läsionen des lateralen Meniskus kann hier nicht eingegangen werden, da dies den Rahmen dieses Buches sprengen würde.*

Ursachen

Direkte Ursachen

Sport und Freizeit

Beim Sport kann ein Stoß ins Leere zu dieser Verletzung führen.
Viele Sportarten können zu diesem Trauma führen.

Berufliche Aktivitäten, Verschiedenes

- Plötzliches Aufstehen aus der Hocke.
- Besonders betroffen sind Personen, die im Baugewerbe arbeiten, wie etwa Fliesenleger.
- Eine plötzliche Rotation des Oberkörpers, bei der der Fuß am Boden fixiert ist.
- Lange Hockstellung.

Die klinische Untersuchung

Akute Phase

Wenn der Unfall erst kurze Zeit zurückliegt:
- Krachendes Geräusch.
- Schmerzen (lokal, sehr stark).
- Blockade.
- Gelenkerguss.
- Patient geht auf den Zehenspitzen.

Chronische Phase

Schmerzen, Beschwerden, Krachen, Blockadegefühl: intermittierend gehemmte Bewegungsfähigkeit in bestimmten Kniepositionen.

Anmerkung: *Wichtig ist auch die Unversehrtheit der Kapsel und der Gelenke (s. auch die Anmerkungen zum medialen Meniskus).*
Die Beschreibung der vollständigen Diagnose würde den Rahmen dieses Buches überschreiten.

Vor der Korrektur

Cave!

Akute Phase

- Wie bei der Läsion des medialen Meniskus muss der Patient auch in diesem Fall vor der Korrektur entsprechend beruhigt werden. Diese Korrektur sollte nur in einem entsprechenden klinischen Umfeld und von einem erfahrenen Therapeuten ausgeführt werden.

Chronische Phase

- Es ist wichtig, die verschiedenen Phasen des Traumas genau zu rekonstruieren, nur so können alle seit dem Unfall erfolgten Adaptationsmuster analysiert werden.

Korrekturtechnik 1

Position des Patienten und des Therapeuten

Der Patient befindet sich in Rückenlage. Der Therapeut sitzt am unteren Ende der Behandlungsliege und legt das zu behandelnde Bein auf seine Oberschenkel.

Anmerkung: *Der Zeigefinger des Therapeuten zeigt die Position des Vorderhorns des lateralen Meniskus an.*

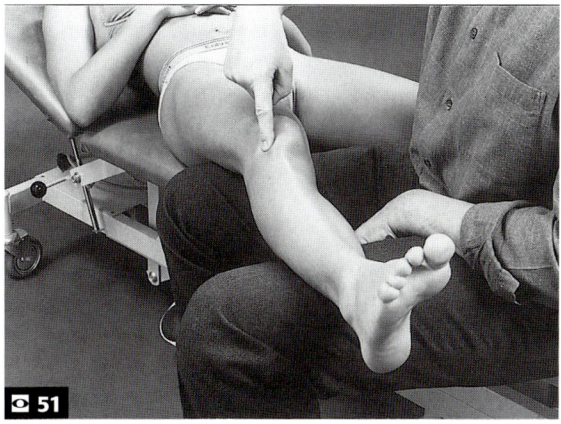

Einstellen der Parameter – Positionierung des linken Arms des Therapeuten – Phase 1

Die linke Hand des Therapeuten wird auf das proximale Ende des Unterschenkels gelegt. Der Daumen liegt auf der Innenseite der Tuberositas tibiae, der linke Ellenbogen hat Kontakt mit der Außenseite der Tibia. Je nach Morphologie von Patient und Therapeut kann der Ellenbogen über den lateralen Malleolus bzw. über den lateralen Fußrand oder den Fußrücken hinausreichen.

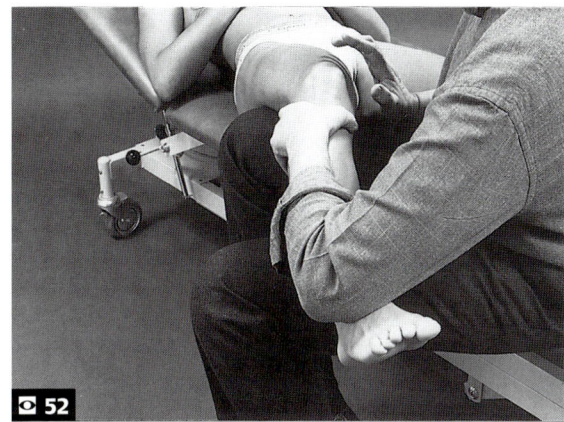

Einstellen der Parameter – Phase 2

Der Therapeut belässt seinen linken Arm auf dem Unterschenkel des Patienten, er hebt sein rechtes Knie etwas an (1) und bringt dadurch das Knie des Patienten in eine leichte Flexion. Diese Bewegung wird mit einer Adduktion der Tibia gegenüber dem Femur kombiniert, die durch den Ellenbogen (2) und den Unterarm des Therapeuten ausgeführt wird. Dadurch öffnet sich der Gelenkspalt. Nun sind alle für die Technik erforderlichen Parameter eingestellt: Flexion, Adduktion und Innenrotation (3) der Tibia gegenüber dem Femur. Zu diesen Bewegungskomponenten fügt der Therapeut noch eine leichte achsengerechte Traktion (Dekoaptation) (4) hinzu, indem er seinen Oberkörper nach links beugt (5) und nach links dreht (6) sowie den Abstand zwischen seinen beiden Oberschenkeln etwas vergrößert (7).

Anmerkung: *Die rechte Hand des Therapeuten stabilisiert den Femur, sodass dieser der Innenrotation der Tibia nicht folgen kann.*

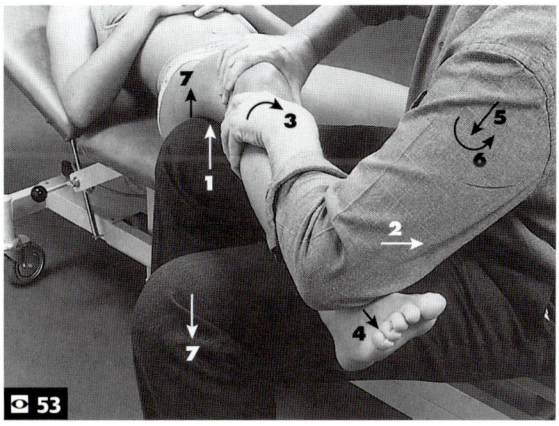

Einstellen der Parameter – Phase 3

Die nebenstehende Abbildung zeigt die Plantarflexion des rechten Fußes des Therapeuten (1), durch die das rechte Knie des Patienten gebeugt wird. Zudem erzeugt der Therapeut mit seinem Ellenbogen eine Adduktion (2) und Innenrotation (3).

Anmerkung: *Adduktion und Innenrotation der Tibia werden über den Ellenbogen und den Unterarm des Therapeuten erzeugt.*

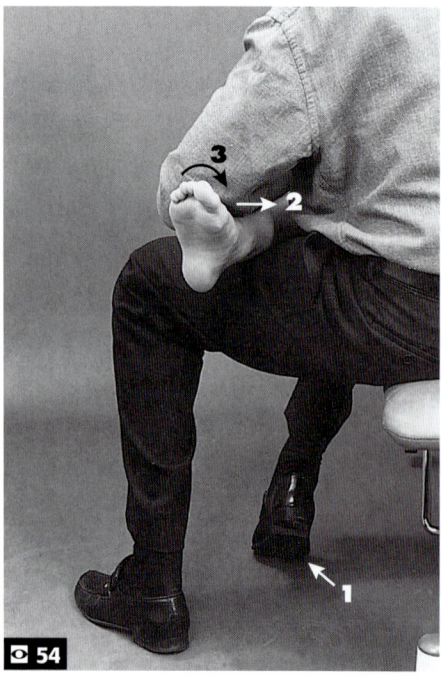

Einstellen der Parameter – Phase 4

Diese Abbildung zeigt, wie der linke Ellenbogen des Therapeuten auf die Innenseite des Unterschenkels gelegt wird.

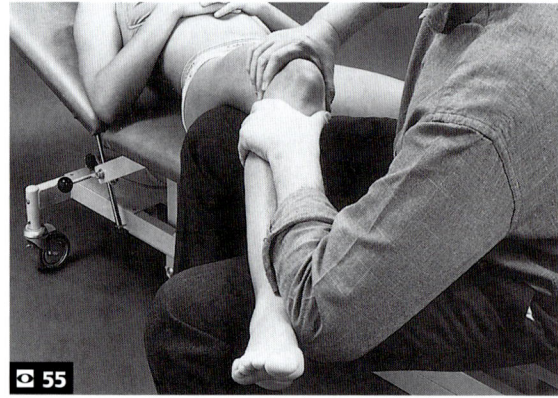

Korrektur

In der letzten Phase der Technik wird der linke Ellenbogen des Therapeuten gegen die Innenseite des Unterschenkels gedrückt und dadurch eine Abduktion der Tibia erzeugt (1), gleichzeitig wird die Tibia in Außenrotation (2) gebracht. Die rechte Hand des Therapeuten stabilisiert den Femur, damit dieser der Außenrotation der Tibia nicht folgt. Die Dekoaptation wird durch die Seitneigung des Oberkörpers nach links und das Öffnen der Oberschenkel aufrechterhalten. Nun zieht der Therapeut sein rechtes Knie nach unten weg und bringt in einer kurzen und präzisen Bewegung das Knie des Patienten in Extension (s. auch Abb. 57).

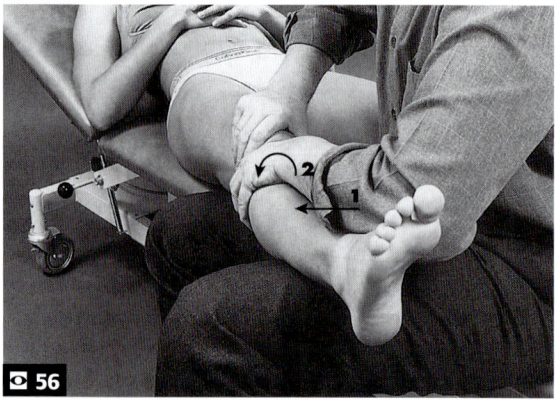

Korrektur – aus einem anderen Blickwinkel

Diese Abbildung konzentriert sich auf die Fußstellung am Ende der Manipulation. Während der Fuß am Anfang der Technik in Innenrotation gebracht wird, wird er am Ende in Außenrotation (1) bewegt. Das rechte Knie des Patienten wird nach unten weggezogen (2) und das Knie des Patienten in einer kurzen und präzisen Bewegung in Extension gebracht.

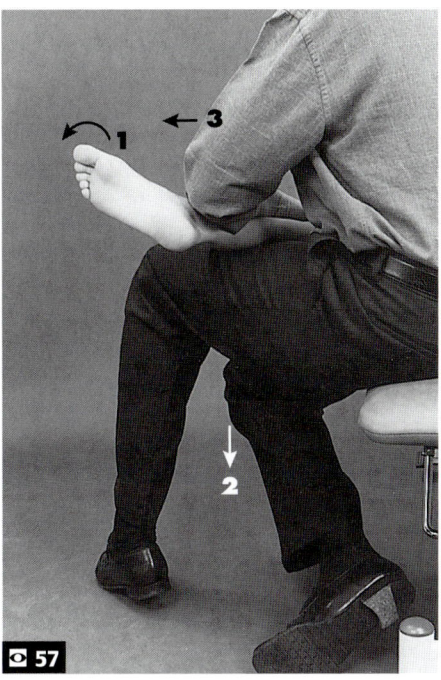

Die optimale Korrektur

Mobilisation ohne Thrust

Die in Abbildung 53 abgebildete Phase ist die wichtigste. Die Bewegung am Knie des Patienten wird mehrfach wiederholt. Diese Geste wird durch die Flexion, Adduktion und Innenrotation der Tibia gegenüber dem distalen Femurende verstärkt.

Mobilisation mit Thrust

Nachdem der Therapeut die Mobilisation ohne Impuls gut verstanden und vor allem gut geübt hat, kann er zur Mobilisation mit Impuls übergehen. Die Extension des Knies wird dadurch erzeugt, dass der Therapeut seinen rechten Oberschenkel nach unten wegzieht (2). Die rechte Hand des Therapeuten liegt dabei oberhalb der Patella und stabilisiert das distale Femurende. Die linke Hand des Therapeuten liegt am proximalen Ende des Unterschenkels und bringt die Tibia in Außenrotation (1), dabei stützt sie sich am medialen Rand der Tuberositas tibiae ab. Unterarm und Ellenbogen des Therapeuten (3) verhindern die Innenrotation des Fußes und somit des Unterschenkels.

Anmerkung: *Der Therapeut beginnt die Technik in Innenrotation des Unterschenkels (3, Abb. 54), er beendet sie in Außenrotation (s. 1, Abb. 57).*

Korrekturtechnik 2

Position des Patienten und des Therapeuten

Der Patient befindet sich in Rückenlage. Der Therapeut klemmt das Bein des Patienten zwischen seine Oberschenkel, sein rechtes Bein steht etwas weiter vorne. Die Daumen liegen im lateralen Gelenkspalt.

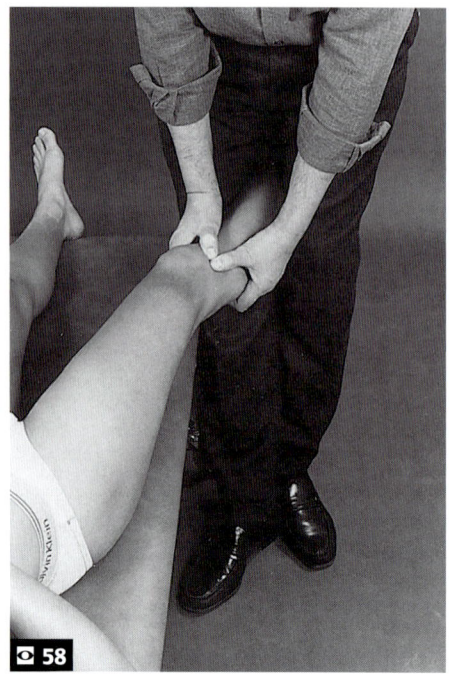

Einstellen der Parameter – Phase 1

Der Therapeut bringt das Knie des Patienten mit Hilfe seiner Beine in Flexion. Der laterale Gelenkspalt wird geöffnet: die Oberschenkel des Therapeuten bilden ein Kräftepaar am proximalen und medialen Ende der Tibia (1) und am distalen und lateralen Teil des Unterschenkels (2). Es wird eine Flexion des Knies und der Hüfte sowie eine Adduktion und Innenrotation (3) der Tibia gegenüber dem Femur ausgeführt und dadurch der laterale Gelenkspalt geöffnet. All diese Parameter werden gleichzeitig mit den Händen, aber auch über das durch die Oberschenkel des Therapeuten erzeugte Kräftepaar eingestellt.

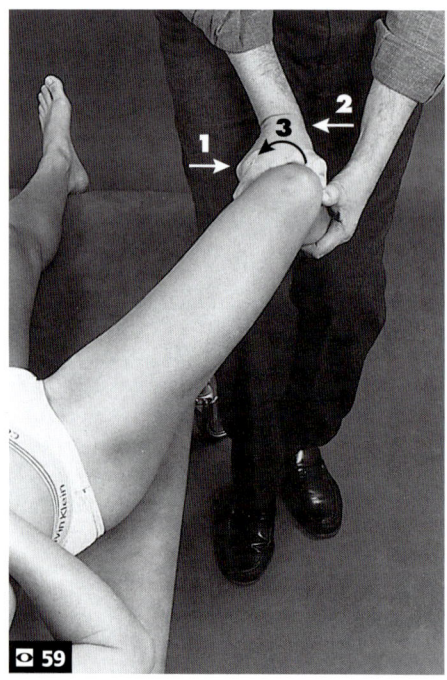

Einstellen der Parameter – Phase 2

Die nebenstehende Abbildung zeigt die Bewegung der Oberschenkel und wie dadurch das Knie des Patienten in Flexion bewegt wird (1). Der rechte Oberschenkel des Therapeuten stützt den proximalen und medialen Teil der Tibia und übt Druck von innen nach außen (1) aus. Der linke Oberschenkel stützt das distale und laterale Ende des Unterschenkels und übt Druck von außen nach innen (2) aus. Durch diese Bewegungen wird der laterale Gelenkspalt maximal geöffnet.

Anmerkung: *Der Therapeut fügt der Adduktionsbewegung der Tibia gegenüber dem Femur, welche mit den Oberschenkeln ausgeführt wird (s. o.) eine Innenrotation der Tibia gegenüber dem Femur hinzu. Diese Bewegung wird mit den Händen ausgeführt (3).*

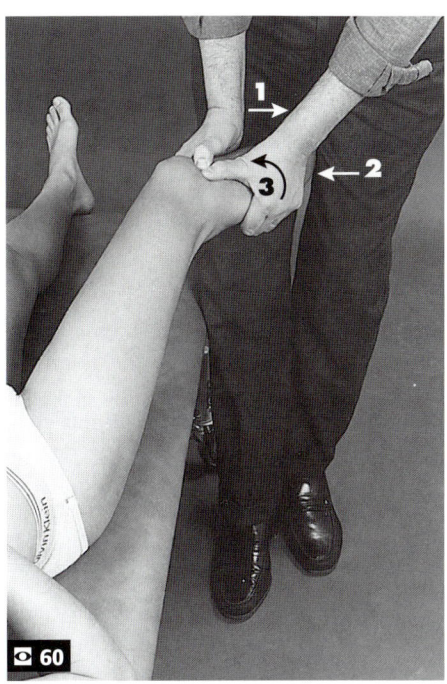

Korrektur

Der Therapeut setzt sein rechtes Bein zurück und stellt sein linkes Bein vor und erzeugt dadurch ein der Ausgangsposition entgegengesetztes Kräftepaar: das linke Bein drückt den proximalen und lateralen Teil des Unterschenkels von außen nach innen (1), das rechte Bein drückt den distalen und medialen Teil von innen nach außen (2). Dadurch wird eine Abduktion der Tibia gegenüber dem Femur erzeugt. Der Therapeut führt gleichzeitig mit seinen Händen eine Außenrotation der Tibia gegenüber dem Femur aus (3). In dieser letzten Korrekturphase spannt der Therapeut seine Knie an und erzeugt dadurch eine kurze und präzise Extension im rechten Knie des Patienten (4).

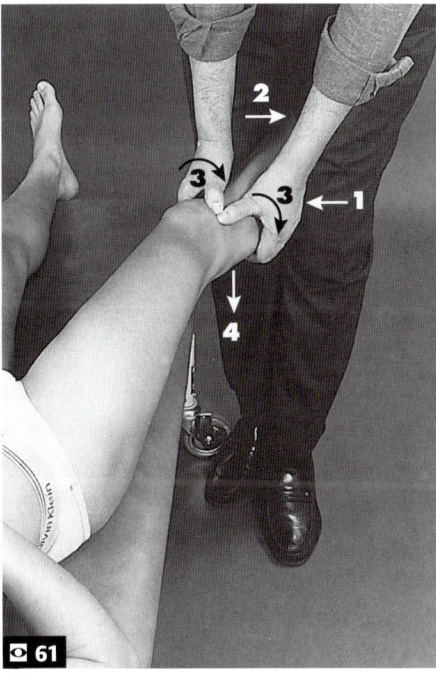

Die optimale Korrektur

Mobilisation ohne Thrust

Die Technik, die aus einer Kombination von Flexion, Adduktion und Innenrotation des Knies besteht (s.o.) wird mehrfach wiederholt.

Mobilisation mit Thrust

Die wichtigste Phase für diese Manipulation ist die in den Abbildungen 59 und 60 dargestellte: in dieser Phase wird der laterale Gelenkspalt geöffnet und der laterale Meniskus „befreit". Die nachfolgenden Phasen der Technik hängen von dieser Phase ab. Wird diese Phase nicht korrekt ausgeführt, ist die Technik nicht effizient.

Fibulaköpfchen anterior

Posteriore Mobilitätseinschränkung des Fibulaköpfchens gegenüber dem proximalen Ende der Tibia

Diagnose

Mobilitätstest

Der Patient befindet sich in Rückenlage. Das Bein ist in Hüfte und Knie gebeugt. Der Therapeut bringt den Fuß des Patienten in eine Innenrotation – dadurch werden die Gelenkflächen von Tibia und Fibula auf ein Niveau gebracht – und setzt sich dann auf den Fuß des Patienten.

Position der Hände

Rechte Hand: Sie stabilisiert die Tibia, indem sie das proximale Ende ergreift.

Linke Hand: Sie umgreift das Fibulaköpfchen.

📷 62

Test

Der Therapeut mobilisiert mit seiner linken Hand das Fibulaköpfchen von anterior nach posterior (1) und von posterior nach anterior (2). Im vorliegenden Fall lässt sich das Fibulaköpfchen besser nach anterior als nach posterior bewegen. Es liegt also eine posteriore Mobilitätseinschränkung des Fibulaköpfchens gegenüber dem proximalen Tibiaende vor.

> **Wichtig**
>
> ▪ Der Test beurteilt Quantität und Qualität der Bewegung, er wird im Seitenvergleich ausgeführt.
>
> ▪ Der Mobilitätstest sollte nach der Korrektur nochmals wiederholt werden.

Anmerkung: *Die Mobilitätsdiagnose besteht aus dem Test sowie aus den individuellen anamnestischen und klinischen Daten des Patienten.*

Ursachen

Direkte Ursachen

Sport, Freizeit, berufliche Aktivitäten, Verschiedenes

- Direkter Stoß oder Folgen eines Sport- oder Arbeitsunfalls.
- Das Bremsen mit Schlittschuhen (Eishockey) oder mit Rollschuhen kann diese Art von Dysfunktion erzeugen.

Indirekte Ursachen

Das Fibulaköpfchen kann auch durch eine Innen- oder Außenrotation der Tibia in diese Fehlstellung gebracht werden.

Klinische Untersuchung

- Beschwerden und Schmerzen an der Außenseite des Knies.
- Möglicherweise verringerte Beweglichkeit im oberen Sprunggelenk.
- Eventuell Mobilitätseinschränkung im Talofibulargelenk
- Spasmus des M. peronaeus longus und des M. biceps femoris.
- Spannungen im Lig. collaterale fibulare.

Vor der Korrektur

Vor der Behandlung sollte der Therapeut die Innen- oder Außenrotation der Tibia und ihre Verbindung zur Fibula untersuchen. Folgende Varianten sind möglich:
- Anteriores Fibulaköpfchen mit Tibia in „Innenrotationsstellung".
- Anteriores Fibulaköpfchen mit Tibia in „Außenrotationsstellung", weil eine Bewegung zu schnell ausgeführt wurde.

Korrekturtechnik 1

Position des Patienten und des Therapeuten

Der Patient befindet sich in Rückenlage, das distale Ende des Femurs wird mit einem dreieckigen Kissen unterlagert.

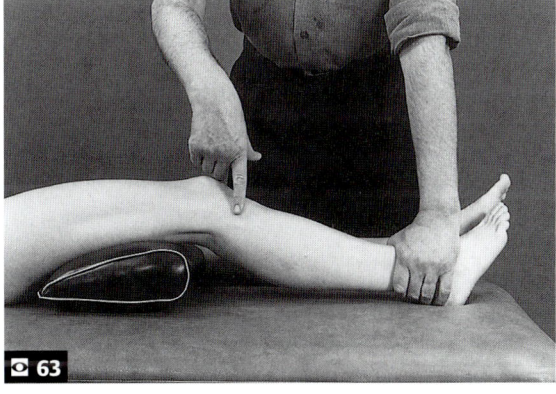
63

Einstellen der Parameter

Linke Hand: Sie umgreift das distale Ende des Unterschenkels und bringt ihn in Innenrotation (1).

Rechte Hand: Der Kleinfingerballen (2) wird auf die anteriore Seite des Fibulaköpfchens gelegt (Ellenbogen gestreckt, Schulter genau über dem proximalen Tibiofibulargelenk).

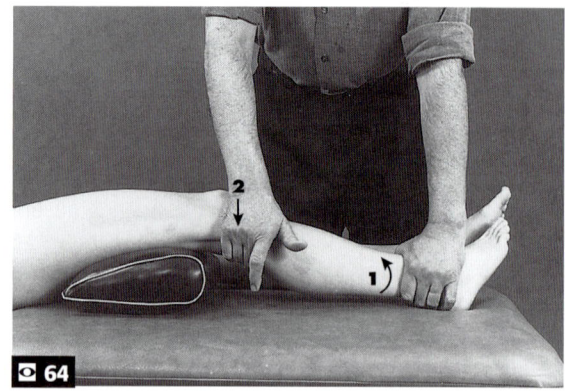

Korrektur

Der Therapeut führt am anterioren Teil des Fibulaköpfchens einen kurzen und präzisen Impuls von vorne nach hinten (3) in Richtung Vorspannung und gegen den Widerstand aus.

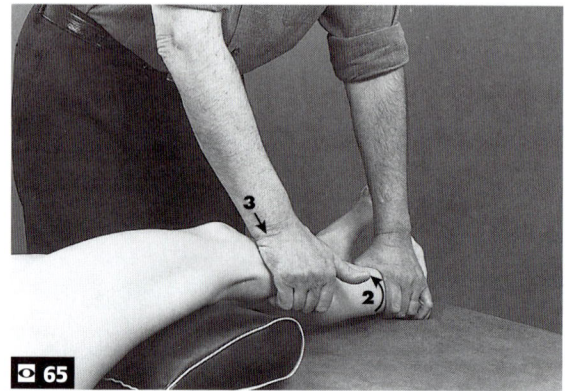

Die optimale Korrektur

Mobilisation ohne Thrust

Der Therapeut führt die Technik aus, indem er mehrfach sein Körpergewicht vom linken auf den rechten Arm verlagert.

Mobilisation mit Thrust

- Der Therapeut sollte sich genau über das zu behandelnde Gelenk beugen.
- Der richtige Kontakt und die Vorspannung sind für diese Technik besonders wichtig.

Korrekturtechnik 2

Position des Patienten und des Therapeuten

Der Patient befindet sich in Rückenlage, sein rechtes Bein liegt auf den Oberschenkeln des Therapeuten, der am unteren Ende auf der Behandlungsliege sitzt. Der Therapeut legt den Daumen seiner kranialen (rechten) Hand auf die Vorderseite des Fibulaköpfchens und den leicht angewinkelten Zeigefinger auf die Rückseite des Fibulaköpfchens. Die kaudale Hand umgreift in gleicher Weise den lateralen Knöchel.

Einstellen der Parameter und Korrektur

Bei dieser Technik werden mehrere Bewegungen kombiniert:

- Der Therapeut verstärkt die Parameter mit beiden Händen: der rechte Daumen (1) drückt nach hinten, der Zeigefinger der linken Hand zieht nach vorne (2).
- Das rechte Knie des Therapeuten „spielt" mit Flexion und Extension des Knies und hebt und senkt sich (3), und die linke Hand des Therapeuten regelt die Rotationsbewegungen im Unterschenkel – Innenrotation (4) und Außenrotation (5).
- Das linke Knie führt eine Traktion entlang der Achse des Unterschenkels aus (6).

Korrektur: Mit Hilfe der linken Hand und des linken Oberschenkels des Therapeuten werden die Parameter aufrechterhalten, gleichzeitig wird mit der rechten Hand ein kurzer und präziser Impuls von vorne nach hinten ausgeführt.

Anmerkung: *Die anderen Finger der linken Hand regeln über den Kalkaneus die Position des Talus in der Malleolengabel.*

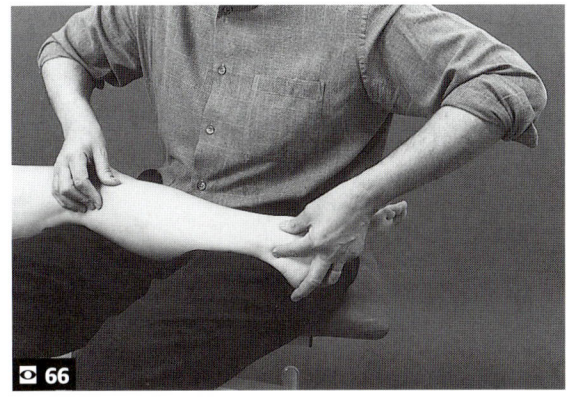

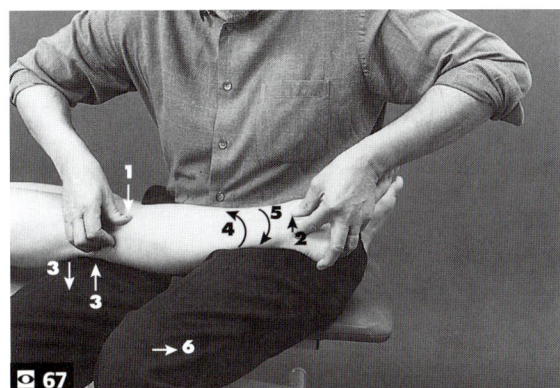

Die optimale Korrektur

Mobilisation ohne Thrust

Die Mobilisation wird fünf- bis sechsmal in Richtung der Vorspannung der beiden Fibulaenden durchgeführt (das distale Ende wird nicht verriegelt).

Mobilisation mit Thrust

Versuchen Sie, wenn möglich, das distale Ende der Fibula zu verriegeln.

Cave!

- Wenn das Knie zu stark in Außenrotation gedreht wird, verliert der Therapeut den Kontakt am Fibulaköpfchen. Wenn die Innenrotation richtig „dosiert" wird, hat er einen guten Kontakt am Fibulaköpfchen und kann es, aufgrund der Orientierung der Gelenkflächen, direkt von anterior nach posterior drücken.

Fibulaköpfchen posterior

Anteriore Mobilitätseinschränkung des Fibulaköpfchens gegenüber dem proximalen Ende der Tibia

Diagnose

Mobilitätstest

Der Patient befindet sich in Rückenlage. Das Bein ist in Hüfte und Knie gebeugt. Der Therapeut bringt den Fuß des Patienten in eine Innenrotation – dadurch werden die Gelenkflächen von Tibia und Fibula auf ein Niveau gebracht – und setzt sich dann auf den Fuß des Patienten.

Position der Hände

Rechte Hand: Sie stabilisiert die Tibia, indem sie das proximale Ende ergreift.

Linke Hand: Sie umgreift das Fibulaköpfchen.

Test

Der Therapeut mobilisiert das Fibulaköpfchen von anterior nach posterior (1) und von posterior nach anterior (2). Im vorliegenden Fall lässt sich das Fibulaköpfchen besser nach posterior als nach anterior bewegen.

> **Wichtig**
>
> - Der Test beurteilt Quantität und Qualität der Bewegung, er wird im Seitenvergleich ausgeführt.
> - Der Mobilitätstest sollte nach der Korrektur nochmals wiederholt werden.

Anmerkung: *Die Mobilitätsdiagnose besteht aus dem Test sowie aus den individuellen anamnestischen und klinischen Daten des Patienten.*

Ursachen

Direkte Ursachen

Sport, Freizeit, berufliche Aktivitäten, Verschiedenes

Direkter Schlag oder die Folgen von Sport- oder Arbeitsunfällen.

Indirekte Ursachen

- Plattfüße können die Tibia in Außenrotation und das Fibulaköpfchen nach posterior verschieben. Auch eine Außenrotation der Tibia kann diese Dysfunktion erzeugen.
- Durch ein Ilium anterior kann es zur Verkürzung des M. biceps femoris kommen, wodurch das Fibulaköpfchen posteriorisiert werden kann.

Klinische Untersuchung

- Beschwerden und Schmerzen an der Außenseite des Knies.
- Häufig gibt es Probleme im Sprunggelenk oder im Fuß- bzw. im Beckenbereich.

Vor der Korrektur

Es muss genau überprüft werden, ob es sich tatsächlich um eine Dysfunktion der Fibula und nicht der Tibia handelt. Daher muss zwischen einem belasteten und entlasteten Bein unterschieden werden:

- Wenn die Schmerzen ohne Belastung auftreten, handelt es sich eher um ein Fibulaproblem.
- Treten die Schmerzen bei Belastung auf, ist wahrscheinlich die Tibia betroffen.

Korrekturtechnik 1

Position des Patienten und des Therapeuten

Der Patient befindet sich in Rückenlage. Der Therapeut steht auf der ipsilateralen Seite, er umgreift das Bein und beugt es in Knie und Hüfte.

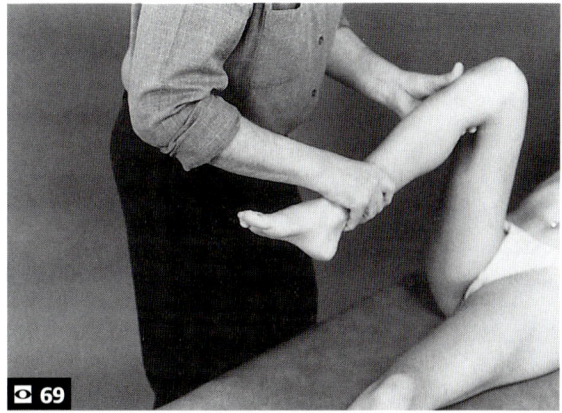

Einstellen der Parameter

Die linke Hand des Therapeuten greift in die Kniekehle und legt das Caput metacarpale II auf die Rückseite des Fibulaköpfchens.

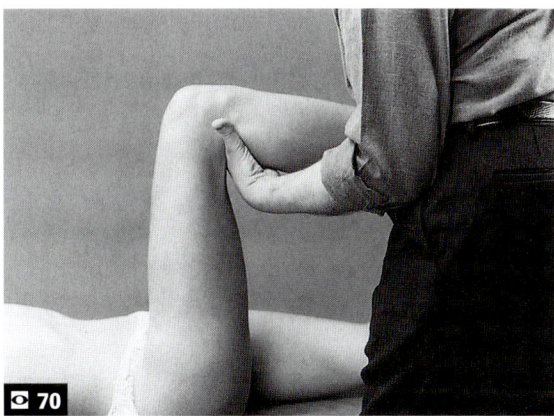

Korrektur

Die Korrektur erfolgt über die Flexion des Knies (1). Das Caput metacarpale II spielt dabei die Rolle eines „Keils" und führt die eigentliche Korrektur aus. Der Therapeut setzt sein Körpergewicht ein und übt über sein Sternum Druck auf die Tibia aus.

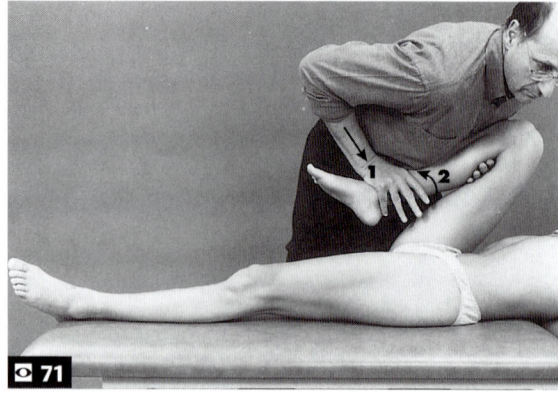

Die optimale Korrektur

Mobilisation ohne Thrust

Die Parameter der Technik werden verstärkt und die Mobilisationsbewegung fünf- bis sechsmal wiederholt.

Mobilisation mit Thrust

Zwei Punkte sind wichtig:
- Die linke Hand sollte so weit wie möglich in die Kniekehle hineingreifen und eine Hautreserve nehmen.
- Die optimale Vorspannung wird durch einige Grad Außenrotation (s. 2, Abb. 71) der Tibia erzeugt, dadurch wird der Kontakt am Fibulaköpfchen verstärkt. Die Außenrotation darf jedoch nicht vollständig sein, da dadurch das Kniegelenk „verriegelt" wird und es bei der Knieflexion nicht automatisch zur Außenrotation kommt.

Korrekturtechnik 2

Position des Patienten und des Therapeuten

Der Patient befindet sich in Bauchlage. Der Therapeut steht auf der ipsilateralen Seite. Der Zeigefinger deutet auf das Fibulaköpfchen.

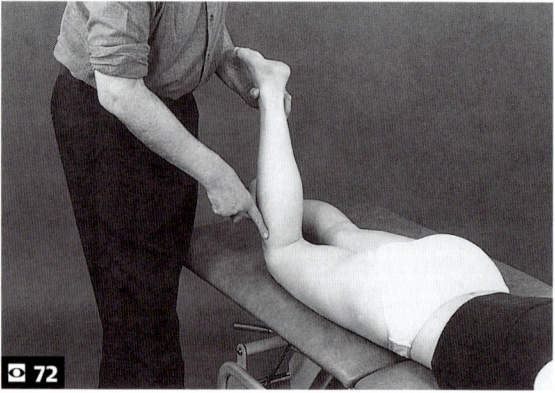

Einstellen der Parameter und Korrektur

Die rechte Hand liegt so weit wie möglich in der Kniekehle (Hautreserve). Das Caput metacarpale I der rechten Hand des Therapeuten hat Kontakt mit der Rückseite des Fibulaköpfchens.

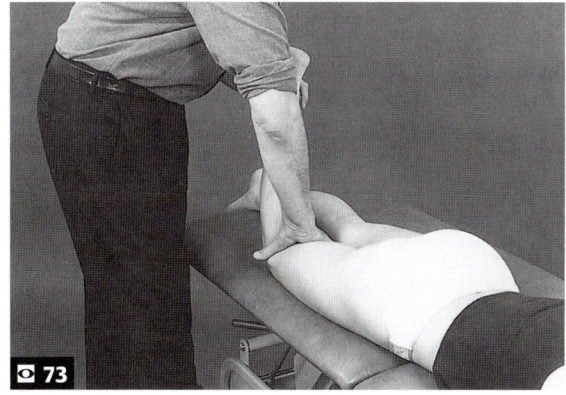

Korrektur

Während dieser Phase führt der Therapeut eine Flexion im Knie (1) aus und behält dabei den Druck auf der Fibula bei. Anschließend bringt er die Tibia in Außenrotation (2) und führt über die Flexion des Knies einen kurzen und präzisen Impuls in Richtung Vorspannung und gegen den Widerstand aus.

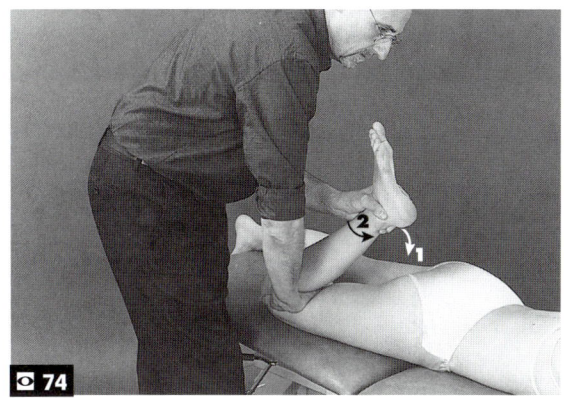

Die optimale Korrektur

Mobilisation ohne Thrust

Die Mobilisation wird fünf- bis sechsmal wiederholt.

Mobilisation mit Thrust

- Der Therapeut greift tief in die Kniekehle hinein, zieht anschließend seine Hand etwas zurück und nimmt dabei eine Hautreserve mit.
- Er verfeinert seinen Kontakt auf der Fibula über die Außenrotation der Tibia (diese sollte weder zu groß noch zu klein sein).
- Der Processus xiphoideus sollte genau über dem betroffenen Gelenk sein.

Korrekturtechnik 3

Position des Patienten und des Therapeuten

Der Patient befindet sich in Bauchlage. Der Therapeut steht auf der kontralateralen Seite neben der Behandlungsliege. Er ergreift mit seiner rechten Hand das rechte Bein des Patienten, bringt es in Flexion.

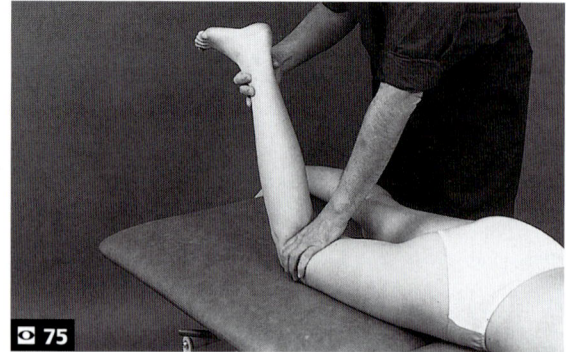

Einstellen der Parameter

Linke Hand – Phase 1: Sie gleitet in die Kniekehle und nimmt über das Caput metacarpale II Kontakt mit der Rückseite des Fibulaköpfchens auf.

Rechte Hand – Phase 2: Sie bringt den Unterschenkel in Flexion (1) und Außenrotation (2).

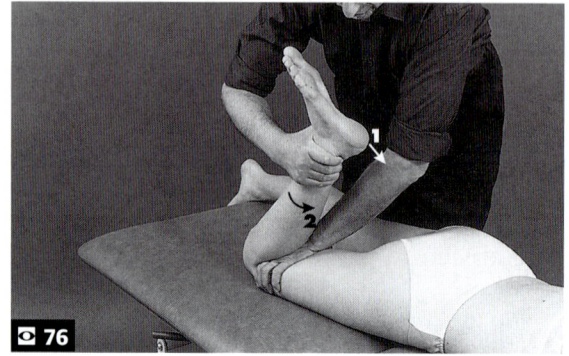

Korrektur

Der Therapeut führt einen kurzen und präzisen Impuls in Richtung Vorspannung und gegen den Widerstand aus, indem er die Flexion bzw. die Außenrotation des Unterschenkels gegenüber dem Oberschenkel verstärkt. Diese beiden Bewegungen werden hintereinander und nicht gleichzeitig ausgeführt.

Anmerkung: *Die linke Hand dient als „Keil".*

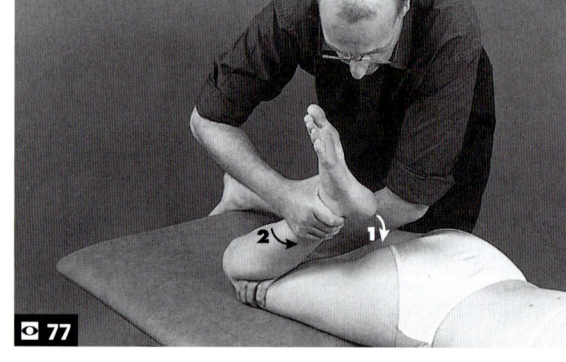

Die optimale Korrektur

Mobilisation ohne Thrust

Die Mobilisation wird fünf- bis sechsmal wiederholt.

Mobilisation mit Thrust

Der Kontakt zwischen der linken Hand und dem Fibulaköpfchen muss während der gesamten Vorspannungsphase und der Korrektur aufrechterhalten bleiben.

Fußgelenk
und Fuß

Fußgelenk und Fuß

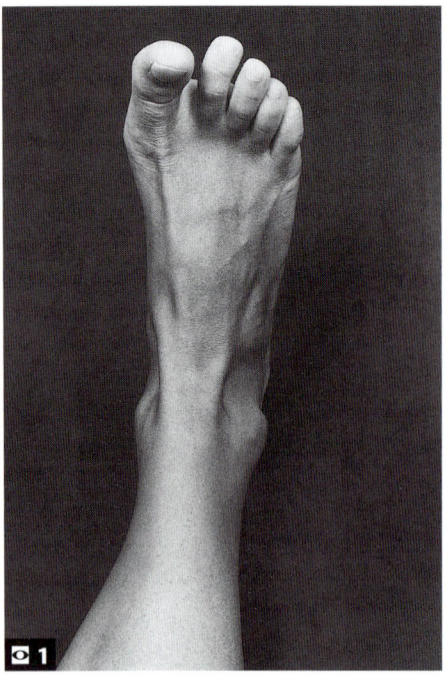

Übersicht

Malleolus lateralis anterior oder posterior

Anteriore oder posteriore Mobilitätseinschränkung des lateralen Knöchels

Diagnose

Mobilitätstest – Phase 1

Der Patient befindet sich in Rückenlage, er legt seinen Fuß so nahe an die Unterkante der Behandlungsliege, dass er sich mit der Fußsohle am linken Oberschenkel des Therapeuten abstützen kann.

Position der Hände

Rechte Hand: Sie umgreift den Kalkaneus und zieht ihn leicht nach kaudal (um eine Dorsalflexion zu ermöglichen).

Linke Hand: Sie umfasst den lateralen Knöchel zwischen Daumen und Zeigefinger.

Test

Der Test umfasst zwei Phasen. Phase 1: Der Therapeut bewegt den Knöchel nach posterior und verstärkt die Dorsalflexion des Fußes: er beurteilt die Qualität der Bewegung und der Rückbewegung.

Mobilitätstest – Phase 2

Der Therapeut bewegt den Knöchel nach anterior und löst den Fuß aus der Dorsalflexion. In dieser speziellen Stellung beurteilt der Therapeut die Qualität der Bewegung nach anterior sowie die Rückbewegung.

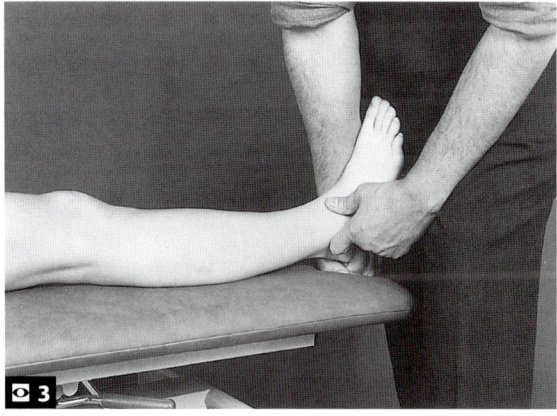

Ursachen

Direkte Ursachen

Sport, Freizeit, berufliche Aktivitäten

- Jedes direkte oder indirekte Trauma.
- Folgeschäden von Frakturen, die das Gelenk direkt oder indirekt betreffen.
- Verstauchungen (Art. talocruralis, Art. subtalaris, Art. calcaneocuboidea).

Indirekte Ursachen

- Da eine Innen- oder Außenrotationsstellung der Tibia das Tibiofibulargelenk beeinflussen kann, sollte auch das Talofibulargelenk genau untersucht werden, um festzustellen, inwieweit sich das Gelenk adaptieren musste, d. h. in welcher Stellung es sich vor dem Trauma befand.
- Mobilitätseinschränkungen des Ilium nach posterior (Ilium anterior) können über die Verbindung des M. biceps femoris zu einer Dysfunktion des lateralen Knöchels führen.
- Dysfunktionen an der Gelenkverbindung zwischen Os naviculare und Os cuboideum können sich über den M. peronaeus longus und den M. tibialis posterior auf das Tibiofibulargelenk auswirken.

Klinische Untersuchung

- Während der Anamnese sollte festgestellt werden, ob der Fuß während des Unfalls am Boden fixiert war.
- Wenn der Fuß am Boden fixiert war, handelt es sich um eine direkte Ursache, war der Fuß nicht am Boden fixiert, liegt eine Adaptation vor.
  - Der Fuß schmerzt bei Belastung (wenn er aufgesetzt wird): in diesem Fall sollte überprüft werden, ob sich der Außenknöchel korrekt an der Bewegung der Malleolengabel beteiligt.
  - Der Fuß schmerzt, wenn der Fuß vom Boden abgehoben wird: in diesem Fall sollte überprüft werden, ob eine Dysfunktion der Art. talocalcaneonavicularis oder der Art. calcaneocuboidea vorliegt.
  - Es sollte auch überprüft werden, ob entlang der verschiedenen Ligamente (Palpation und Anspannen) Schmerzpunkte vorhanden sind: Lig. talofibulare anterius, Lig. calcaneofibulare, Lig. talofibulare posterius.
  - Es sollte mittels Palpation überprüft werden, ob im Bereich der Mm. peronaeus longus und brevis Spannungen bzw. eine reflektorische Muskelkontraktion vorliegen.

Vor der Korrektur

Es ist wichtig, den Verletzungshergang genau zu rekonstruieren: wie entstand die Mobilitätseinschränkung und welche Adaptationsmechanismen sind aufgetreten.
Folgende Strukturen müssen überprüft werden:

- Verbindung zwischen Femur und Tibia.
- Bewegung des Talus bei Belastung (Ferse wird gegen die Liege gedrückt) und ohne Belastung (Fuß wird über die Kante der Liege hinausgestreckt).
- Eversions- und Inversionsbewegung des Fußes: das distale Fibulaende bewegt sich bei der Inversion nach anterior und kaudal, bei der Eversion nach posterior und kranial.

Korrekturtechnik 1 – Malleolus lateralis anterior

Position des Patienten und des Therapeuten

Der Patient befindet sich in Rückenlage, seine Ferse ragt über die Behandlungsliege hinaus. Der Zeigefinger des Therapeuten kennzeichnet den Vorderrand des Malleolus lateralis, auf diesen Punkt wird anschließend der linke Daumen des Therapeuten gelegt.

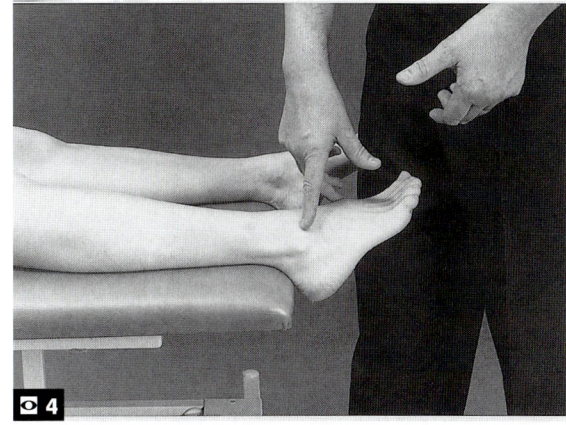

Einstellen der Parameter – Phase 1

Der linke Daumen des Therapeuten liegt nun auf dem Vorderrand des Malleolus lateralis, die anderen Finger umgreifen den Kalkaneus.

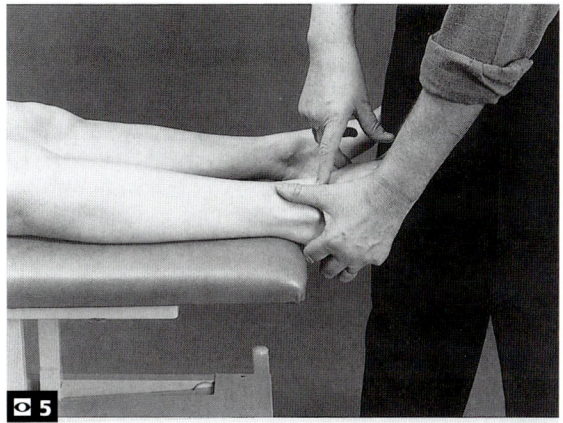

Einstellen der Parameter – Phase 2

Der Daumen der rechten Hand wird im rechten Winkel auf den Daumen der linken Hand gelegt. Der rechte Zeigefinger stabilisiert die Tibia. Das rechte Bein des Patienten wird in der Hüfte gebeugt (d.h. der Unterschenkel wird angehoben).

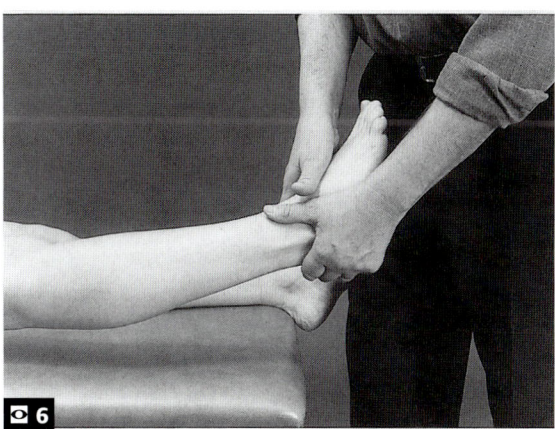

Korrektur

Bei dieser Technik muss genau zwischen der Rolle der beiden Hände unterschieden werden:

Linke Hand: Sie übt eine leichte achsengerechte Traktion (1) und eine leichte Inversion (2) des Fußes aus.

Rechte Hand: Sie führt einen kurzen und präzisen Impuls von vorne nach hinten (3) in Richtung der Vorspannung und gegen den Widerstand aus.

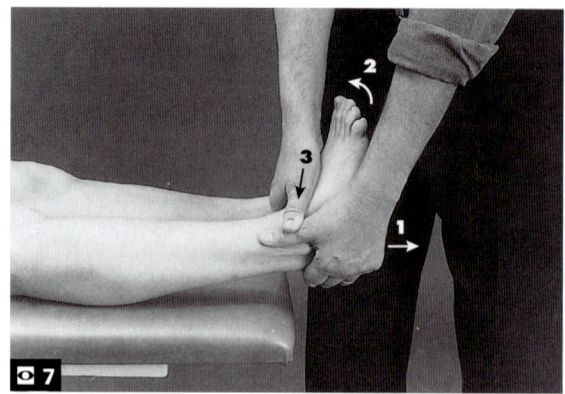

Die optimale Korrektur

Mobilisation ohne Thrust

Die Parameter werden wie für die Manipulation einge-stellt. Für die Mobilisation führt der Therapeut eine Zir-kumduktion der Hüfte gegen den Uhrzeigersinn aus.

Anmerkung: *Der Therapeut sollte bei „drei Uhr" seinen Griff etwas lockern und ihn zwischen „acht und sieben Uhr" wieder verstärken (Zirkumduktion gegen den Uhrzeigersinn).*

Mobilisation mit Thrust

Der Therapeut sollte seinen rechten Arm direkt über dem Talofibulargelenk platzieren, dazu muss er seinen Ober-körper nach links drehen.

Korrekturtechnik 2 – Malleolus lateralis anterior

Position des Patienten und des Therapeuten

Der Patient befindet sich in Rückenlage, sein Knie ist gebeugt, sein Fuß macht eine Dorsalflexion und stützt sich am Knie des Therapeuten ab. Dieser steht am unteren Ende der Behandlungsliege. Sein Zeigefinger kennzeichnet den Vorderrand des Malleolus lateralis, auf diese Stelle wird die linke Hand gelegt.

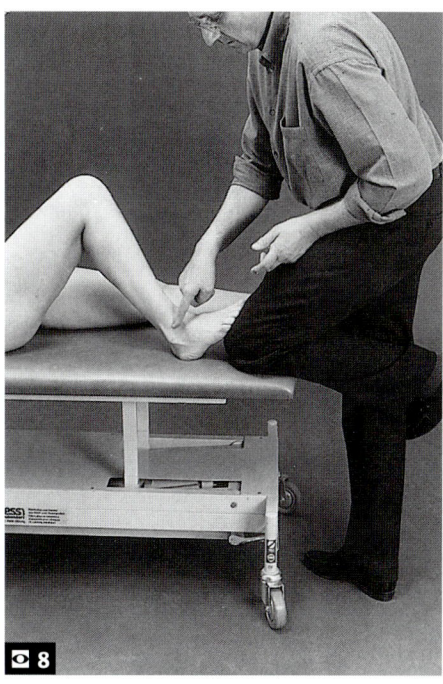

Einstellen der Parameter

Die Basis des Kleinfingerballens der linken Hand des Therapeuten wird auf den Vorderrand des äußeren Knöchels gelegt.

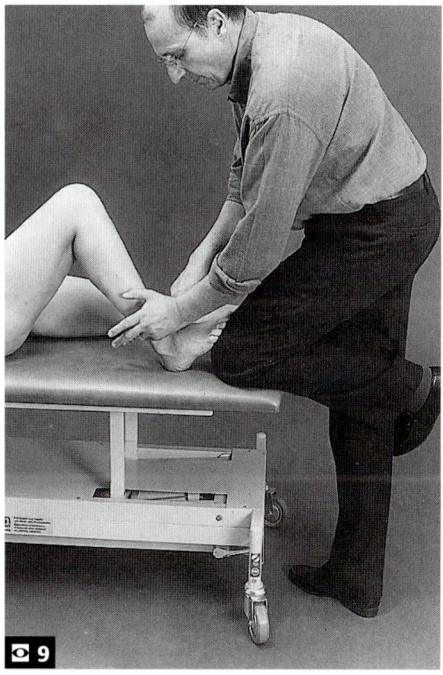

Korrektur

Linke Hand: Sie drückt den Malleolus lateralis von vorne nach hinten.

Rechte Hand: Sie umgreift mit Daumen und Zeigefinger (Zangengriff) das Fibulaköpfchen und begleitet die Bewegung der Fibula nach anterior und kranial.

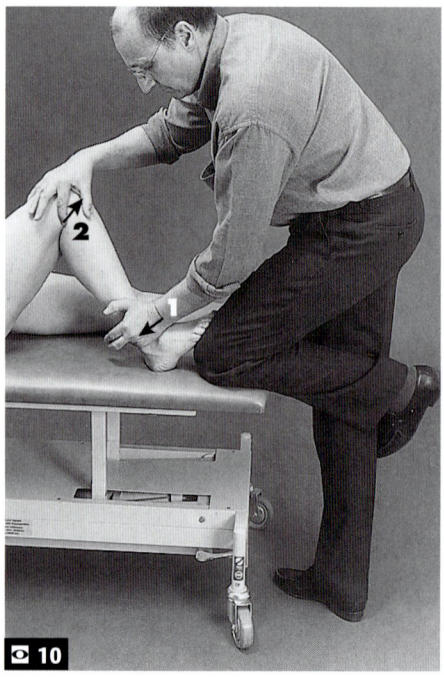

Die optimale Korrektur

Mobilisation ohne Thrust

Die Fibula muss in allen Bewegungsrichtungen mobilisiert werden: während die linke Hand das distale Ende der Fibula nach kranial und posterior bewegt, bringt die rechte Hand das proximale Ende nach kranial und anterior.

Anmerkung: *Der Therapeut beschreibt mit der Fibula eine Achterschleife (Pleuelbewegung).*

Mobilisation mit Thrust

Der Therapeut sucht die für die Korrektur optimale Amplitude des Tibiotalargelenks, indem er den Fuß in mehr oder weniger Dorsalflexion bringt.

Korrekturtechnik – Malleolus lateralis posterior

Position des Patienten und des Therapeuten

Der Patient befindet sich in Bauchlage, seine Füße stehen über die Kante der Behandlungsliege hinaus. Der Therapeut steht am Fußende der Behandlungsliege, sein Zeigefinger kennzeichnet den posterioren Rand des Malleolus lateralis, auf diese Stelle wird der Daumen der rechten Hand gelegt.

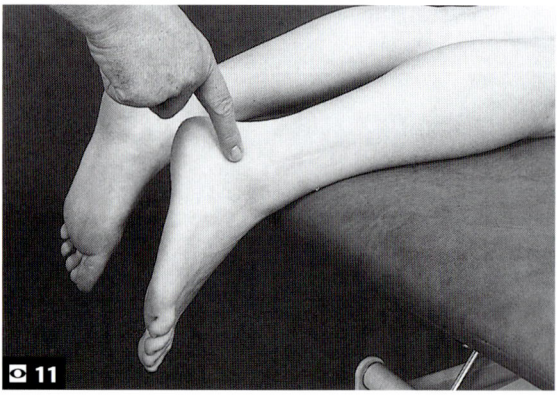

Einstellen der Parameter

Rechte Hand: Sie greift mit dem Daumen großflächig auf den posterioren Teil des äußeren Knöchels, der Zeigefinger kontrolliert den Talus, die anderen Finger werden um den Rist gelegt.

Linke Hand: Der Daumen wird in einem rechten Winkel auf den rechten Daumen gelegt, die anderen Finger umgreifen die Tibia.

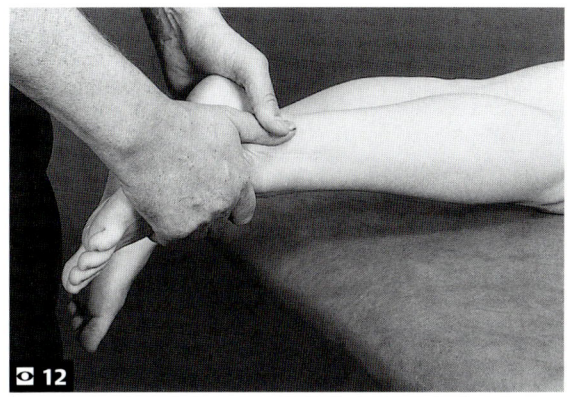

Korrektur

Die Korrektur wird mit der linken Hand ausgeführt. Diese führt einen kurzen und präzisen Impuls aus und drückt den Malleolus lateralis (1) von hinten nach vorne. Gleichzeitig erzeugt die rechte Hand einen Gegendruck auf der Tibia (2).

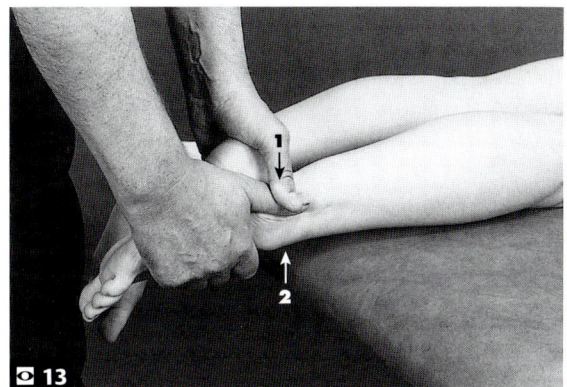

Die optimale Korrektur

Mobilisation ohne Thrust

Wenn der Malleolus lateralis anteriorisiert werden soll, wird der Fuß zunächst in Plantarflexion und Adduktion und anschließend in Dorsalflexion und Abduktion bewegt. Diese Bewegung wird fünf- bis sechsmal wiederholt und die Amplitude der einzelnen Parameter jedes Mal vergrößert.

Mobilisation mit Thrust

Damit der Körper des Therapeuten direkt über die zu behandelnde Stelle gebeugt werden kann, bringt der Therapeut seinen linken Fuß etwas nach vorne und dreht den Oberkörper nach rechts.

Impaktion des Talus in der Malleolengabel

Diagnose

Mobilitätstest

Position der Hände

Rechte Hand: Der Ring- oder Mittelfinger der rechten Hand liegt auf dem Talushals (Collum tali).

Linke Hand: Sie umgreift den Kalkaneus.

Test

Der Therapeut führt mit beiden Händen eine achsengerechte Traktion nach kaudal (1) aus und überprüft das Bewegungsspiel des Talus in der Malleolengabel.

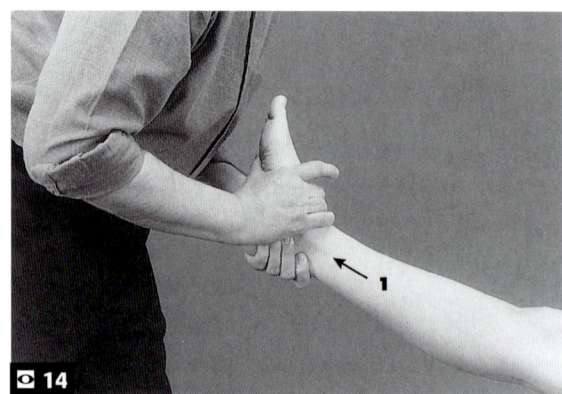

> **Wichtig**
>
> - Der Test beurteilt Quantität und Qualität der Bewegung, er wird im Seitenvergleich ausgeführt.
>
> - Der Mobilitätstest sollte nach der Korrektur nochmals wiederholt werden.

Anmerkung: *Die Mobilitätsdiagnose besteht aus dem Test sowie aus den individuellen anamnestischen und klinischen Daten des Patienten.*

Ursachen

Direkte Ursachen

Sport, Freizeit, berufliche Aktivitäten, Verschiedenes

- Direktes Trauma nach einem Sturz von einer Erhebung (z. B. einer kleinen Mauer).
- Übergewicht: Übergewichtigkeit kann zu einer Impaktion des Talus in der Malleolengabel führen. Auch ein langer Fußmarsch kann den Talus in der Malleolengabel fixieren.
- Das Tragen von zu viel Gewicht: eine lange Bergwanderung mit einem schweren Rucksack kann ebenfalls dazu führen, dass sich der Talus zwischen Tibia und Fibula verkeilt.

Die klinische Untersuchung

Die Diagnose wird auf der Grundlage der Anamnese und des Mobilitätstests erstellt.

Vor der Korrektur

Diese Dysfunktion ist häufig mit anderen Dysfunktionen verbunden:

- Alle Fußgelenke sollten mittels Mobilitätstests überprüft werden.
- Die Dysfunktion muss hierarchisiert werden.
- Man sollte zuerst die Impaktion korrigieren und anschließend die anderen Fußgelenke nochmals austesten.

Korrekturtechnik 1

Position des Patienten und des Therapeuten – Einstellen der Parameter

Der Patient befindet sich in Rückenlage. Der Therapeut sitzt mit dem Rücken zum Patienten seitlich am unteren Ende der Behandlungsliege zwischen den Beinen des Patienten. Er ergreift das zu behandelnde Bein, sodass die Unterseite des Oberschenkels des Patienten die Rückseite seines Rumpfes berührt. Der Unterschenkel wird zwischen dem Rumpf und dem rechten Oberarm eingeklemmt, die rechte Hand des Therapeuten fixiert das Bein in dieser Position.

Anmerkung: Das Bein des Patienten wird gewissermaßen um den Rumpf des Therapeuten „gewickelt", dadurch wird ein sehr guter „Hebel" gebildet, mit dessen Hilfe eine Dekoaptation des Talus gegenüber der Malleolengabel ausgeführt werden kann, während die linke Hand den Kalkaneus kontrolliert.

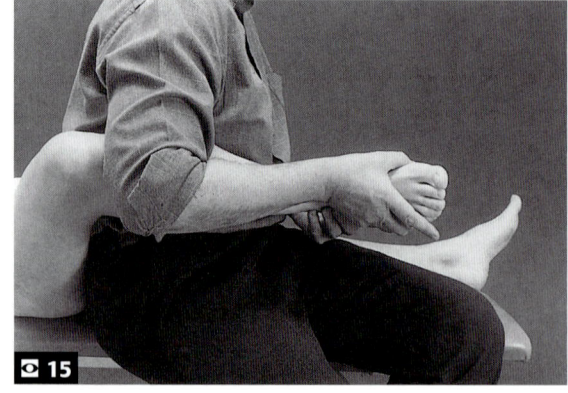

Einstellen der Parameter – Position der Hände

Rechte Hand: Die Basis des Kleinfingerballens liegt auf dem medialen Anteil des Talushalses.

Linke Hand: Sie umgreift den oberen und rückwärtigen Teil des Kalkaneus, der Daumen liegt auf der medialen Seite des Kalkaneus.

Die rechte Hand umgreift den Vorderfuß und führt eine Extension und Radialabduktion im Handgelenk aus. Das linke Handgelenk wird gebeugt. Ziel dieser Vorspannung ist es, das untere Sprunggelenk (Art. subtalare) und den Vorderfuß zu fixieren und so die Bewegung auf die Malleolengabel zu konzentrieren.

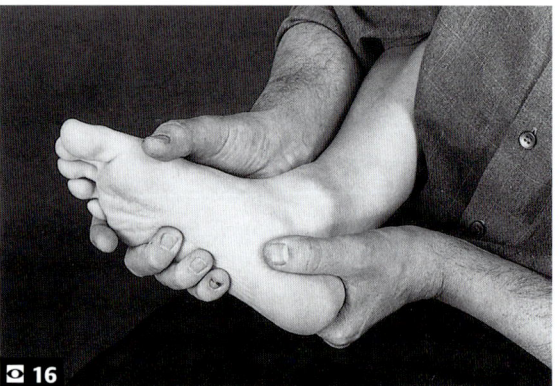

Korrektur – Phase 1 – Vorspannung

Rechte Hand: Sie macht eine Extension (1) und Pronation (2).

Linke Hand: Sie macht gleichfalls eine Pronation, sodass der gesamte Fußbereich etwas komprimiert wird (3).

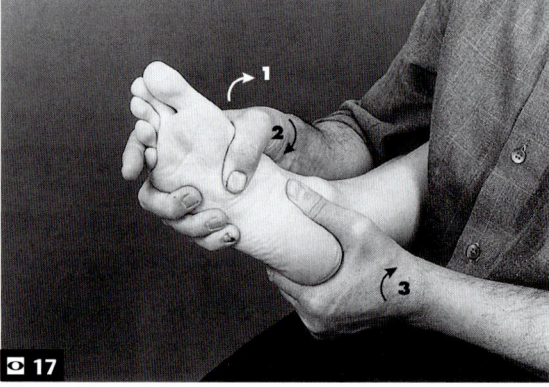

Korrektur – Phase 2

Der Therapeut beugt sich nach hinten (1) und dreht seinen Oberkörper nach links (2), er stützt dabei seinen linken Ellenbogen auf der Spina iliaca anterior superior ab. Die beiden Hände fixieren den Kalkaneus und den Talushals (s. Abb. 17) und ermöglichen eine gute Dekoaptation (3).

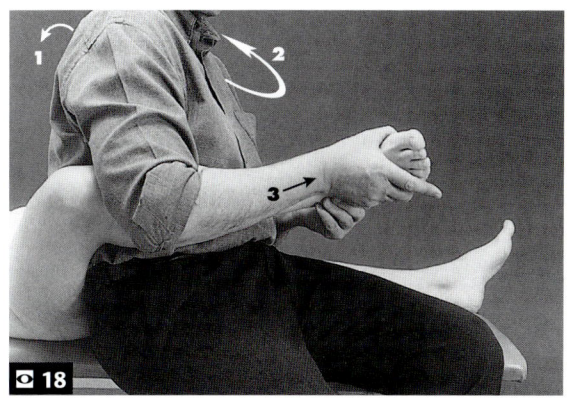

Die optimale Korrektur

■ Damit die Dekoaptation des Talus gegenüber der Malleolengabel erfolgreich ausgeführt werden kann, ist es wichtig, dass der Fuß in einer physiologischen Plantarflexion gehalten wird. Nur so kann die Talusrolle, die vorne breiter ist als hinten, aus der Verkeilung der Malleolengabel befreit werden.

■ Die linke Hand dient der Stabilisierung, die rechte Hand drückt den Talus nach kaudal, während die Malleolengabel über die Rotation des Oberkörpers in die entgegengesetzte Richtung bewegt wird.

Korrekturtechnik 2

Position des Patienten und des Therapeuten – Einstellen der Parameter – Phase 1 (mediale Ansicht)

Die Position des Patienten und des Therapeuten entspricht der Testposition. Der Patient befindet sich in Rückenlage, der betroffene Fuß reicht über die Kante der Behandlungsliege hinaus, der Therapeut steht am Fußende der Behandlungsliege mit Blick zum Patienten.

Linke Hand: Sie umgreift den Kalkaneus, ohne die Achillessehne zu komprimieren.

Rechte Hand: Der Daumen liegt auf der Fußsohle, der Ringerfinger auf dem Talushals, die anderen Finger werden um den medialen Fußrand gelegt.

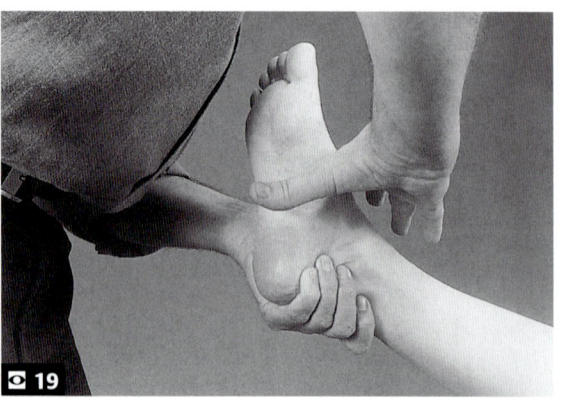

Einstellen der Parameter – Phase 2 (laterale Ansicht)

Rechte Hand: Der Ring- oder Mittelfinger liegt auf dem Talushals.

Linke Hand: Sie umgreift den Kalkaneus, ohne die Achillessehne zu komprimieren.

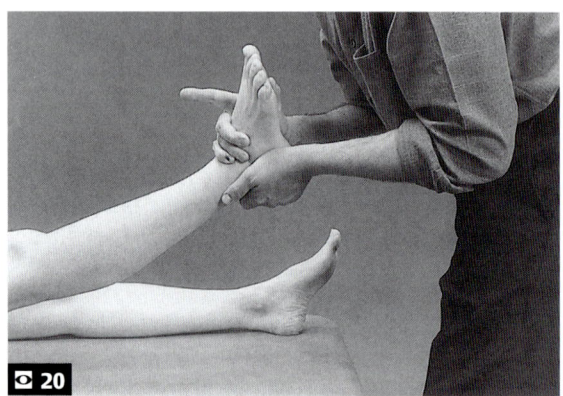

Korrektur

Der Therapeut führt eine achsengerechte Traktion an der Tibia aus (1). Anschließend macht er einen kurzen und präzisen Impuls in Richtung Vorspannung und gegen den Widerstand. Dabei versucht er, die Dekoaptation genau auf das obere Sprunggelenk zu konzentrieren.

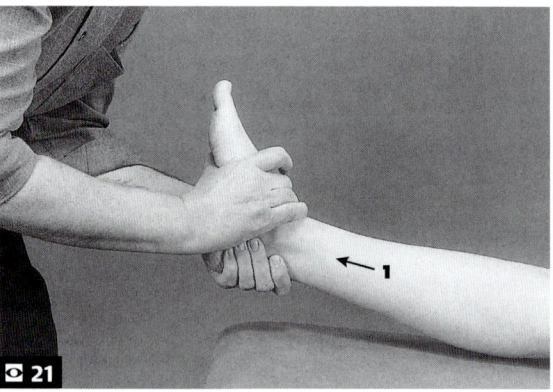

Korrekturtechnik 3

Position des Patienten und des Therapeuten – Einstellen der Parameter (Profilansicht)

Der Patient befindet sich in Rückenlage, das Bein ist gestreckt. Der Therapeut steht am unteren Ende der Behandlungsliege mit Blick zum Patienten.

Rechte Hand: Der Ring- oder Mittelfinger liegt auf dem Talushals.

Linke Hand: Gleiche Griffposition wie in Abbildung 23.

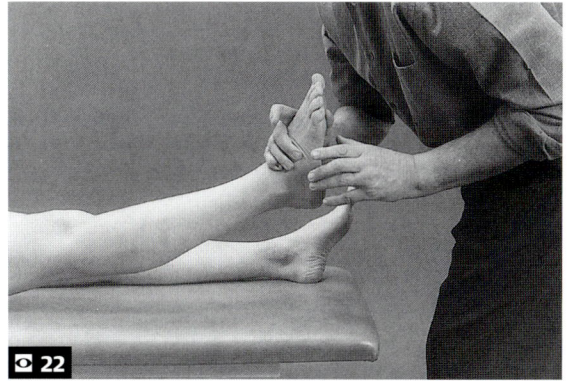

Korrektur (Vorderansicht)

Der Patient befindet sich in Rückenlage, das Bein ist gestreckt. Der Therapeut steht am unteren Ende der Behandlungsliege mit Blick zum Patienten.

Rechte Hand: Der Ring- oder Mittelfinger liegt auf dem Talushals.

Linke Hand: Die Hände sind, wie in der Abbildung dargestellt, verschränkt.

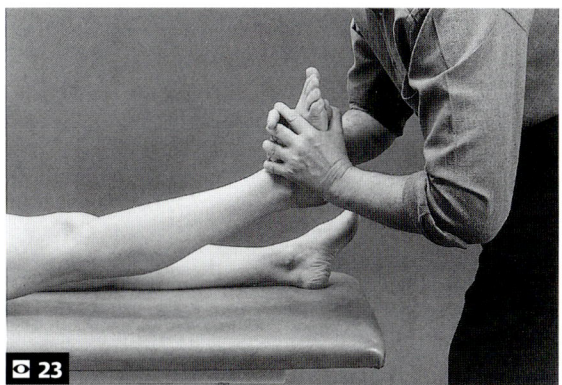

Korrektur

Der Therapeut führt eine achsengerechte Traktion an der Tibia (1) aus. Anschließend führt er einen kurzen und präzisen Impuls in Richtung Vorspannung und gegen den Widerstand aus, wobei er besonders darauf achtet, dass die Bewegung auf die Dekoaptation der Art. talocruralis konzentriert wird.

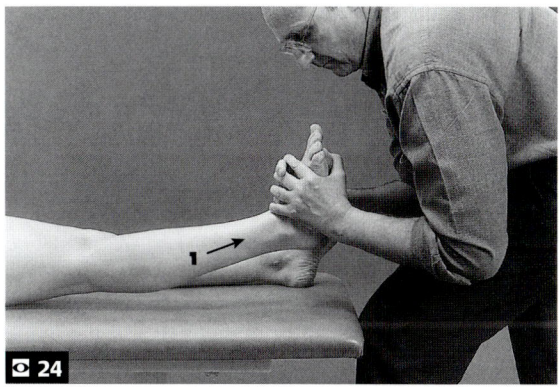

Korrektur (Vorderansicht)

Man beachte die Stellung der Ellenbogen des Therapeuten. Im Gegensatz zu Abbildung 23 werden sie einander angenähert.

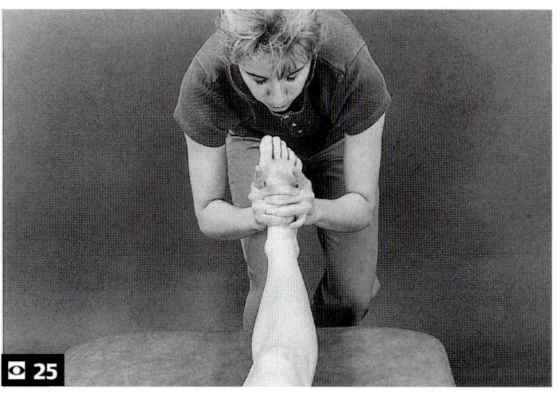

Tibia anterior

Posteriore Mobilitätseinschränkung der Tibia gegenüber dem Talus

Diagnose

Mobilitätstest

Position der Hände

Der Patient befindet sich in Rückenlage, sein Bein ist in Hüfte und Knie gebeugt.

Linke Hand: Sie umgreift den Fuß des Patienten.

Rechte Hand: Die Basis des Kleinfingerballens wird auf den anterioren Rand der Tibia gelegt.

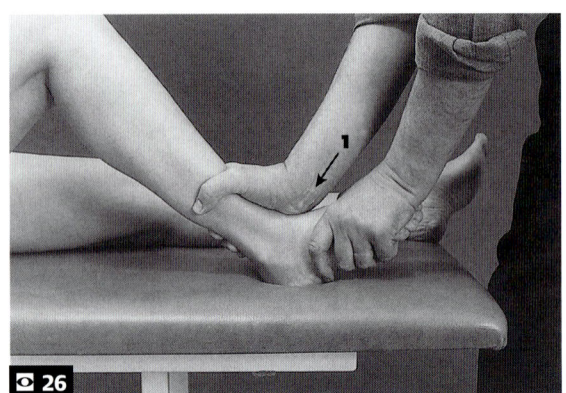

Test

Die rechte Hand bewegt die Tibia nach posterior (1). Die linke Hand hält den Talus in einer leichten Plantarflexion, da andernfalls die Bewegung der Tibia nur schwer oder gar nicht möglich ist.

> **Wichtig**
>
> ▪ Der Test beurteilt Quantität und Qualität der Bewegung, er wird im Seitenvergleich ausgeführt.
>
> ▪ Der Mobilitätstest sollte nach der Korrektur nochmals wiederholt werden.

Anmerkung: Die Mobilitätsdiagnose besteht aus dem Test sowie aus den individuellen anamnestischen und klinischen Daten des Patienten.

Ursachen

Direkte Ursachen

Sport, Freizeit, berufliche Aktivitäten, Verschiedenes

- Schlag auf einen Ball mit der Fußspitze, das obere Sprunggelenk befindet sich in einem 90°-Winkel (bei Sportarten wie Rugby oder Fußball).
- Bergwanderungen.
- Bei Kindern kann eine lange Hockstellung diese Art von Dysfunktion hervorrufen.
- Berufliche Aktivitäten wie das Decken eines Dachs oder das Verlegen von Fliesen können zu dieser Dysfunktion führen.

Die klinische Untersuchung

Palpatorische Diagnose

- In der Normalstellung des Fußes mit leichter Plantarflexion tritt die Talusrolle weniger hervor als üblich. Der Talushals scheint verkürzt.
- Eventuell Präsenz eines Ödems.
- Eventuell Druckschmerz bei der Palpation.
- Schmerzen bei der aktiven oder passiven Plantarflexion können das artikuläre Defizit begleiten.
- Durch diese Dysfunktion kann das Gehen auf den Zehenspitzen erschwert werden.

Anmerkung: *Eine Tibia anterior gegenüber dem Talus kann gemeinsam mit einer posterolateralen Stellung des Talus gegenüber dem Kalkaneus auftreten.*

Vor der Korrektur

Die Tibia anterior ist keine adaptative Dysfunktion.

Korrekturtechnik 1

Position des Patienten und des Therapeuten

Der Patient befindet sich in Rückenlage, das zu behandelnde Bein ist gebeugt, der Fuß stützt sich am Knie des Therapeuten ab. Dieser steht am Fußende der Behandlungsliege, sein Knie auf der Liege dient dem Fuß des Patienten als Stütze. Der Zeigefinger des Therapeuten weist auf den anterioren Rand der Tibia, auf diese Stelle wird die linke Hand gelegt.

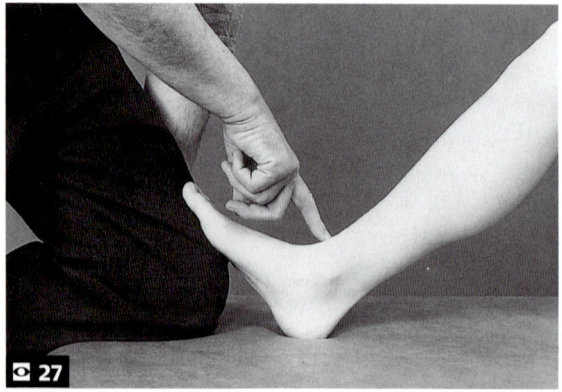

Einstellen der Parameter

Eine der beiden Hände des Therapeuten umgreift den medialen Fußrand des Patienten, die andere legt die Basis des Kleinfingerballens auf den anterioren Rand der Tibia.

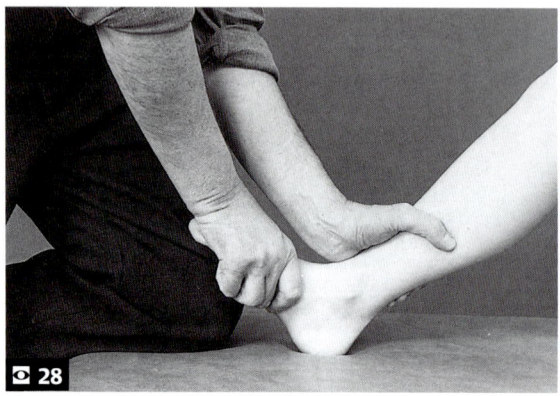

Korrektur

Der Therapeut führt einen kurzen und präzisen Impuls von anterior nach posterior (1) in Richtung Vorspannung und gegen den Widerstand aus.

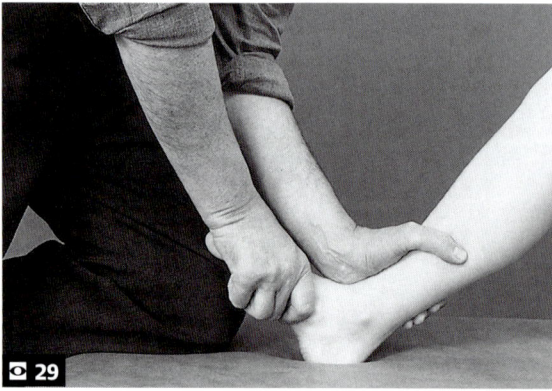

Die optimale Korrektur

Mobilisation ohne Thrust

Die Korrekturbewegung wird fünf- bis sechsmal wiederholt. Der Therapeut bringt den Fuß mit seiner rechten Hand zunächst in Plantarflexion. Sobald mit der Basis des Kleinfingerballens ein guter Kontakt hergestellt ist, lockert die rechte Hand ihren Kontakt und die linke Hand drückt von vorne nach hinten, Drehpunkt ist der Kalkaneus. Der Handkontakt sollte nicht schmerzhaft sein.

Mobilisation mit Thrust

■ Die Hand des Therapeuten, die den Fuß umgreift (rechte Hand), bringt das obere Sprunggelenk in die für die Korrektur optimale Flexionsstellung.
■ Sie führt, gegen den Druck des Kleinfingerballens der anderen (linken) Hand, eine Traktion an Talus und Tibia aus.
■ Nun wird der Fuß mit der rechten Hand stabilisiert, während die linke Hand die Manipulation ausführt.

Korrekturtechnik 2

Position des Patienten und des Therapeuten – Einstellen der Parameter – Phase 1

Der Patient befindet sich in Rückenlage, sein Knie ist gebeugt, sein Fuß stützt sich am Knie des Therapeuten ab. Dieser steht am Fußende der Behandlungsliege mit Blickrichtung zum Patienten. Die Basis des Daumenballens der linken Hand wird auf den anterioren Rand der Tibia gelegt.
Die rechte Hand des Therapeuten wird über die linke Hand gelegt (s.u.).

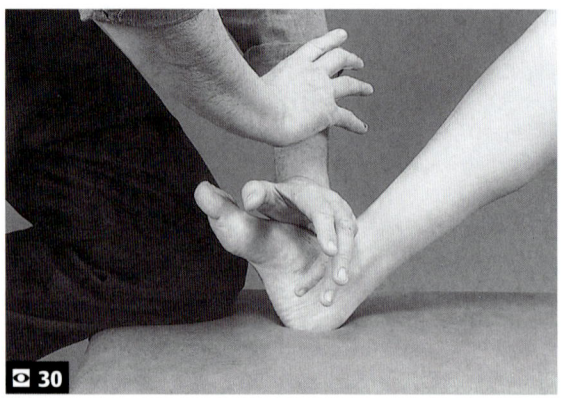

Einstellen der Parameter – Phase 2 – Korrektur

Das Os pisiforme der rechten Hand des Therapeuten wird in die Tabatière der linken Hand gelegt.
Die Technik wird genauso ausgeführt wie die Technik 1. Der Therapeut spielt mit den gleichen Parametern, wobei das Knie leicht nach vorne bzw. nach hinten geschoben wird (der Therapeut bewegt sich dabei nicht wirklich, der Fuß des Patienten gleitet nur über seine Hose). Sobald der Therapeut guten Kontakt hat, kann er einen kurzen und präzisen Impuls von anterior nach posterior (1) in Richtung Vorspannung und gegen den Widerstand ausführen.

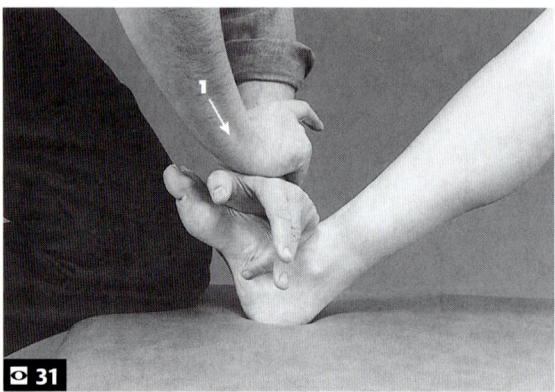

Die optimale Korrektur

Mobilisation mit Thrust

- Die Hände des Therapeuten müssen eine Einheit bilden: Die Basis des Kleinfingerballens der rechten Hand muss in der Tabatière der linken Hand liegen.
- Die Ellenbogen des Therapeuten müssen den gleichen Flexionsgrad aufweisen.
- Die Hände des Therapeuten bilden eine Einheit, sie agieren gemeinsam.
- Der kurze und präzise Impuls wird über die Extension der Ellenbogen ausgeführt.

Korrekturtechnik 3

Position des Patienten und des Therapeuten

Der Patient befindet sich in Rückenlage. Der Therapeut legt seine rechte Hand (Daumen- und Kleinfingerballen) auf Höhe der Caput metatarsalia auf die Fußsohle. Er bringt den Fuß des Patienten in Dorsalflexion und behält diese Position während der gesamten Technik bei. Die linke Hand des Therapeuten wird auf das distale Ende der Tibia gelegt.

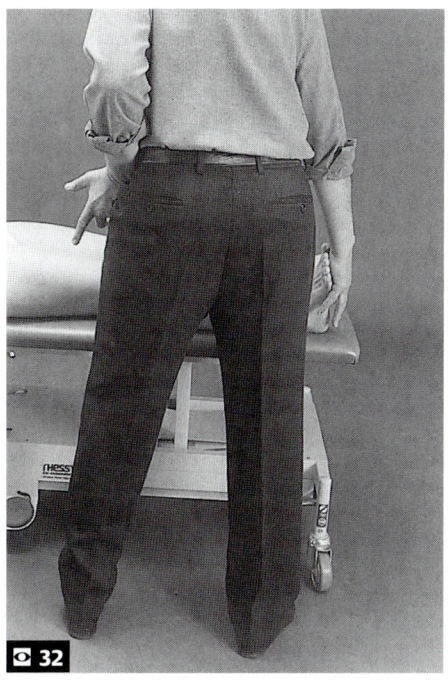

Einstellen der Parameter – Phase 1

Der Therapeut führt eine Rechtsrotation (1) mit seinem Körper aus und legt die Basis des Kleinfingerballens seiner linken Hand auf den anterioren Rand der Tibia (2).

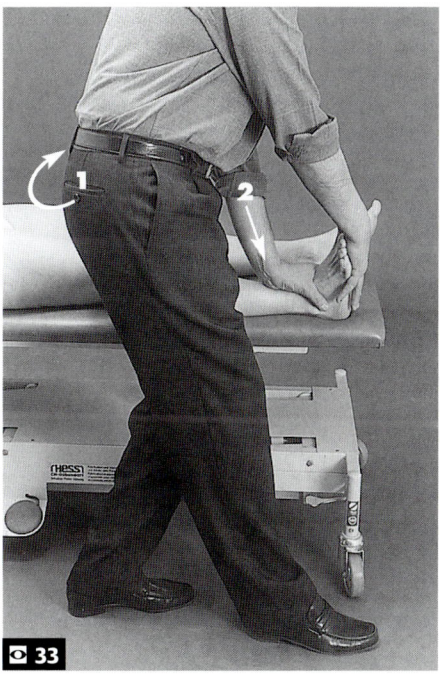

Einstellen der Parameter – Phase 2

Nachdem die Parameter eingestellt sind und die Tibia entsprechend vorgespannt wurde, lockert der Therapeut den Griff der rechten Hand auf der Fußsohle. Die linke Hand bleibt wo sie ist (s. 1, Abb. 33).

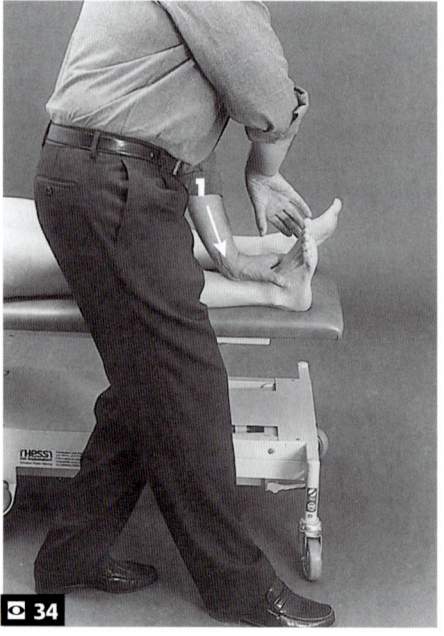

Einstellen der Parameter – Phase 3 (laterale Ansicht)

Die rechte Hand umgreift mit Daumen und Zeigefinger den Talushals und löst ihn aus der Malleolengabel. Die linke Hand bleibt wo sie ist (s. 1, und Abb. 33 und 34).

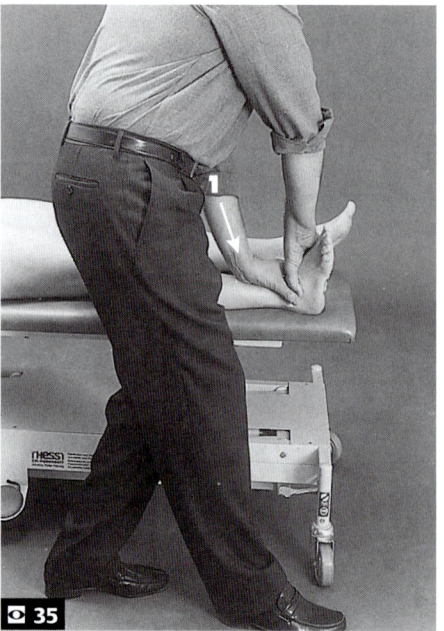

Einstellen der Parameter – Phase 4 (mediale Ansicht)

Die rechte Hand sucht den Talus und löst ihn aus der Malleolengabel (1).

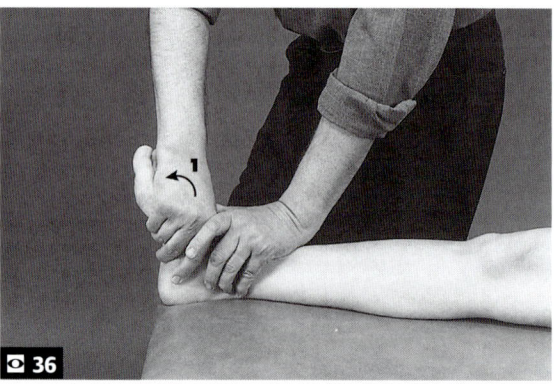

Korrektur (mediale Ansicht)

Der Therapeut bringt den Fuß mit seiner rechten Hand in Plantarflexion (1). Mit der Basis des Kleinfingerballens der linken Hand führt er einen kurzen und präzisen Impuls in Richtung Vorspannung und gegen den Widerstand aus (2).

Anmerkung: *Durch die Plantarflexion, die über den Griff am Talushals erzeugt wird, wird der Kontakt der linken Hand mit dem anterioren Rand der Tibia verfeinert.*

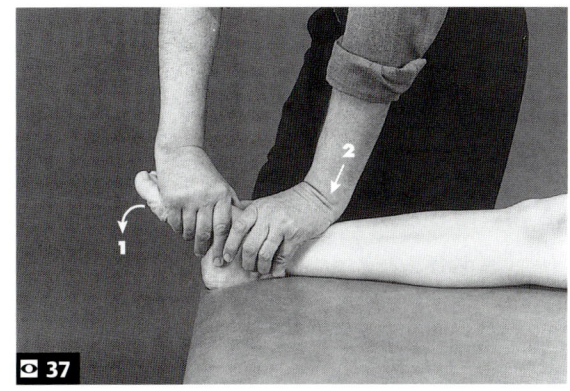

Die optimale Korrektur

Mobilisation mit Thrust

- Je nach Morphologie des Patienten gibt es zwei Möglichkeiten. Der Impuls wird entweder:
  - durch eine kurze und präzise Extension des Ellenbogens des Therapeuten ausgeführt, oder
  - der Ellenbogen des Therapeuten bleibt gespannt und der Impuls wird durch die Verlagerung des Körpergewichts ausgeführt.
- Natürlich muss das Sternum des Therapeuten während der Manipulation genau über dem oberen Sprunggelenk positioniert werden.

Anteromediale Stellung des Talus gegenüber der Malleolengabel

Posteriore Mobilitätseinschränkung des Talus gegenüber der Malleolengabel

Diagnose

Position der Hände

Linke Hand: Sie umgreift den Kalkaneus, der Mittelfinger liegt auf dem Tuberculum posteromediale des Talus.

Rechte Hand: Der Mittel- oder Ringfinger werden auf den Talushals gelegt.

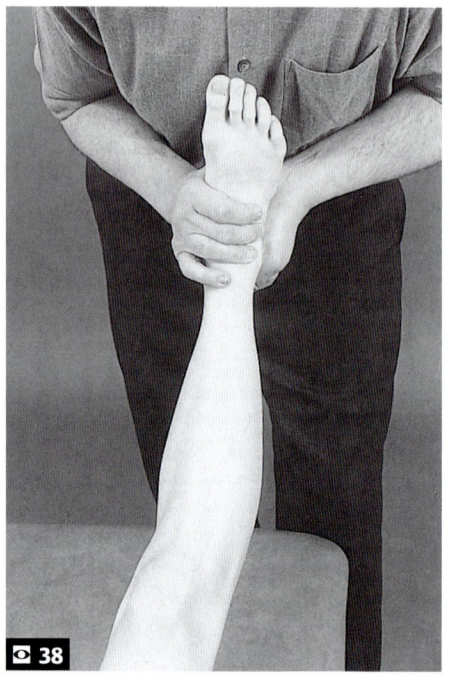

Mobilitätstest

Der Therapeut bringt den Fuß in Dorsalflexion und beurteilt die Qualität der Talusbewegung mit Hilfe seiner beiden Mittelfinger. Die Mobilisation erfolgt über eine Drehung des Oberkörpers um die rechte Hüfte. Dadurch wird nur wenig Spannung im Arm erzeugt und die Finger können gut spüren.

Anmerkung: *Das Tuberculum mediale des Talus ist bei der Posteriorisierung des Talus besonders gut zu spüren.*

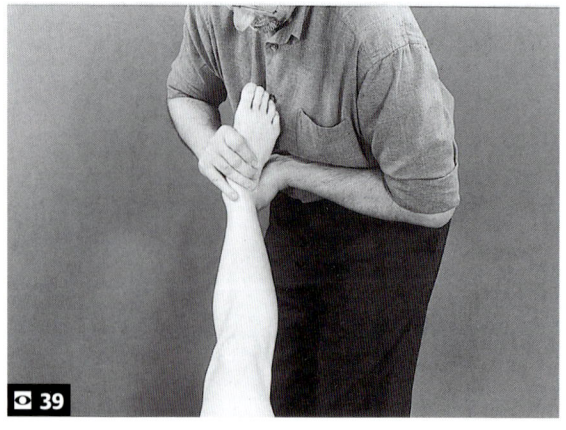

- Der Test beurteilt Quantität und Qualität der Bewegung, er wird im Seitenvergleich ausgeführt.
- Der Mobilitätstest sollte nach der Korrektur nochmals wiederholt werden.

Anmerkung: *Die Mobilitätsdiagnose besteht aus dem Test sowie aus den individuellen anamnestischen und klinischen Daten des Patienten.*

Ursachen

Direkte Ursachen

Sport, Freizeit, berufliche Aktivitäten, Verschiedenes

- Beim Erwachsenen können verschiedene Sportarten wie Rugby, Fußball etc. zu dieser Dysfunktion führen (insbesondere wenn der Schlag auf den Ball in Plantarflexion erfolgt). Dadurch wird der Talus gegenüber der Malleolengabel nach anteromedial bewegt und kann in dieser Position blockiert werden.
- Bei Kindern kann diese Dysfunktion dadurch auftreten, dass das Kind mit dem Fuß in Plantarflexion auf dem Boden sitzt.

Die klinische Untersuchung

- Bei der physiologischen Normalstellung des Fußes mit leichter Plantarflexion tritt die Talusrolle gegenüber dem anterioren Tibiarand stärker hervor.
- Die Palpation lässt eventuell ein Ödem erkennen.
- Schmerz bei der aktiven oder passiven Dorsalflexion kann das Gelenkdefizit begleiten.

Vor der Korrektur

Der Therapeut sollte all jene Knochen austesten (Mobilitätstests), die vom Talus abhängen.

Korrekturtechnik

Position des Patienten und des Therapeuten

Der Patient befindet sich in Rückenlage, seine Füße stehen über das Bett hinaus. Der Therapeut steht am Fußende der Behandlungsliege auf der Seite des zu behandelnden Beins. Der Zeigefinger des Therapeuten kennzeichnet den Talushals, die Kontaktstelle für die Korrektur.

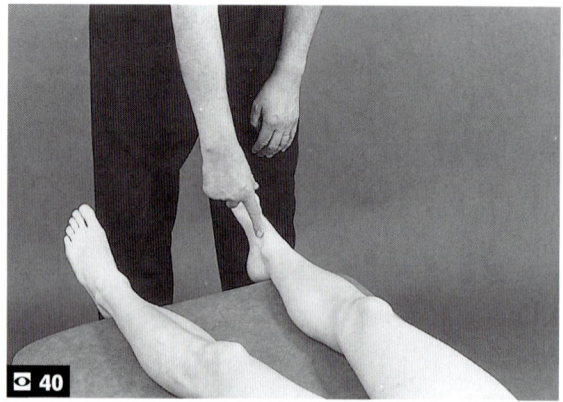

Einstellen der Parameter – Phase 1

Die Daumen der beiden Hände des Therapeuten werden zu beiden Seiten der Sehne des M. tibialis anterior gelegt, die anderen Finger umgreifen medial und lateral den Fuß.

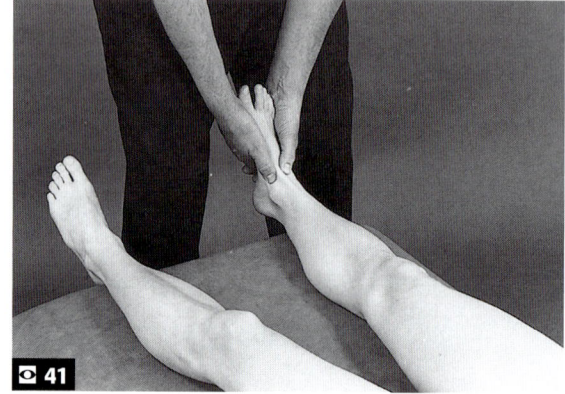

Einstellen der Parameter – Phase 2

Der Therapeut reduziert die Anteriorität des Talus, indem er diesen nach rückwärts (1) unter die Malleolengabel drückt, und die mediale Position des Talus, indem er ihn nach lateral (2) drückt. Dabei sollte er sich so weit nach vorne beugen, dass sein Processus xiphoideus genau über dem Gelenk liegt.

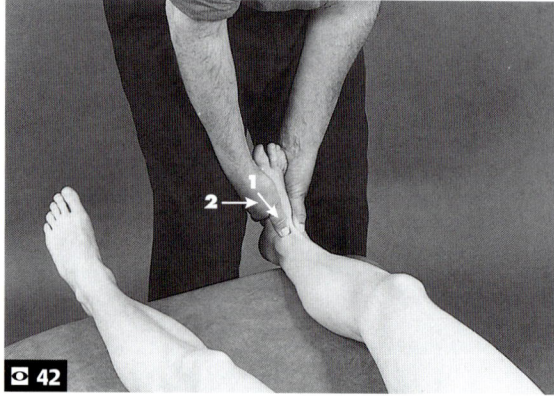

Korrektur

Der Patient führt einen kurzen und präzisen Impuls in Richtung Vorspannung und gegen den Widerstand aus (1). Siehe auch die Abbildungen 41 und 42.

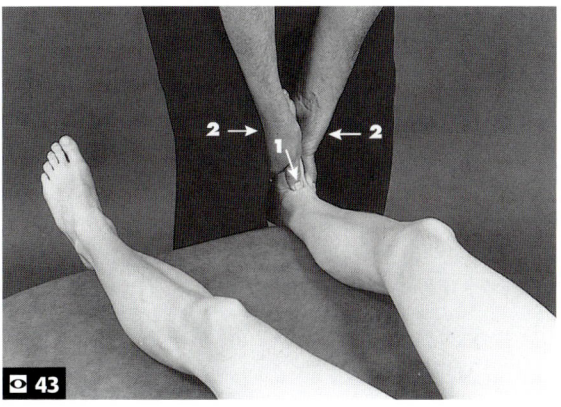

Die optimale Korrektur

Mobilisation mit Impuls

- Die Oberschenkel oder Knie des Therapeuten berühren seitlich die Handgelenke (s. 2, Abb. 43).
- Der letzte Teil der Technik besteht in einem Druck von anterior nach posterior – gegen den Talushals –, der über die Verlagerung des Körpergewichts und die Anspannung der Adduktoren erfolgt.

Posterolaterale Stellung des Talus gegenüber dem Kalkaneus

Anteriore Mobilitätseinschränkung des Talus gegenüber dem Kalkaneus

Diagnose

Position der Hände

Der Patient befindet sich in Rückenlage, die Beine sind ausgestreckt.

Linke Hand: Sie umgreift den Kalkaneus.

Rechte Hand: Sie umgreift mit dem Mittel- oder Ringfinger den Talushals. Die auf dem Kalkaneus liegende Hand hat zudem Kontakt mit dem Tuberculum mediale des Talus, dadurch kann der Talus leichter nach anterior gedrückt werden.

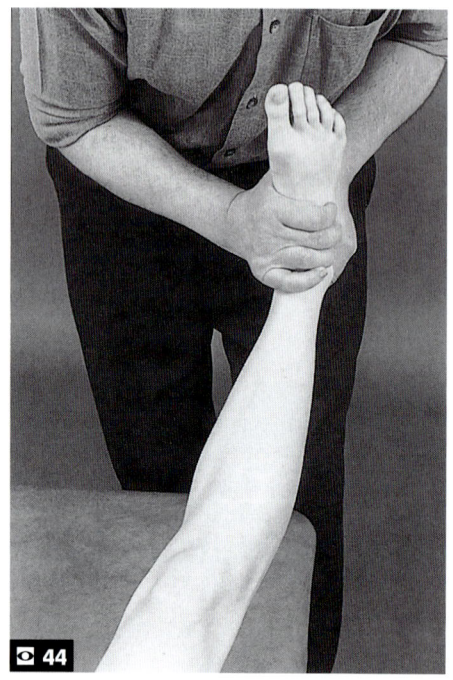

Mobilitätstest

Für den Test bringt der Therapeut den Fuß in Plantarflexion und den Talus in eine anteromediale Position.

Anmerkung: *Liegt eine Mobilitätseinschränkung vor, kann das Tuberculum mediale des Talus nur sehr wenig nach anterior bewegt werden.*

Die linke Hand versucht zu spüren, wie der Kalkaneus dieser Bewegung folgt und ab wann er der Bewegung nicht mehr folgt.

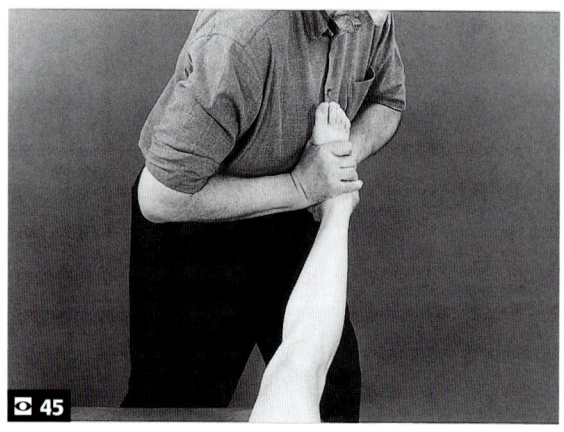

Wichtig

- Der Test beurteilt Quantität und Qualität der Bewegung, er wird im Seitenvergleich ausgeführt.
- Der Mobilitätstest sollte nach der Korrektur nochmals wiederholt werden.

Anmerkung: *Die Mobilitätsdiagnose besteht aus dem Test sowie aus den individuellen anamnestischen und klinischen Daten des Patienten.*

Ursachen

Direkte Ursachen

Sport, Freizeit, berufliche Aktivitäten, Verschiedenes

Diese Dysfunktion – Einschränkung der anterioren Beweglichkeit des Talus gegenüber dem Kalkaneus – ist eher selten, kann jedoch bei bestimmten Sportarten (Laufen) auftreten oder bei verschiedenen Freizeitaktivitäten, z. B. beim Bergwandern entstehen, vor allem wenn man bergab läuft oder wenn man ständig nur mit dem Vorderfuß auftritt, da dadurch der Talus in einer posterolateralen Position „blockiert" wird.

Anmerkung: *Diese Art von Dysfunktion kann mit einer Posteriorisierung des Talus gegenüber der Malleolengabel verbunden sein.*

Indirekte Ursachen

- Der Hohlfuß ist eine morphologisch-statische Störung, die diese Dysfunktion begünstigen kann.
- Die Zerrung des Lig. talofibulare anterius führt zu einer anterioren Mobilitätseinschränkung des Talus gegenüber dem Kalkaneus: d. h. der Talus befindet sich gegenüber dem Kalkaneus in einer posterolateralen Stellung.

Die klinische Untersuchung

- Vorspannung und Palpation aller betroffenen Bänder (Ansätze und Verlauf).
- Dehnung und Vorspannung der Mm. peronaeus longus und brevis.
- Suche nach Schmerzpunkten, Beschwerden oder Spasmen an den Mm. peronaeus longus und brevis.

Vor der Korrektur

Diese Mobilitätseinschränkung tritt häufig als Folge einer Zerrung des Lig. talofibulare anterius auf.

Korrekturtechnik

Position des Patienten und des Therapeuten

Der Zeigefinger des Therapeuten kennzeichnet den lateralen Teil des Talushalses, dem Kontaktpunkt für die linke Hand (s. Abb. 47). Der Fuß des Patienten wird am Knie des Therapeuten abgestützt, damit die Korrektur genau zwischen dem Talus und dem Kalkaneus und nicht zwischen Talus und Tibia erfolgt.

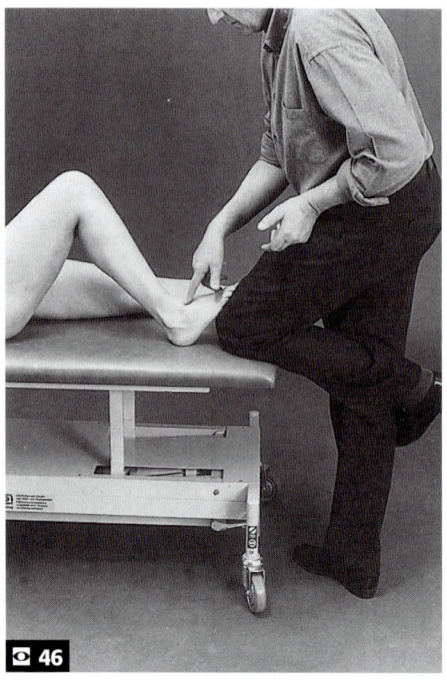

Einstellen der Parameter – Phase 1

Linke Hand: Die Basis des Kleinfingerballens liegt auf der Lateralseite des Talushalses.

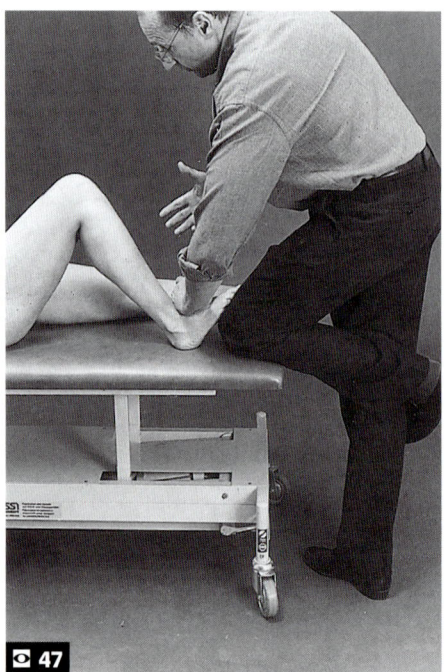

Einstellen der Parameter – Phase 2

Rechte Hand: Sie wird über die linke Hand gelegt, sie verstärkt den Griff und stabilisiert das Handgelenk.

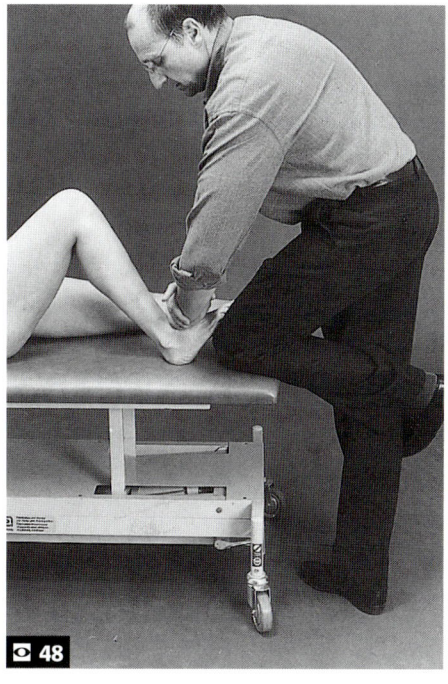

Korrektur (mediale Ansicht)

Der Druck des Therapeuten erfolgt von außen nach innen (1) und von hinten nach vorne (2). Ziel ist es, den Talus aus der Malleolengabel zu befreien. Der kurze und präzise Impuls erfolgt in Richtung Vorspannung und gegen den Widerstand.

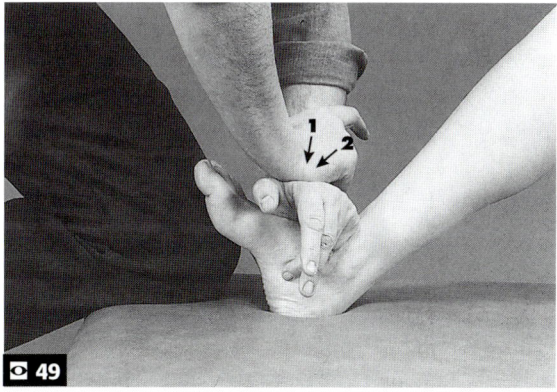

Die optimale Korrektur

Mobilisation mit Thrust

In der letzten Phase der Manipulation ist die Anteriorisierung die wichtigste Komponente. Der Druck erfolgt am lateralen Teil des Talushalses, der nach anteromedial (nach vorne und innen) gedrückt wird.

Kalkaneus anterior (Horizontalisierung des Kalkaneus)

Posteriore Mobilitätseinschränkung des Kalkaneus gegenüber dem Talus

Diagnose

Mobilitätstest

Position der Hände

Rechte Hand: Sie zieht den Vorderfuß (1) in Plantarflexion (2).

Linke Hand: Sie versucht den Kalkaneus zu posteriorisieren, d. h. zu vertikalisieren.

Test

Der Therapeut drückt den superioren und posterioren Teil des Kalkaneus mit seiner linken Hand von oben nach unten (3) und von hinten nach vorne (4) (so als würde man jemandem den Schuh ausziehen [5]).

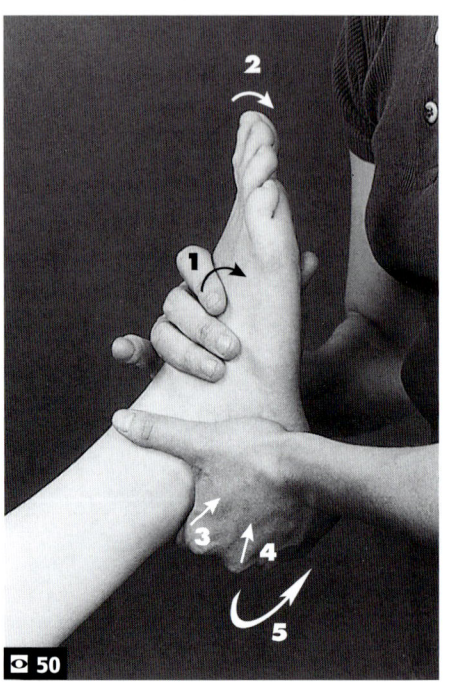

> **Wichtig**
>
> ◻ Der Test beurteilt Quantität und Qualität der Bewegung, er wird im Seitenvergleich ausgeführt.
>
> ◻ Der Mobilitätstest sollte nach der Korrektur nochmals wiederholt werden.
>
> ***Anmerkung:*** *Die Mobilitätsdiagnose besteht aus dem Test sowie aus den individuellen anamnestischen und klinischen Daten des Patienten.*

Ursachen

Direkte Ursachen

Sport, Freizeit, berufliche Aktivitäten, Verschiedenes

Es handelt sich um ein Trauma oder um ein Mikrotrauma, durch das der Kalkaneus nach vorne gedrückt und somit horizontalisiert wird.

Beispiel 1: Jemand steigt eine Leiter hinauf, verfehlt eine Sprosse und prallt mit der Fußsohle (im Bereich des Os naviculare und des Os cuboideum) gegen die darunter liegende Sprosse.

Beispiel 2: Das Bremsen beim Schlittenfahren mit Hilfe der Ferse kann den Kalkaneus anteriorisieren.

Indirekte Ursachen

- Der Plattfuß ist eine morphologisch-statische Störung, die diese Gelenkdysfunktion begünstigen kann.
- Viele Dysfunktionen des Fußes führen zu einer Adaptation und somit zu einem „Plattfuß".

Die klinische Untersuchung

Palpatorische Diagnose

- Der Therapeut stellt fest, dass der Fuß auf der Dysfunktionsseite „flacher" ist als der andere.
- Die Tuberositas anterior und inferior des Kalkaneus (sie befindet sich im anterioren Bereich der Plantarseite des Kalkaneus) kann im Vergleich zur anderen Seite etwas erhabener erscheinen.
- Die Plantaraponeurose ist gedehnt.
- Das Os cuboideum folgt der Bewegung des Kalkaneus (es senkt sich nach plantar ab), d. h. der Knochen ist auf der Plantarseite besonders gut spürbar.
- Der Patient kann nicht oder nur sehr schlecht auf den Fersen gehen.

Vor der Korrektur

Der Therapeut sollte die Spannung der Plantaraponeurose überprüfen und sie gegebenenfalls entspannen (Druckmassage, Dehnung).

Korrekturtechnik 1

Position des Patienten und des Therapeuten

Der Patient liegt auf seiner linken Seite, das linke Bein ist in Hüfte und Knie gebeugt. Das rechte Bein ist gestreckt. Der Therapeut steht am Fußende der Behandlungsliege.

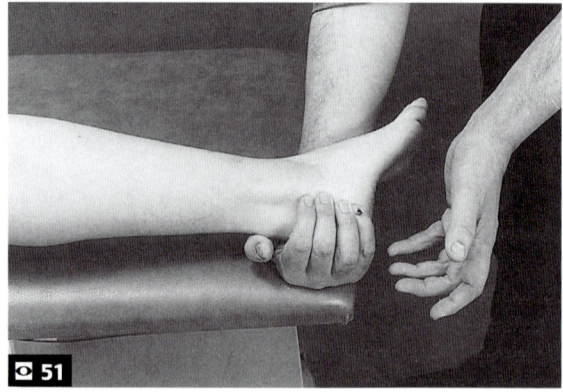

Einstellen der Parameter

Rechte Hand: Sie umgreift den Kalkaneus (s. Abb. 51).

Linke Hand: Der Daumenballen wird auf den Handrücken der rechten Hand gelegt.

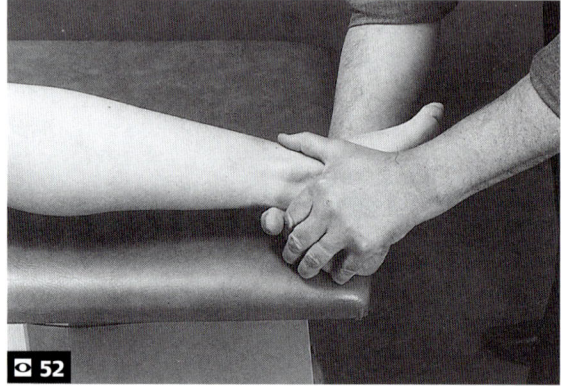

Korrektur

Der Therapeut führt einen kurzen und präzisen Impuls in Richtung Vorspannung und gegen den Widerstand aus. Siehe auch „Mobilisation mit Thrust".

Anmerkung: *Es ist als würde man jemandem den Schuh ausziehen (1) – diese Bewegung entspricht der letzten Phase der Manipulation.*

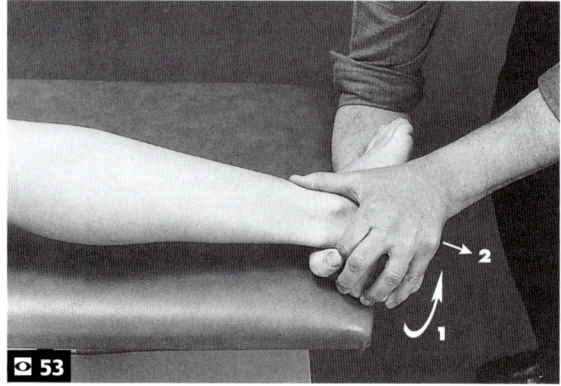

Die optimale Korrektur

Mobilisation mit Thrust

Der Impuls erfolgt über die beiden Handgelenke des Therapeuten, die eine Ulnarabduktion ausführen (s. 2, Abb. 53).

Korrekturtechnik 2

Position des Patienten und des Therapeuten

Der Patient befindet sich in Rückenlage. Der Therapeut steht mit dem Rücken zum Patienten, das Bein des Patienten zwischen seinen Oberschenkeln, seine beiden Hände umgreifen den Kalkaneus.

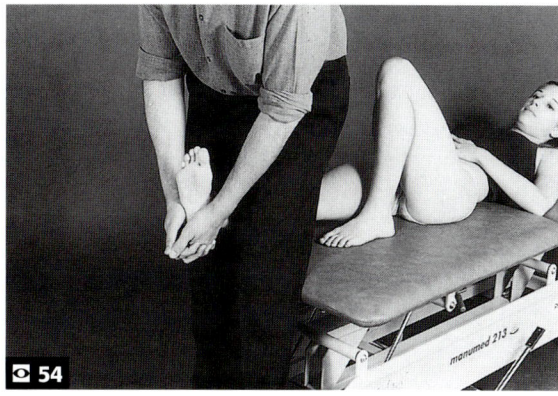

Einstellen der Parameter – Nahaufnahme der Handposition

Der Fuß befindet sich in einer physiologischen Normalstellung mit leichter Plantarflexion.

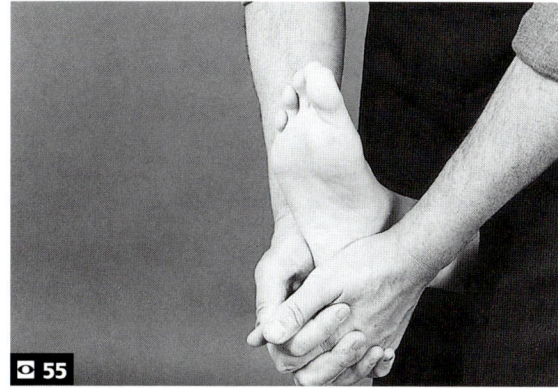

Korrektur

Wie bei der Korrekturtechnik 1 sollte man bei dieser Technik an die Bewegung denken, die man macht, wenn man jemandem den Schuh auszieht.

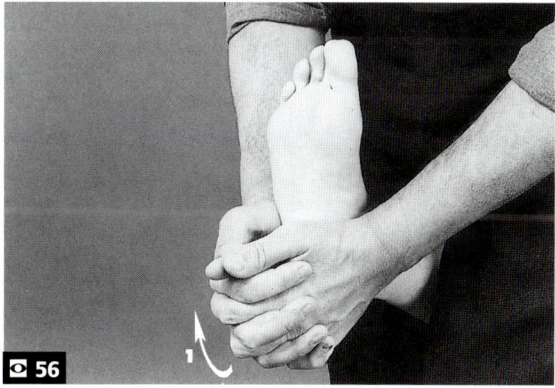

Die optimale Korrektur

Mobilisation mit Impuls

Sobald die Vorspannung erreicht ist, reicht ein kurzer und präziser Impuls über die Ellenbogen aus, um den Kalkaneus zu vertikalisieren, d. h. zu posteriorisieren.

Korrekturtechnik 3

Position des Patienten und des Therapeuten

Der Zeigefinger des Therapeuten kennzeichnet jenen Teil des Kalkaneus, auf den die rechte Hand gelegt wird. Wichtig ist, dass der Talushals stabil auf der Unterlage liegt, da über diesen Kontakt der Gegendruck erzeugt wird.

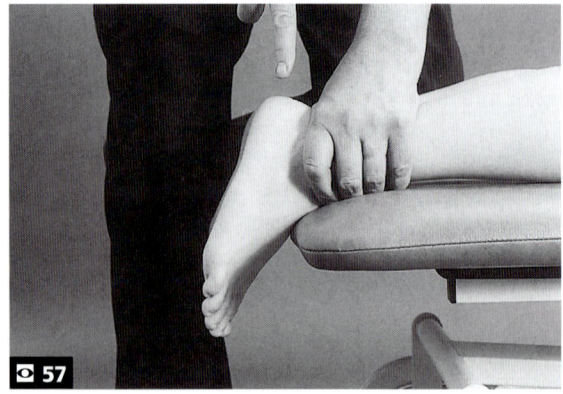

Einstellen der Parameter – Phase 1 (Ansicht von plantar)

Rechte Hand: Die Finger des Therapeuten umgreifen den Kalkaneus, um eine achsengerechte Traktion an der Tibia ausführen zu können und mit Hilfe der Ulnarabduktion der rechten Hand einen Teil der Vorspannung zu erreichen.

Anmerkung: *Wichtig ist, dass die rechte Hand nur den Kalkaneus umgreift.*

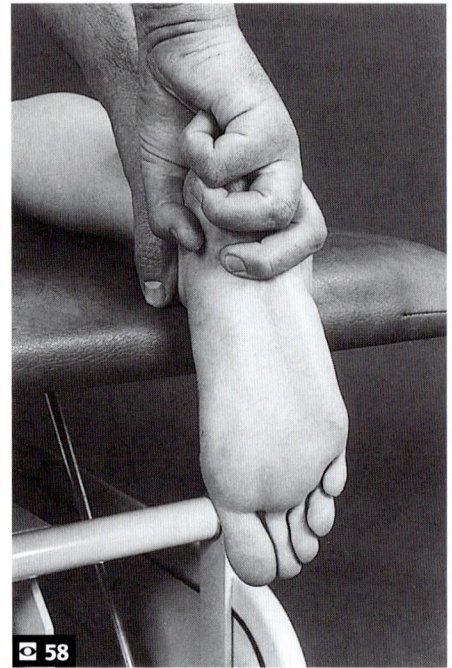

Einstellen der Parameter – Phase 2 (laterale Ansicht)

Die Zeigefinger des Therapeuten stützen sich am Fuß ab und dienen als Fixpunkt für die Vorspannung oder die achsengerechte Traktion.

Cave!

■ Der Kontakt erfolgt mit dem radialen Rand des dritten Fingerglieds (oder gegebenenfalls dem zweiten Fingerglied) der beiden Zeigefinger.

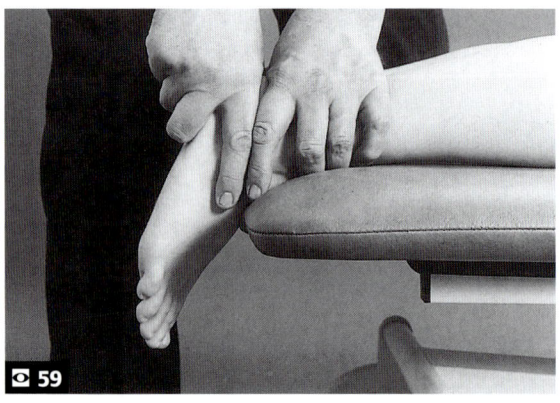

Einstellen der Parameter – Phase 3

Der Fuß wird in eine leichte Dorsalflexion gebracht. Das untere Sprunggelenk wird über die Kontaktpunkte (2) im Bereich des radialen Rands des dritten Fingerglieds der beiden Zeigefinger dekoaptiert (1).

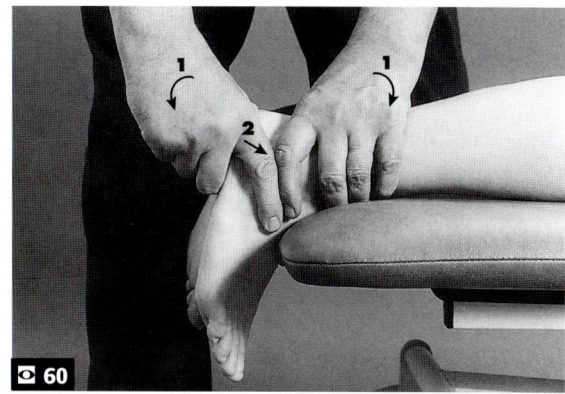

Korrektur

Unter Beibehaltung der Dekoaptation führt der Therapeut einen kurzen und präzisen Impuls in Richtung Vorspannung und gegen den Widerstand aus. Die Richtung des Impulses wird durch den rechten Zeigefinger des Therapeuten (1) angezeigt, siehe unten.

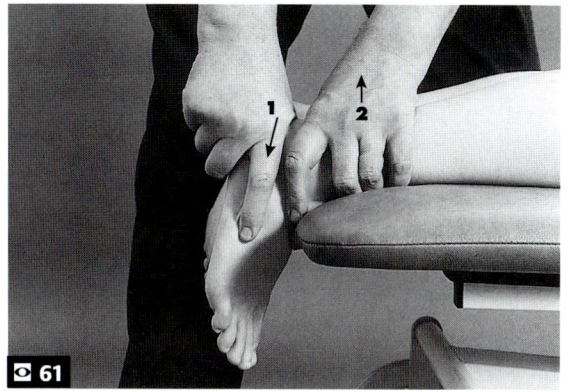

Die optimale Korrektur

Mobilisation mit Thrust

- Wichtig ist, dass der Therapeut sich so weit nach vorne beugt, dass sich der Processus xiphoideus genau über dem betreffenden Gelenk befindet.
- Der Therapeut erzeugt eine Scherbewegung, indem er die Tibia mit seiner linken Hand gegen den fixierten Talus nach hinten zieht (s. 2, Abb. 61).
- In der letzten Phase setzt der Therapeut sein Körpergewicht zur Korrektur ein.

Kalkaneus posterior (Vertikalisierung des Kalkaneus)

Anteriore Mobilitätseinschränkung des Kalkaneus gegenüber dem Talus

Diagnose

Mobilitätstest

Position der Hände

Rechte Hand: Sie bringt den Vorderfuß (1) in Dorsalflexion (2).

Linke Hand: Sie versucht den Kalkaneus zu anteriorisieren, d. h. zu horizontalisieren.

Test

Der Therapeut drückt den Kalkaneus mit seiner linken Hand von vorne nach hinten (3) und von unten nach oben (4), d. h. er drückt die Ferse nach oben, dadurch wird der anteriore Teil des Kalkaneus nach unten bewegt – so als würde er jemandem den Schuh anziehen (5).

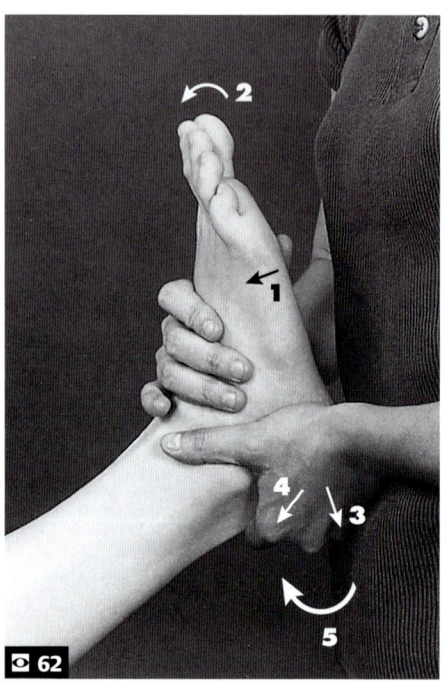

Wichtig

- Der Test beurteilt Quantität und Qualität der Bewegung, er wird im Seitenvergleich ausgeführt.
- Der Mobilitätstest sollte nach der Korrektur nochmals wiederholt werden.

Anmerkung: *Die Mobilitätsdiagnose besteht aus dem Test sowie aus den individuellen anamnestischen und klinischen Daten des Patienten.*

Ursachen

Direkte Ursachen

Sport, Freizeit, berufliche Aktivitäten, Verschiedenes

Es handelt sich um ein Trauma oder um ein Mikrotrauma, durch das der Kalkaneus nach hinten gedrückt und somit vertikalisiert wird. Beispiele:
- Beim Sport, wenn jemand in Plantarflexion dem Ball einen Schlag versetzt.
- Beim Heimwerken oder bei beruflichen Aktivitäten: wenn der Fuß mit dem vorderen Teil des Kalkaneus auf der Sprosse einer Leiter steht.
- Sturz auf die Fußsohle.

Indirekte Ursachen

- Der Hohlfuß ist eine morphologisch-statische Störung, die diese Gelenkdysfunktion begünstigen kann.
- Viele Dysfunktionen des Fußes führen zu einer Adaptation und somit zu einem „Hohlfuß".

Die klinische Untersuchung

Palpatorische Diagnose

- Der Therapeut stellt fest, dass der Fuß auf der Dysfunktionsseite „hohler" ist als der andere.
- Die Tuberositas anterior und inferior des Kalkaneus (sie befindet sich im anterioren Bereich der Plantarseite des Kalkaneus) kann im Vergleich zur anderen Seite weniger erhaben erscheinen.
- Die Plantaraponeurose ist verkürzt, was bei der Palpation erkennbar ist. Das Os cuboideum ist schwer zu palpieren, da die Aponeurose verkürzt ist.
- Der Patient kann nicht oder nur sehr schlecht auf den Fußspitzen gehen.

Vor der Korrektur

- Der Therapeut sollte die Spannung der Plantaraponeurose überprüfen und sie gegebenenfalls entspannen (Weichgewebe- und Dehnungstechniken).
- Er sollte sich auch den M. triceps surae ansehen (Weichgewebetechniken und Dehnungstechniken, die nach dem Prinzip Anspannen und Entspannen funktionieren).

Korrekturtechnik 1

Position des Patienten und des Therapeuten – Einstellen der Parameter

Der Patient liegt auf dem Bauch.

Linke Hand: Sie drückt die Tibia gegen die Behandlungsliege. Wichtig ist, dass der Talus Kontakt mit der Liege hat.

Rechte Hand: Sie umgreift den Kalkaneus – siehe nebenstehende Abbildung.

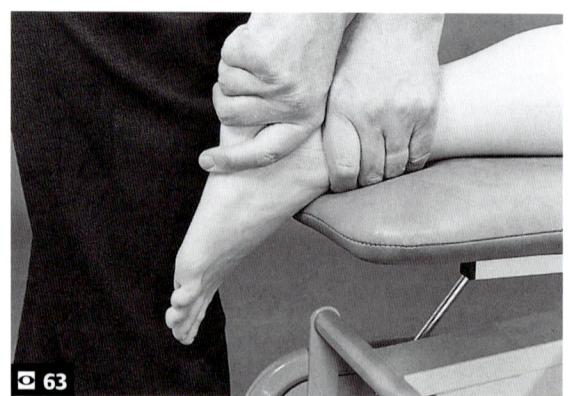

Einstellen der Parameter – Korrektur

Linke Hand: Die Tibia wird fest gehalten und nach hinten gezogen (1).

Rechte Hand: Sie drückt den Kalkaneus von hinten nach vorne, in der durch den Zeigefinger angezeigten Richtung (2).

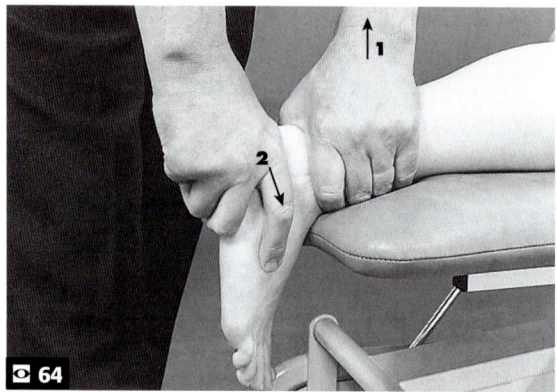

Korrekturtechnik 2

Position des Patienten und des Therapeuten – Einstellen der Parameter

Der Patient befindet sich in Bauchlage.

Linke Hand: Sie drückt die Tibia gegen die Behandlungsliege (1), der Talushals wird ebenfalls gegen die Liege gedrückt.

Rechte Hand: Der Handtellerrand (2) liegt auf der Rückseite des Kalkaneus und die Finger dieser Hand auf der Fußsohle. Der Therapeut beginnt mit seinem rechten Bein Gegendruck (3) an der Anteriorseite der Fußsohle (Bereich der Caput metatarsalia) zu erzeugen.

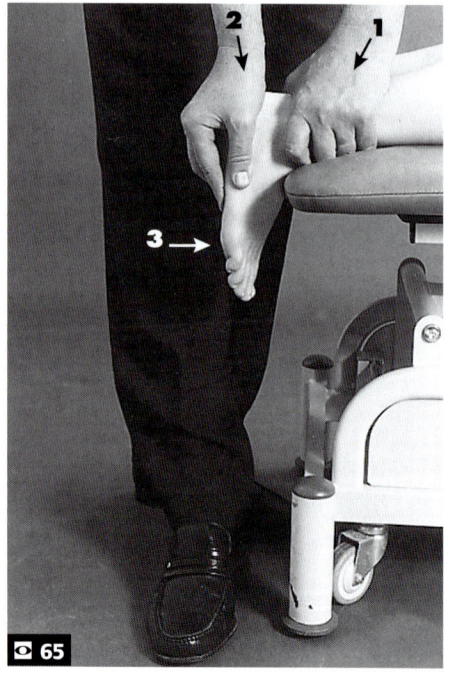

Einstellen der Parameter – Phase 2 – Korrektur

Linke Hand: Sie zieht die Tibia nach hinten, der Talus wird gegen die Liege gedrückt.

Rechte Hand: Sie drückt den Kalkaneus von hinten nach vorne, anschließend wird der Gegendruck auf dem Vorfuß (3) durch das rechte Bein des Therapeuten entsprechend abgestimmt.
Der Therapeut führt mit seiner rechten Hand und seinem rechten Bein einen kurzen und präzisen Impuls in Richtung Vorspannung und gegen den Widerstand aus. Siehe unten.

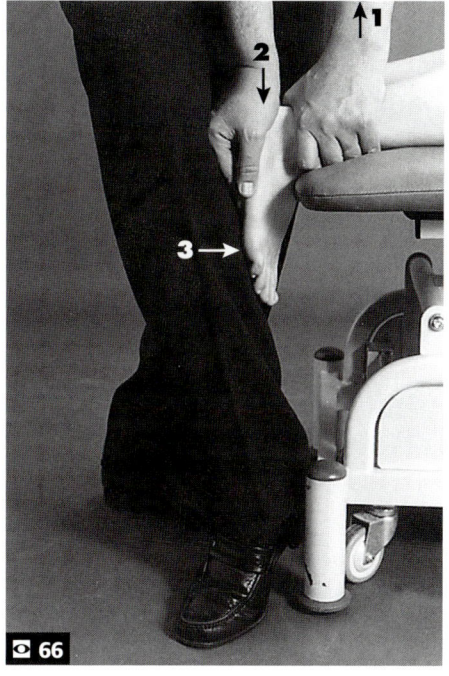

Die optimale Korrektur

Mobilisation mit Thrust

- Der wesentliche Aspekt dieser Technik ist das Zusammenspiel zwischen der Bewegung der rechten Hand und des rechten Beins des Therapeuten.
- In der letzten Korrekturphase verlagert der Therapeut sein Körpergewicht Richtung Kopf des Patienten.
- Der Therapeut führt über die Fußspitze des am Boden stehenden Beins eine Adduktions- und Außenrotationsbewegung in der Hüfte aus.

Inversionsstellung des Kalkaneus

Mobilitätseinschränkung des Kalkaneus in Richtung Eversion gegenüber dem Talus

Diagnose

Mobilitätstest

Position der Hände

Der Therapeut ergreift mit Daumen- und Kleinfingerballen der beiden Hände den Kalkaneus des Patienten. Der
Fuß darf dabei nicht in Plantarflexion bewegt werden.

Test

Der Therapeut bewegt den Kalkaneus zunächst in Inversion (1) und anschließend in Eversion (2). Im vorliegenden Fall stellt er eine Mobilitätseinschränkung des Kalkaneus in Eversion gegenüber dem Talus fest.

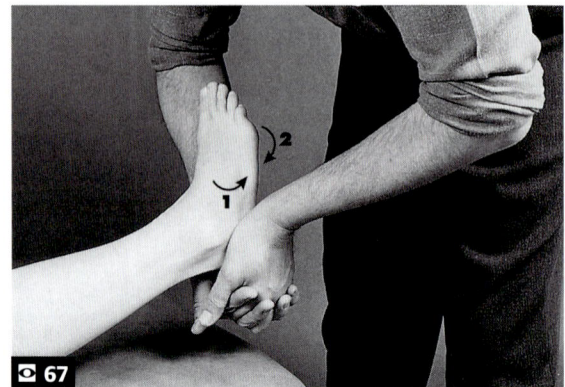

Wichtig

- Der Test beurteilt Quantität und Qualität der Bewegung, er wird im Seitenvergleich ausgeführt.

- Der Mobilitätstest sollte nach der Korrektur nochmals
  wiederholt werden.

Anmerkung: *Die Mobilitätsdiagnose besteht aus dem Test
sowie aus den individuellen anamnestischen und klinischen
Daten des Patienten.*

Ursachen

Direkte Ursachen

Sport, Freizeit, berufliche Aktivitäten, Verschiedenes

Wird das untere Sprunggelenk zu sehr in Inversion belastet, kann es zu dieser Dysfunktion kommen.

Beispiel: Ein langer Marsch auf steinigem und abfallendem Untergrund (Geröllhalde) mit falschen (zu wenig festen) Schuhen.

Indirekte Ursachen

- Folgen von Zerrungen des Lig. talofibulare anterius bzw. des Lig. calcaneofibulare.
- Folgen von Verstauchungen des unteren Sprunggelenks.

Die klinische Untersuchung

Palpatorische Diagnose

- Schmerzpunkte, Spannungen und Verkürzungen in den verschiedenen betroffenen Ligamenten, Muskeln und Sehnen.

- Eventuell Zerrungen der Ligg. talocalcanei.
- Muskeln und Sehnen:
  - Palpation des M. peronaeus longus (M. fibularis longus) von seinem distalen Ansatz auf der Tuberositas ossis metatarsalis I bis zum Fibulaköpfchen.
  - Palpation des M. peronaeus brevis (M. fibularis brevis) von seinem Ansatz an der Tuberositas ossis metatarsalis V bis zum distalen Drittel der Fibula.
- Hohe Absätze.

Vor der Korrektur

- Bei dieser Dysfunktion wird das distale Ende der Fibula über die Spannung der Mm. peronaeus longus und brevis nach vorne und unten gezogen. Testet man das Talofibulargelenk, stellt man fest, dass es sich nur schwer posteriorisieren lässt. Die anderen Fußgelenke sowie das proximale Tibiofibulargelenk sollten gleichfalls überprüft werden.
- Man sollte auch die Spannung der Plantaraponeurose testen.
- Zudem sollten die vom Kalkaneus abhängigen Knochen überprüft werden (Mobilitätstests).

Korrekturtechnik

Position des Patienten und des Therapeuten

Der Patient befindet sich in Seitlage, das zu behandelnde Bein unten, das Knie ist mehr oder weniger angewinkelt, der Fuß steht über das Ende der Behandlungsliege hinaus. Der Therapeut bringt das obere Sprunggelenk (Art. talocruralis) mit Hilfe seines rechten Knies in Dorsalflexion und „blockiert" damit den Talus in der Malleolengabel (dadurch wird die Mobilisation des unteren Sprunggelenks erleichtert).

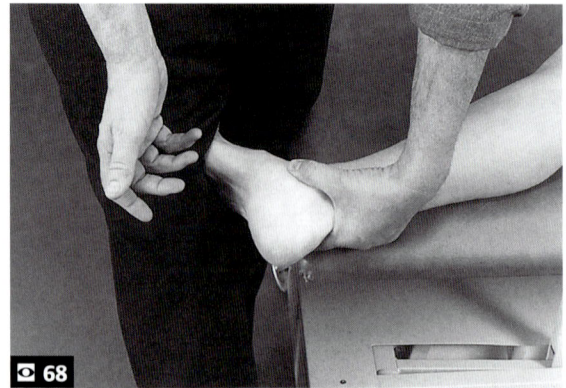

Einstellen der Parameter

Linke Hand: Daumen und Zeigefinger umgreifen von rückwärts kommend den Fußknöchel, der Zeigefinger wird unter den Malleolus lateralis und der Daumen unter den Malleolus medialis gelegt. Durch diesen Griff wird der Talus zwischen Tibia und Fibula stabilisiert.

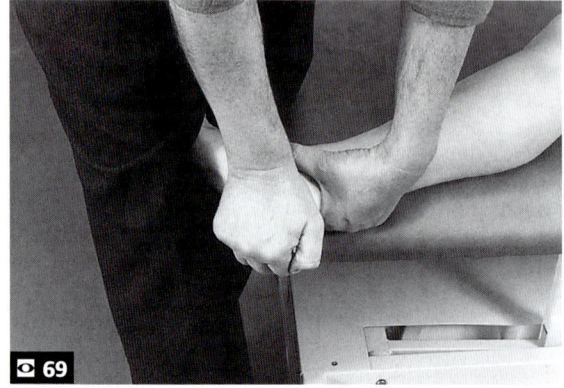

Korrektur

Rechte Hand: Der Daumenballen wird auf die Innenseite des Kalkaneus gelegt, die Finger liegen auf der Außenseite desselben Knochens. Diese Hand hat zwei Funktionen: sie führt eine Dekoaptation (1) des Kalkaneus gegenüber dem Talus aus und drückt diesen in Richtung Eversion (2).

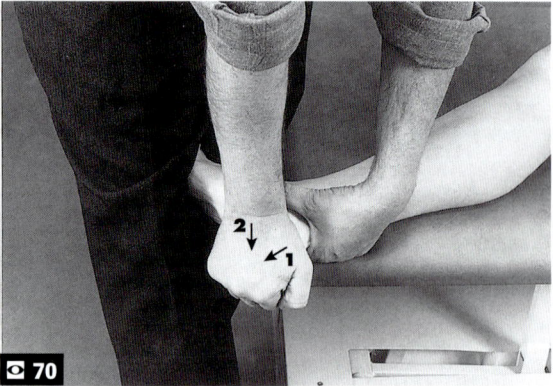

Korrektur – Phase 1: Dekoaptation

Es handelt sich um eine leichte Dekoaptation entlang der Achse des Unterschenkels (1). Wichtig ist, dass die Bewegung im unteren Sprunggelenk erfolgt und nicht teilweise oder gänzlich im oberen Sprunggelenk. Gegebenenfalls bringt der Therapeut den Fuß des Patienten mit seinem Oberschenkel (2) etwas mehr in Dorsalflexion und fixiert damit den Talus besser.

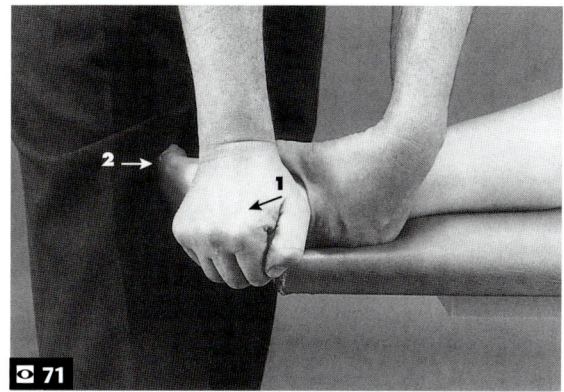

Korrektur – Phase 2: Thrust

Wie auf der Abbildung zu sehen, erfolgt der Druck in Richtung Boden (3), d.h. in Richtung Eversion (nach der Dekoaptation des Kalkaneus – s. 1, Abb. 71). Durch diese Bewegung werden die Strukturen vorgespannt, der Therapeut spürt den Widerstand und führt nun einen kurzen und präzisen Impuls in Richtung Vorspannung und gegen den Widerstand aus.

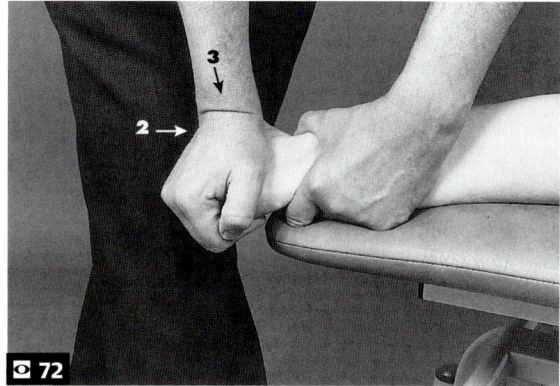

Die optimale Korrektur

Mobilisation ohne Thrust

Es werden die gleichen Parameter wie für die Mobilisation mit Impuls verwendet. Die Technik wird fünf- bis sechsmal wiederholt.

Mobilisation mit Thrust

Der Impuls geht von der Schulter des Therapeuten aus, welche stabil bleibt. Der Ellenbogen sollte dabei gestreckt bleiben, sodass der gesamte Arm eine Einheit bildet. Der Therapeut lässt sein Körpergewicht auf das Gelenk fallen, dabei macht er eine Drehung mit dem Oberkörper, die durch eine Beugung im Knie und eine Adduktionsbewegung der rechten Hüfte erzeugt wird.

Eversionsstellung des Kalkaneus

Mobilitätseinschränkung des Kalkaneus in Richtung Inversion gegenüber dem Talus

Diagnose

Mobilitätstest

Position der Hände

Der Therapeut ergreift mit Daumen- und Kleinfingerballen der beiden Hände den Kalkaneus des Patienten. Der Fuß darf dabei nicht in Plantarflexion bewegt werden.

Test

Der Therapeut bewegt den Kalkaneus zunächst in Inversion (1) und anschließend in Eversion (2). Im vorliegenden Fall stellt er eine Mobilitätseinschränkung des Kalkaneus in Inversion gegenüber dem Talus fest.

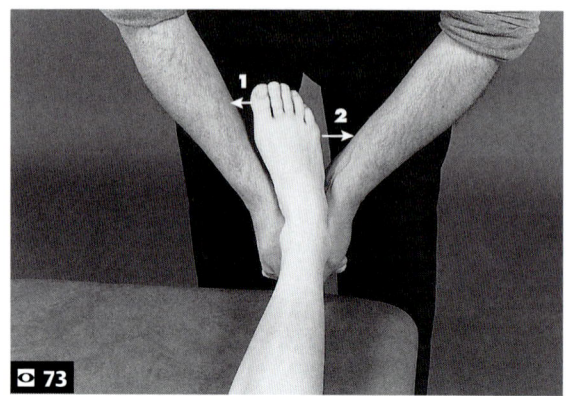

Wichtig

- Der Test beurteilt Quantität und Qualität der Bewegung, er wird im Seitenvergleich ausgeführt.

- Der Mobilitätstest sollte nach der Korrektur nochmals wiederholt werden.

Anmerkung: *Die Mobilitätsdiagnose besteht aus dem Test sowie aus den individuellen anamnestischen und klinischen Daten des Patienten.*

Ursachen

Direkte Ursachen

Sport, Freizeit, berufliche Aktivitäten, Verschiedenes

Wird das untere Sprunggelenk zu sehr in Eversion belastet, kann es zu dieser Dysfunktion kommen.

Beispiele:
- Ein langer Marsch auf unebenem Gelände mit falschen (zu wenig festen) Schuhen.
- Das Tragen hoher Absätze.

Indirekte Ursachen

- Folgen von Zerrungen des Lig. talofibulare anterius bzw. des Lig. calcaneofibulare.
- Folgen von Verstauchungen des unteren Sprunggelenks.
- Plattfüße und ein Genu valgum können zu dieser Dysfunktion führen.

Die klinische Untersuchung

- Palpation des M. flexor hallucis longus im Sulcus tendinis musculi flexoris hallucis longi an der Unterfläche des Sustentaculum tali.
- Palpation des M. tibialis posterior unter Bezug auf die Adaptation des Os naviculare.

Vor der Korrektur

Die Qualität des M. tibialis posterior (z. B. Spasmus) bestimmt die „Reaktivität" des ersten Strahls (Ossa cuneiformia mediale und intermedium – Os metatarsale I), der dadurch vom Kalkaneus abhängig wird. Dies bedeutet, dass der Therapeut nach eventuell vorhandenen Mobilitätseinschränkungen distal des Kalkaneus suchen muss. Die Behandlung erfolgt somit vom distalen Ende des medialen Fußrands zum Kalkaneus.

Korrekturtechnik

Position des Patienten und des Therapeuten

Der Patient befindet sich in Seitlage, das zu behandelnde Bein oben, das Knie ist mehr oder weniger angewinkelt, der Fuß steht über das Ende der Behandlungsliege hinaus. Der Zeigefinger des Therapeuten kennzeichnet den lateralen Teil des Kalkaneus, den Kontaktpunkt für die linke Hand des Therapeuten.

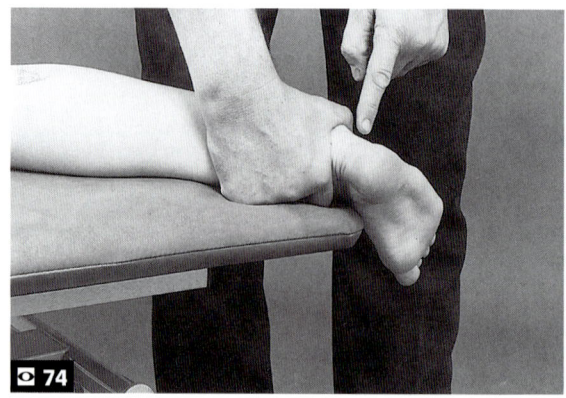

Einstellen der Parameter – Phase 1

Der Therapeut bringt mit Hilfe seines linken Knies das obere Sprunggelenk (Art. talocruralis) in Dorsalflexion und „blockiert" auf diese Weise den Talus (1) zwischen Tibia und Fibula.

Rechte Hand: Sie umgreift mit Daumen und Zeigefinger von hinten kommend den Fußknöchel. Der Zeigefinger liegt oberhalb des Malleolus medialis, der Daumen unterhalb des Malleolus lateralis. Mit diesem Griff wird der Talus zwischen Tibia und Fibula stabilisiert.

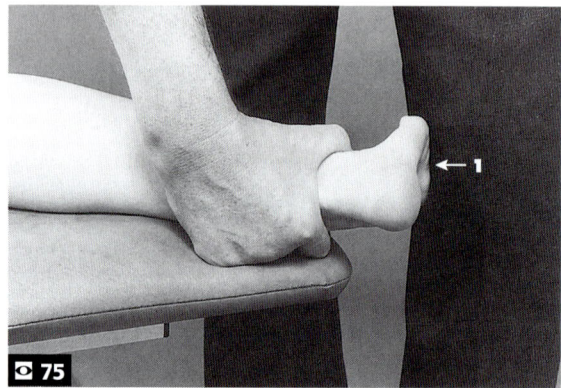

Einstellen der Parameter – Phase 2

Linke Hand: Der Daumenballen wird auf die Außenseite des Kalkaneus gelegt, die Finger liegen auf der Innenseite des gleichen Knochens. Diese Hand hat zwei Funktionen: sie führt eine Dekoaptation (1) des Kalkaneus gegenüber dem Talus aus und drückt diesen in Richtung Inversion (2).

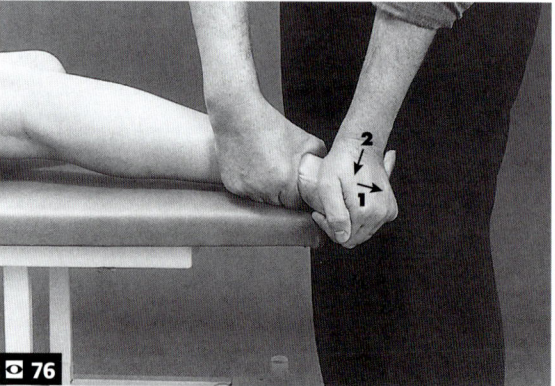

Korrektur – Phase 1: Dekoaptation

Es handelt sich um eine leichte Dekoaptation entlang der Achse des Unterschenkels (1). Wichtig ist, dass die Bewegung im unteren Sprunggelenk erfolgt und nicht teilweise oder gänzlich im oberen Sprunggelenk. Gegebenenfalls bringt der Therapeut den Fuß des Patienten mit seinem Oberschenkel oder Knie (2) etwas mehr in Dorsalflexion und fixiert damit den Talus besser (s. Abb. 71).

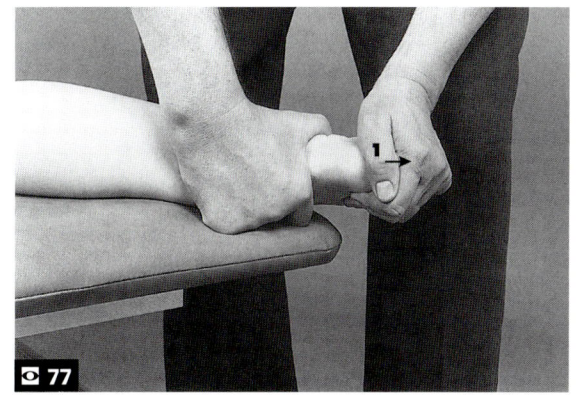

Korrektur – Phase 2: Thrust

Wie auf der Abbildung zu sehen, erfolgt der Druck in Richtung Boden (2), d. h. in Richtung Inversion (nach der Dekoaptation des Kalkaneus [1]). Durch diese Bewegung werden die Strukturen vorgespannt, der Therapeut spürt den Widerstand und führt einen kurzen und präzisen Impuls in Richtung Vorspannung und gegen den Widerstand aus.

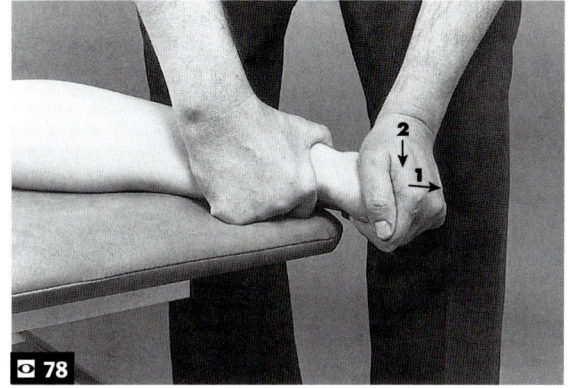

Die optimale Korrektur

Mobilisation ohne Thrust

Es werden die gleichen Parameter wie für die Mobilisation mit Impuls verwendet. Die Technik wird fünf- bis sechsmal wiederholt.

Mobilisation mit Thrust

Der Impuls geht von der Schulter des Therapeuten aus, welche stabil bleibt. Der Ellenbogen sollte dabei gestreckt bleiben, sodass der gesamte Arm eine Einheit bildet. Der Therapeut lässt sein Körpergewicht auf das Gelenk fallen, dabei macht er eine Drehung mit dem Oberkörper, die durch eine Beugung im Knie und eine Adduktionsbewegung der rechten Hüfte erzeugt wird.

Tuberositas ossis naviculare dorsal

Mobilitätseinschränkung des Os naviculare in Innenrotation

Diagnose

Mobilitätstest

Position der Hände

Der Patient befindet sich in Rückenlage, das Bein ist gestreckt.

Linke Hand: Sie umgreift den Kalkaneus.

Rechte Hand: Das proximale Interphalangealgelenk des Mittelfingers wird auf die Tuberositas ossis naviculare gelegt. Der Daumen liegt auf der Plantarseite des Os cuboideum.

Test

Der Therapeut bringt den Fuß zunächst in Inversion und anschließend in Eversion.
Im vorliegenden Fall bewegt sich das Os naviculare besser nach dorsal als nach plantar.

Anmerkung 1: *Warum liegt der Daumen auf der Plantarseite des Os cuboideum? Wenn man das Os naviculare nach plantar bewegt, ist die Bewegung blockiert, aber der Daumen kann seine Bewegung am Os cuboideum fortsetzen. Wenn das Os naviculare nicht „blockiert" ist, folgt es der Bewegung des Os cuboideum.*

Anmerkung 2: *Die Testbewegungen – Inversion und Eversion – dürfen nicht im oberen Sprunggelenk stattfinden. Aus diesem Grund wird der Hinterfuß durch die linke Hand des Therapeuten fixiert.*

> **Wichtig**
>
> - Der Test beurteilt Quantität und Qualität der Bewegung, er wird im Seitenvergleich ausgeführt.
>
> - Der Mobilitätstest sollte nach der Korrektur nochmals wiederholt werden.

Anmerkung: *Die Mobilitätsdiagnose besteht aus dem Test sowie aus den individuellen anamnestischen und klinischen Daten des Patienten.*

Ursachen

Direkte Ursachen

Sport, Freizeit, berufliche Aktivitäten, Verschiedenes

Selten handelt es sich um ein direktes Trauma.
Eine Zerrung des Lig. talofibulare anterius posteriorisiert den Talus gegenüber der Malleolengabel und bringt die Tuberositas ossis naviculare nach dorsal.

Indirekte Ursachen

- Der Hohlfuß ist eine morphologisch-statische Störung, die diese Läsion begünstigt.
- Der so genannte „posteriore Typ" führt zu mehr Druck im Bereich des Kalkaneus und zu Verspannungen des M. tibialis posterior. Dadurch kann die Tuberositas ossis naviculare nach dorsal bewegt werden.
- Alle Dysfunktionen etc., die den Talus posteriorisieren, können auch die dorsale Stellung der Tuberositas ossis naviculare begünstigen.
- Aufgrund der Beziehungen des Os naviculare mit dem Talus – über die Art. talocalcaneonavicularis (medialer Anteil der Chopart-Gelenklinie) – und dem Os cuboideum – über die Gelenkverbindung zwischen Os naviculare und Os cuboideum – wirken sich Mobilitätseinschränkungen eines Knochens immer auch auf die anderen Knochen aus.

Die klinische Untersuchung

Palpatorische Diagnose

- Der Therapeut sucht nach Druckschmerzpunkten:
  - im Bereich des Gelenkspalts zwischen Os cuneiforme und Os naviculare und den entsprechenden Bändern,
  - im Bereich des Gelenkspalts zwischen Talus, Kalkaneus und Os naviculare und den entsprechenden Bändern.
- Im Bereich dieser Gelenke können auch Ödeme auftreten.
- Man untersucht auch den M. tibialis posterior und sucht nach Schmerzpunkten, Spannungen, einer „seilartigen" Struktur entlang des Muskels von seinem Ansatz an der Tuberositas ossis naviculare bis zum medialen und distalen Tibiarand (oberhalb verschwindet der Muskel unter dem Muskelbauch des M. flexor digitorum longus).

Vor der Korrektur

- Die Außenrotation des Os cuboideum (medialer plantarer Rand steht weiter dorsal) kann zu einem Anheben der Tuberositas ossis naviculare führen.
- Die posterolaterale Stellung des Talus kann gleichfalls Auslöser für eine dorsale Tuberositas ossis naviculare sein (der Talus steht zu weit posterior und zieht das Os naviculare mit).

Korrekturtechnik 1

Position des Patienten und des Therapeuten

Der Patient befindet sich in Bauchlage. Der Therapeut steht auf der Behandlungsseite neben der Behandlungsliege mit Blick Richtung Füße des Patienten. Er beugt das Knie des Patienten und legt den Mittel- oder Ringfinger seiner linken Hand auf die Tuberositas ossis naviculare.

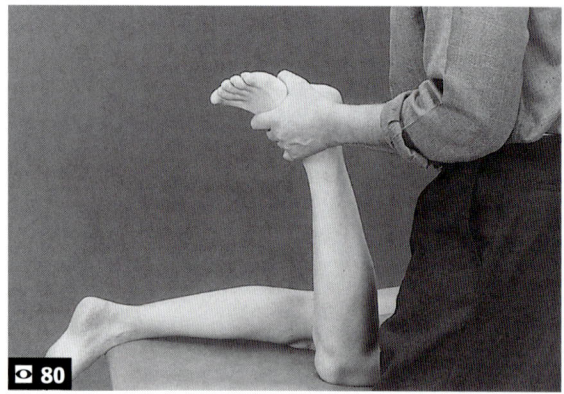

Einstellen der Parameter – Phase 1

Linke Hand: Der Therapeut bringt sein Handgelenk in Extension (1) und Ulnarabduktion (2). Der Fuß wird dadurch in Inversion (3) und Dorsalflexion (4) gebracht. Es ist wichtig, dass diese Technik nicht in Plantarflexion durchgeführt wird, da der Talus in dieser Stellung sehr beweglich ist.

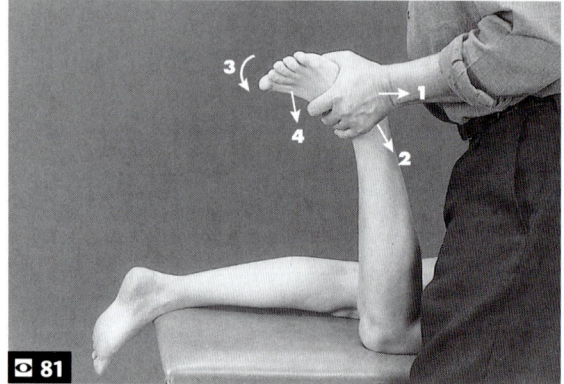

Einstellen der Parameter – Phase 2

Besonders zu beachten ist die spezielle Position des rechten Ellenbogens des Therapeuten (sehr weit unten).

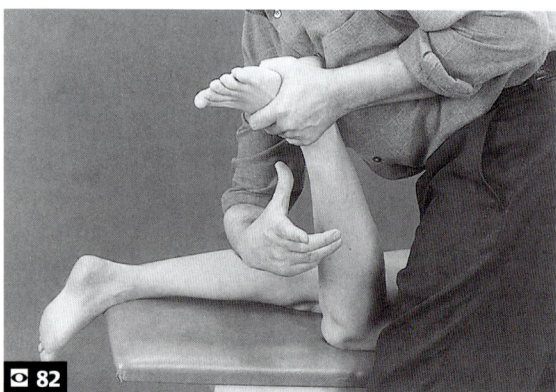

Einstellen der Parameter – Phase 3

Linke Hand: Sie umgreift den Fuß des Patienten und bewegt ihn in Inversion (1).

Rechte Hand: Das Metakarpophalangealgelenk des Zeigefingers wird auf die Tuberositas ossis naviculare gelegt.

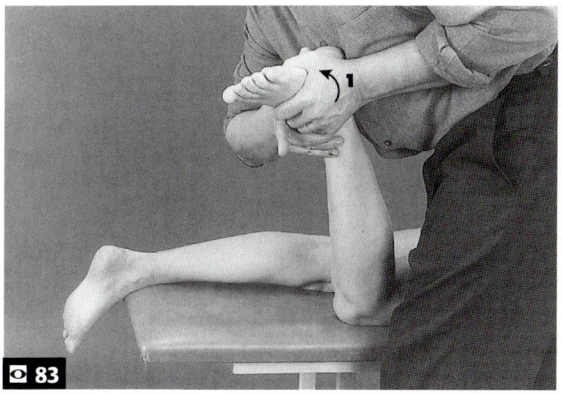

Einstellen der Parameter (Nahaufnahme 1, mediale Ansicht)

Diese Nahaufnahme verdeutlicht die Position der rechten Hand des Therapeuten, die auf der Dorsalseite das Os naviculare berührt (1).

Anmerkung: *Man beachte den sehr tief liegenden Ellenbogen des Therapeuten.*

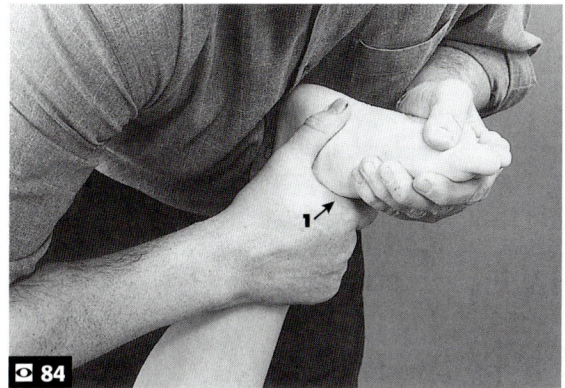

Einstellen der Parameter (Nahaufnahme 2, mediale Ansicht)

Wichtig ist die leichte Extension (1) und Ulnarabduktion (2) des rechten Handgelenks des Therapeuten, durch das das Os naviculare abgesenkt und somit korrigiert wird. Dadurch wird der rechte Ellenbogen des Therapeuten leicht angehoben.

Linke Hand: Sie umgreift den medialen Rand und die Dorsalseite des Fußes. Wichtig ist die Position des linken Ellenbogens des Therapeuten, der sich weiterhin sehr tief und auf der gleichen Ebene wie der rechte Ellenbogen befindet.

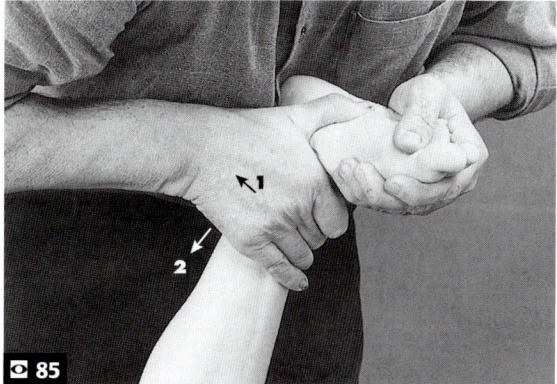

Einstellen der Parameter (mediale Ansicht)

Die rechte Hand des Therapeuten macht eine Ulnarabduktion (1) und führt einen Druck von medial nach lateral (von innen nach außen) (2) aus. Man beachte die linke Hand, die am lateralen Rand des Vorderfußes von lateral nach medial drückt (3) und damit dem Druck der rechten Hand entgegenwirkt.

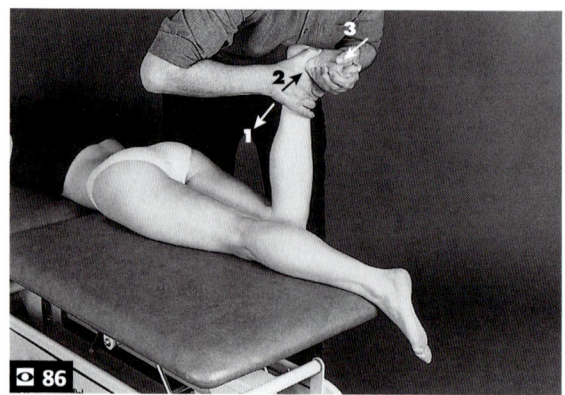

Korrektur

Für die Vorspannung bringt der Therapeut die Hüfte des Patienten in eine leichte Innenrotation (1) und sein Knie in eine sehr leichte Extension (2). Der Talus muss zwischen Tibia und Fibula fixiert werden, die leichte Dorsalflexion (3) des Fußes sollte beibehalten werden. Nachdem die einzelnen Parameter richtig eingestellt wurden (s. Abb. 86), baut der Therapeut die entsprechende Vorspannung auf und führt anschließend einen kurzen und präzisen Impuls in Richtung Vorspannung und gegen den Widerstand aus. Siehe auch unten.

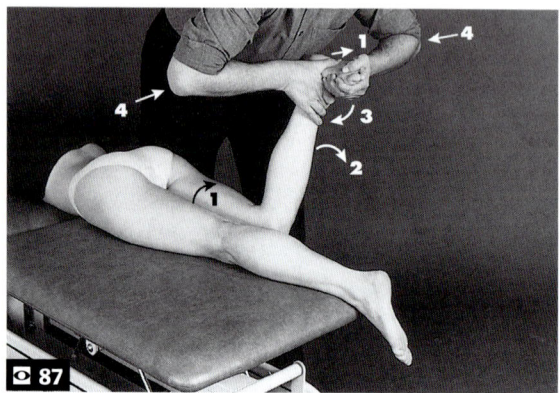

Die optimale Korrektur

Mobilisation mit Thrust

- Der Therapeut sollte sich so weit nach vorne beugen, dass sich der Processus xiphoideus genau über dem betreffenden Gelenk befindet.
- Die Ellenbogen sollten auf gleicher Ebene mit den verschiedenen Parametern der Technik sein (s. 4, Abb. 87).
- Während der Korrektur wird der Impuls in horizontaler Ebene durchgeführt. Es handelt sich um eine Scherbewegung.

Korrekturtechnik 2

Position des Patienten und des Therapeuten

Der Patient befindet sich in Rückenlage, seine Knie sind gebeugt. Der Zeigefinger des Therapeuten deutet auf die Tuberositas ossis naviculare.

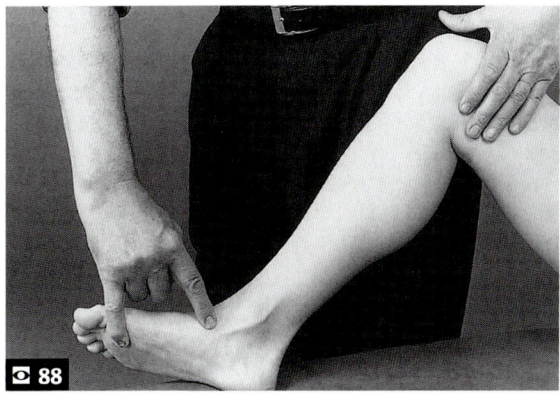

Einstellen der Parameter – Phase 1

Rechte Hand: Sie umgreift den Fuß und bringt ihn in Dorsalflexion und Inversion.

Linke Hand: Sie gleitet an der Medialseite der Tibia entlang.

Anmerkung: *Man beachte die spezielle Position des Knies des Patienten, das zwischen der Hüfte und dem linken Unterarm des Therapeuten eingeklemmt wird.*

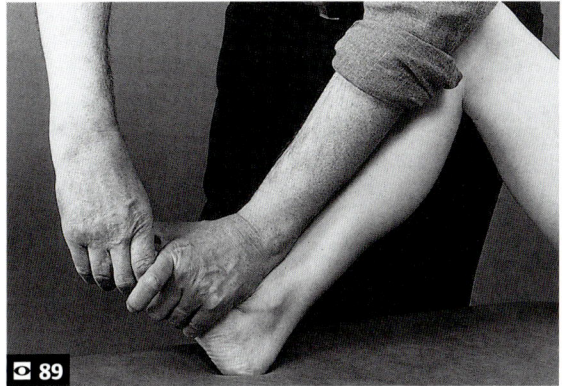

Einstellen der Parameter – Phase 2

Rechte Hand: Sie übernimmt zwei Aufgaben:
- Dorsalflexion zur Fixierung des Talus zwischen Tibia und Fibula.
- Sie hält den Fuß in Inversion.

Linke Hand: Sie legt die Basis des Kleinfingerballens auf die Dorsalseite des Os naviculare (1).

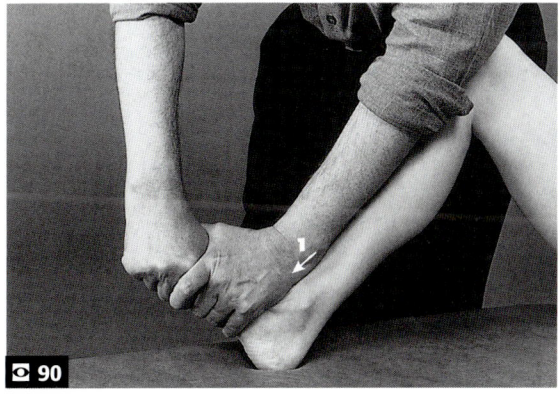

Korrektur

Linke Hand: Sie beginnt, unterstützt durch die rechte Hand, die Korrektur und drückt zunächst das Os metatarsale I nach unten. Dadurch wird auch das Os cuneiforme mediale nach plantar bewegt. In der zweiten Phase werden die beiden Strukturen nach dorsal bewegt (s. auch Die optimale Korrektur). Der Fuß wird mit der rechten Hand in eine leichte Eversion gebracht. Anschließend führt der Therapeut mit seiner linken Hand einen kurzen und präzisen Impuls in Richtung Vorspannung und gegen den Widerstand aus.

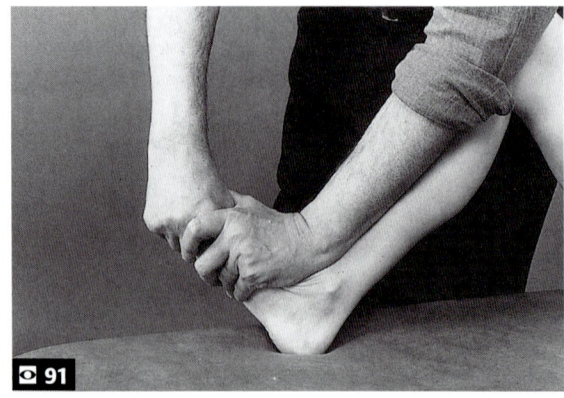

Die optimale Korrektur

Mobilisation ohne Thrust

Der Therapeut wiederholt die Bewegung fünf- bis sechsmal, dabei achtet er besonders auf die oben beschriebenen Parameter.

Mobilisation mit Thrust

In den meisten Fällen sollte das Os metatarsale I und das Os cuneiforme intermedium, nachdem die einzelnen Parameter eingestellt wurden, wieder etwas nach dorsal bewegt werden. Mit dieser Technik soll eine Scherbewegung zwischen dem Os naviculare und dem Os cuneiforme intermedium erreicht werden, dadurch werden die Parameter besonders genau eingestellt und die Korrektur kann unter optimalen Voraussetzungen ausgeführt werden.

Korrekturtechnik 3

Position des Patienten und des Therapeuten – Einstellen der Parameter – Phase 1

Der Patient befindet sich in Rückenlage, sein Knie ist gestreckt.

Rechte Hand: Das Endglied des Mittelfingers wird auf die Dorsalseite des Os naviculare gelegt.

Anmerkung: *Die anderen Finger des Therapeuten sind auf der Abbildung nur angewinkelt, um die Position des Mittelfingers besser zu zeigen.*

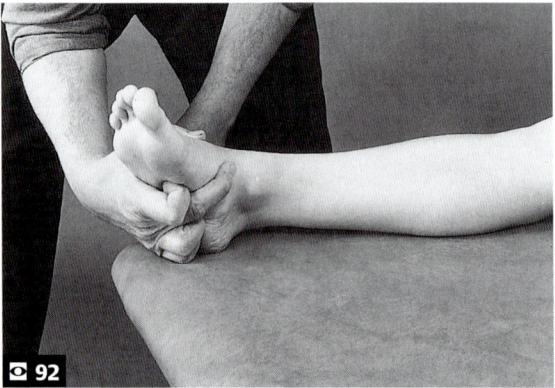

Einstellen der Parameter – Phase 2

Linke Hand: Die Basis des Kleinfingerballens liegt auf der distalen Phalanx des Mittelfingers der rechten Hand. Der Therapeut drückt seinen Unterarm auf die mediale Seite der Tibia. Der Therapeut fixiert den Hinterfuß, d.h. der Kalkaneus wird in die Liege gedrückt und der Talus zwischen Tibia und Fibula fixiert.

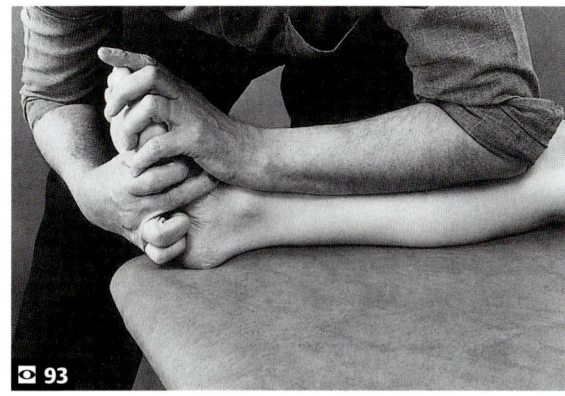

Korrektur

Der Therapeut führt mit seinem Oberkörper eine Rechtsrotation aus, dadurch wird verhindert, dass die Hände den Fuß in Eversion bewegen.

Anmerkung: *Wenn der rechte Ellenbogen des Therapeuten in einem rechten Winkel zum Unterschenkel liegt, muss besonders darauf geachtet werden, dass der Fuß über die Extension des Handgelenks in die Eversionsstellung bewegt wird.*

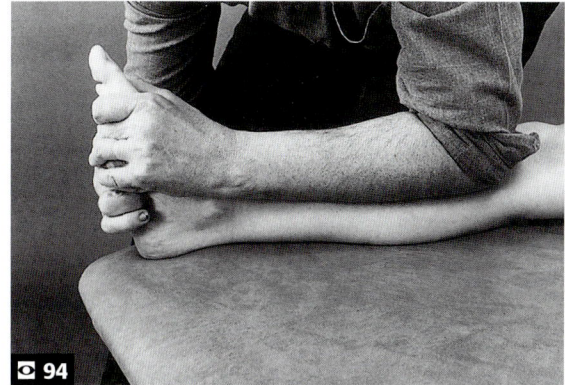

Die optimale Korrektur

Mobilisation mit Thrust

- Bei dieser Technik werden die Parameter über den Mittelfinger eingestellt.
- Die linke Hand führt den Impuls entlang der Achse der Tibia aus.

Medialer Rand des Os cuboideum in dorsaler oder plantarer Position

Mobilitätseinschränkung des Os cuboideum in Außen- oder Innenrotation

Diagnose

Mobilitätstest

Der Patient befindet sich in Rückenlage, der zu behandelnde Fuß steht über den Rand der Behandlungsliege hinaus.

Position der Hände

Linke Hand: Das Os cuboideum wird zwischen Daumen und Zeigefinger fixiert.

Rechte Hand: Sie umgreift den medialen Fußrand und fixiert auf der Plantarseite mit dem Daumen das Os naviculare. Die Finger liegen auf der Dorsalseite und stabilisieren den 4. und 5. Mittelfußknochen an der Basis.

Test

Der Therapeut drückt auf der Plantarseite abwechselnd mit seinem linken Daumen auf den medialen bzw. lateralen Rand des Os cuboideum und bewegt den Knochen damit in Außen- bzw. Innenrotation. Druck auf den medialen Rand bewegt das Os cuboideum in Außenrotation (in Richtung Supination), Druck auf den lateralen Rand bewegt das Os cuboideum in Innenrotation (in Richtung Pronation). Die Richtung, in die die Bewegung kleiner ist, zeigt die Mobilitätseinschränkung an.

Anmerkung: *Der Therapeut führt mit seinen Handgelenken folgende Bewegungen aus: (1) Extension der Handgelenke: das Os cuboideum wird in Außenrotation bewegt, (2) Flexion der Handgelenke: das Os cuboideum wird in Innenrotation bewegt.*

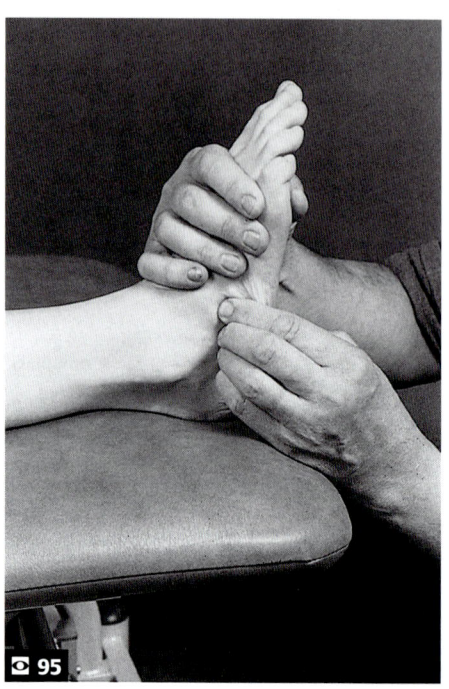

95

Ursachen

Direkte Ursachen

Sport, Freizeit, berufliche Aktivitäten, Verschiedenes

Die direkten Ursachen sind:
- entweder traumatisch als Folge eines Autounfalls oder aufgrund der Ausübung einer bestimmten beruflichen Tätigkeit,
- oder entstehen durch einen direkten Schock während einer sportlichen Betätigung,
- oder weil dem Patienten ein schwerer Gegenstand auf den Fuß gefallen ist.

Indirekte Ursachen

Für beide Dysfunktionen – Innenrotation und Außenrotation des Os cuboideum – gelten folgende Ursachen:
- Die Innenrotation des Os cuboideum entsteht durch mechanische Einflüsse, die sich aus der engen Beziehung zum Kalkaneus und zum Os naviculare ergeben.
  Beispiele:
  - Wenn sich der Kalkaneus „horizontalisiert" (anteriorisiert), kann das Os cuboideum über die Spannung des M. peronaeus longus (M. fibularis longus) in Innenrotation gedrückt werden (der mediale Rand steht weiter plantar).
  - Steht die Tuberositas ossis naviculare dorsal, so kann das Os cuboideum aufgrund seiner Gelenkverbindung mit dem Os naviculare in eine Innenrotationsstellung bewegt werden (der mediale Rand steht weiter plantar).

- Bei Tänzern (Spitzentanz) wird die Plantarseite des Os cuboideum über die Sehne des M. peronaeus longus in große Spannung versetzt und das Os cuboideum kann nach Ende der Übung nicht immer in seine Ausgangsstellung zurückkehren.
- Die Außenrotation des Os cuboideum: auch in diesem Fall sind oft mechanische Ursachen ausschlaggebend.
  Beispiele:
  - Wenn sich der Kalkaneus „vertikalisiert" (posteriorisiert), kann das Os cuboideum in „Außenrotation" gedrückt werden.
  - Idem für die plantare Tuberositas ossis naviculare.
  - Ein Hohlfuß begünstigt die Außenrotation.

Die klinische Untersuchung

- Man sollte zunächst das Os metatarsale IV, das Os naviculare bzw. den Kalkaneus nach Dysfunktionen untersuchen.
- Auch die Mm. peronaeus longus und brevis sollten auf Spannungen untersucht werden.
- Test des proximalen Tibiofibulargelenks.

Bei frischen Läsionen führt man am besten sofort eine Manipulationstechnik aus.

Liegt die Dysfunktion schon etwas länger zurück (und kam es bereits zu Adaptationen), müssen alle oben beschriebenen Parameter überprüft und korrigiert werden.

Vorbereitung der Technik

Positionierung des Daumens bei der Innenrotation des Os cuboideum

Die Abbildung zeigt die Position des Daumens, der auf der Plantarseite am medialen Rand des Os cuboideum liegt. Diese Position wird verwendet, wenn der mediale Rand des Os cuboideum plantar steht, d.h. eine Innenrotation vorliegt.

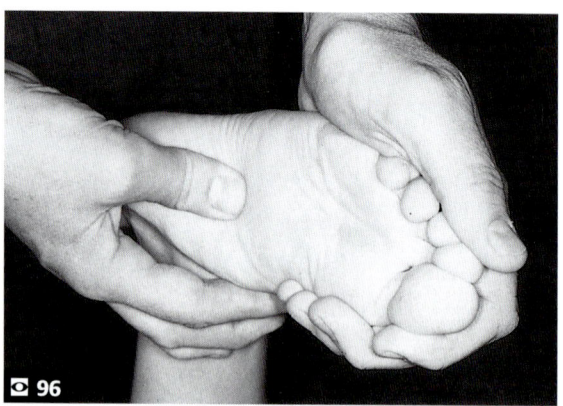

Positionierung des Daumens bei der Außenrotation des Os cuboideum

Die Abbildung zeigt die Position des Daumens, der auf der Plantarseite am lateralen Rand des Os cuboideum liegt. Diese Position wird verwendet, wenn der mediale Rand des Os cuboideum dorsal steht, d.h. eine Außenrotation vorliegt.

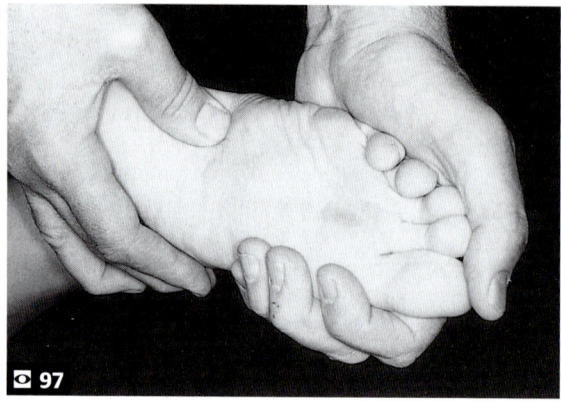

Korrekturtechnik 1

Position des Patienten und des Therapeuten – Einstellen der Parameter – Phase 1

Der Patient befindet sich in Bauchlage. Der Therapeut steht am Fußende der Behandlungsliege und bringt das Bein des Patienten in Beugestellung. Der Therapeut legt das proximale Daumenglied der rechten Hand auf der Plantarseite auf den medialen Rand des Os cuboideum.

Anmerkung: *Man beachte, dass der rechte Daumen des Therapeuten im Bereich des Interphalangealgelenks angewinkelt ist.*

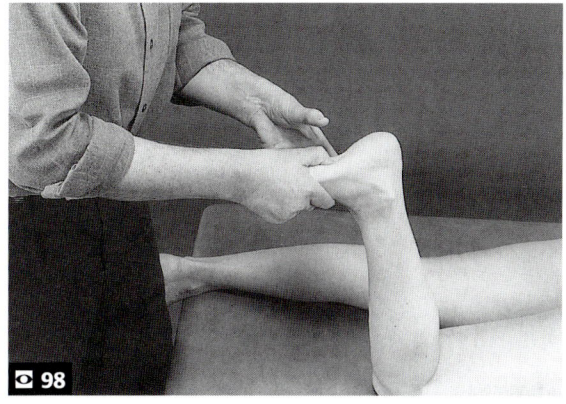

Einstellen der Parameter – Phase 2

Der Daumen der linken Hand wird auf den rechten Daumen gelegt und verstärkt dadurch den Kontakt.

Anmerkung: *Man beachte, dass der linke Daumen des Therapeuten im Bereich des Interphalangealgelenks angewinkelt ist.*

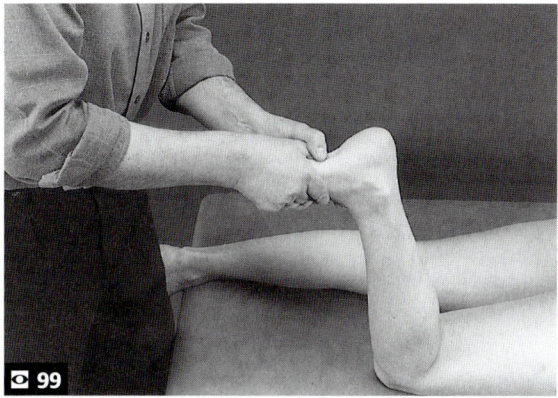

Korrektur – Phase 1

Der Therapeut verfeinert seinen Kontakt, indem er das Knie in Extension bringt und durch eine Rechtsrotation seines Oberkörpers eine Inversion und Plantarflexion des Fußes erzeugt.

Anmerkung: *Man beachte die spezielle Position der Ellenbogen des Therapeuten, die in dieser Phase der Korrektur angewinkelt sind.*

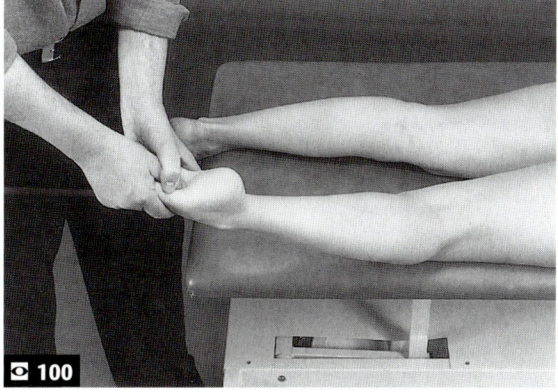

Korrektur – Phase 2

Der Therapeut führt eine kurze und präzise Extension der Ellenbogen in Richtung Vorspannung und gegen den Widerstand aus.

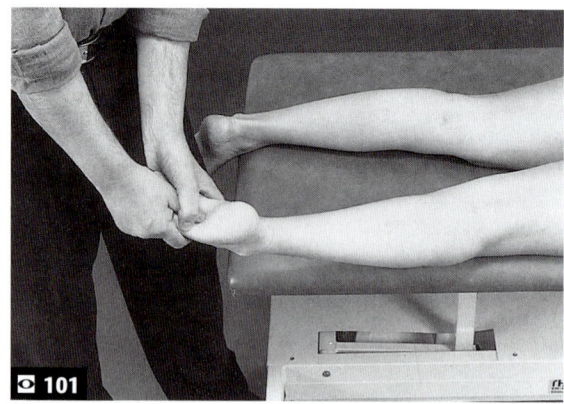

Die optimale Korrektur

Mobilisation mit Thrust

Für die Mobilisation werden die verschiedenen Phasen der Einstellung und Korrektur systematisch und in einer zirkulären Bewegung im Uhrzeigersinn wiederholt.

Mobilisation ohne Thrust

- Der Therapeut sollte sich so weit über den Patienten beugen, dass sein Processus xiphoideus genau über dem betroffenen Gelenk liegt.
- Die Ellenbogen werden so weit gebeugt, dass ein kurzer und präziser Impuls ausgeführt werden kann.

Korrekturtechnik 2

Position des Patienten und des Therapeuten

Der Patient befindet sich in Bauchlage. Der Therapeut steht auf der homolateralen Seite mit dem Rücken zum Patienten. Der Zeigefinger des Therapeuten kennzeichnet den medialen Rand des Os cuboideum auf der Plantarseite, jene Stelle, die zur Korrektur verwendet wird.

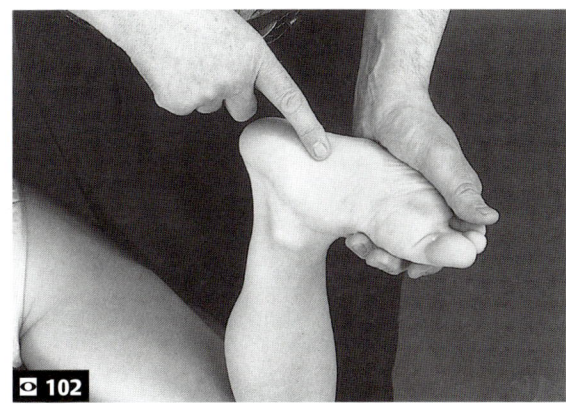

Einstellen der Parameter – Phase 1

Rechte Hand: Sie umgreift den Kalkaneus zwischen Ring- und kleinem Finger (dieser Griff muss an die Morphologie von Patient und Therapeut angepasst werden). Mit diesem Griff wird eine leichte Dekoaptation des Kalkaneus erzeugt, der dadurch gegen das Os cuboideum bewegt wird.

Linke Hand: Sie umgreift den Vorderfuß, die Basis des Kleinfingerballens wird dorsal auf die Basen des 4. und 5. Os metatarsale gelegt.

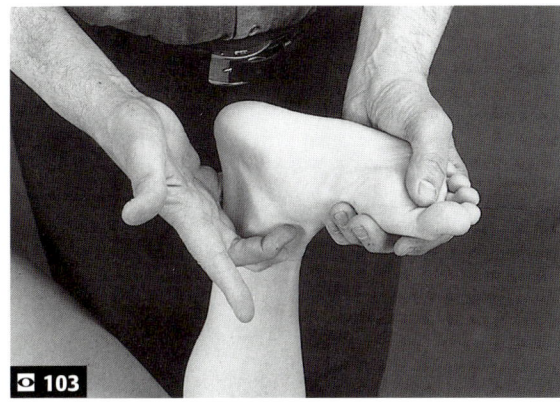

Einstellen der Parameter – Phase 2

Rechte Hand: Sie führt eine Dekoaptation des Kalkaneus aus und fixiert dadurch den Hinterfuß. Der Daumen dieser Hand hat auf der Plantarseite Kontakt mit dem medialen Rand des Os cuboideum.

Linke Hand: Sie erzeugt einen „Hohlfuß", um alle Kräfte auf das Os cuboideum zu konzentrieren.
Zur Vorbereitung der Korrektur wird eine Kompression erzeugt.

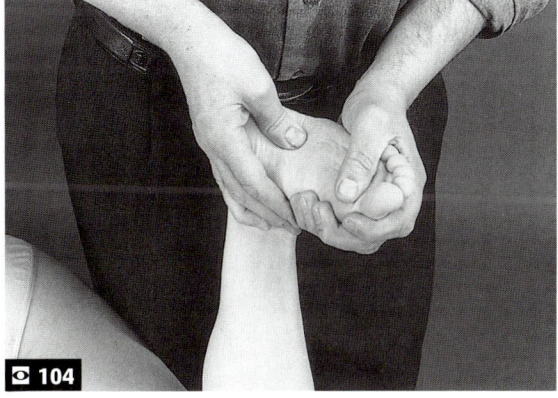

Korrektur

Die Korrektur wird mit einer kombinierten Bewegung – Extension des Knies (1) und Innenrotation der Hüfte (2) – erreicht.

Anmerkung: *Für die Innenrotation der Hüfte wird der Fuß des Patienten nach lateral bewegt (3).*

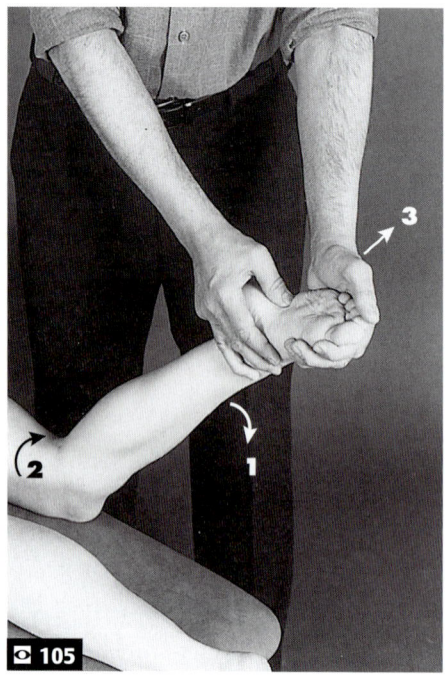

Position des Patienten und des Therapeuten – Einstellen der Parameter – Phase 1

Gesamtaufnahme der beschriebenen Technik (s. Abb. 102 bis 104). Sie zeigt die genaue Position von Therapeuten und Patienten.

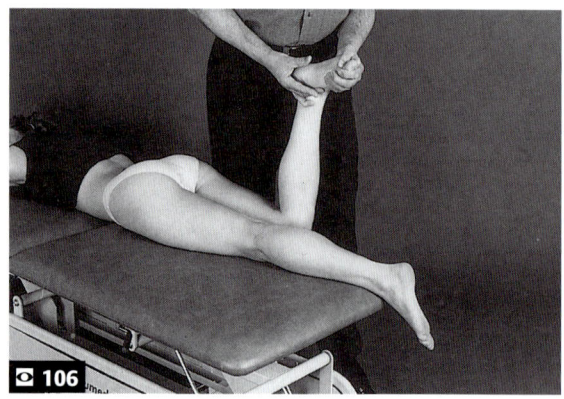

Einstellen der Parameter – Phase 2

Gesamtaufnahme der in den Abbildungen 102 bis 104 beschriebenen Technik.

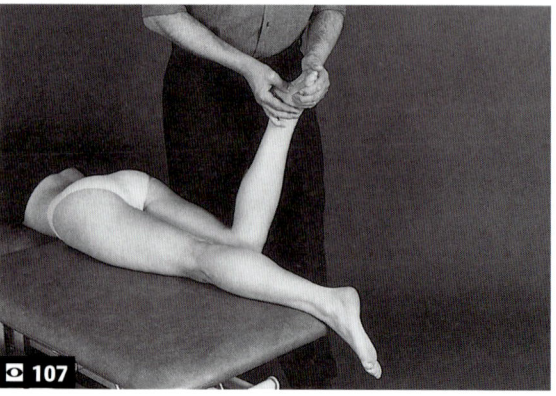

Korrektur

Die Korrektur erfolgt über eine kombinierte Bewegung: Extension des Knies (1) und Innenrotation der Hüfte (2) (s. auch die Gesamtaufnahme in Abb. 105).

Anmerkung: *Wenn die Hüfte aktiv oder passiv in Innenrotation bewegt wird, wird der Fuß nach lateral verschoben (3).*

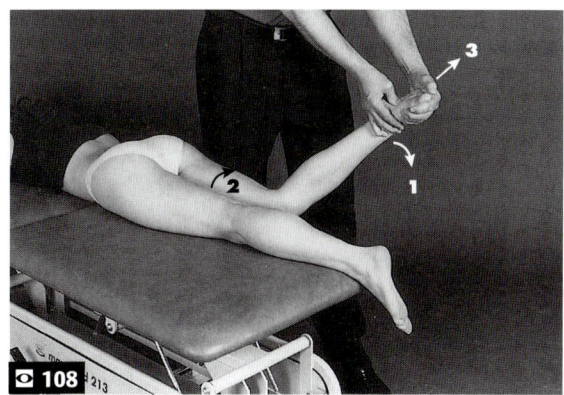

Die optimale Korrektur

Mobilisation ohne Thrust

- Besonders wichtig ist, dass der Therapeut bei der Extension des Knies seinen Kontakt aufrechterhält bzw. verstärkt.
- Diese Korrekturtechnik wird mit einer zirkulären Bewegung im Uhrzeigersinn ausgeführt, bei der man immer wieder zum Ausgangspunkt zurückkehrt.

Mobilisation mit Thrust

Am Ende der Bewegung kann der Therapeut einen kurzen und präzisen Impuls in Richtung Vorspannung und gegen den Widerstand ausführen.

Korrekturtechnik 3

Position des Patienten und des Therapeuten – Einstellen der Parameter – Korrektur

Die Position des Patienten bzw. des Therapeuten entspricht der in Korrekturtechnik 2 beschriebenen. Die Handposition ist ebenfalls gleich. Der Therapeut bringt die zu behandelnde Region direkt unter seinen Processus xiphoideus und führt einen kurzen und präzisen Impuls in Richtung Vorspannung und gegen den Widerstand aus.

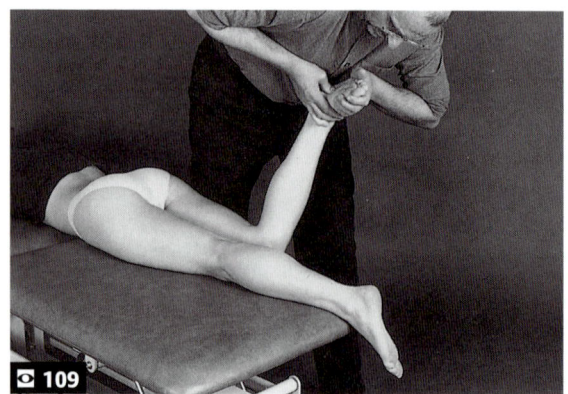

Korrektur (Großaufnahme)

Rechte Hand: Sie umgreift den Kalkaneus mit Ring- und kleinem Finger (dieser Griff muss an die Morphologie von Patienten und Therapeuten angepasst werden). Ziel dieses Griffes ist es, eine Dekoaptation des Kalkaneus auszuführen und ihn dadurch an das Os cuboideum anzunähern und den Hinterfuß zu fixieren.

Linke Hand: Sie umgreift den Vorderfuß und legt die Basis des Kleinfingerballens auf der Dorsalseite auf die Basen des Os metatarsale IV und V. Damit wird ein „Hohlfuß" erzeugt und alle Kräfte werden auf das Os cuboideum konzentriert, die Korrektur erfolgt also in Kompression.

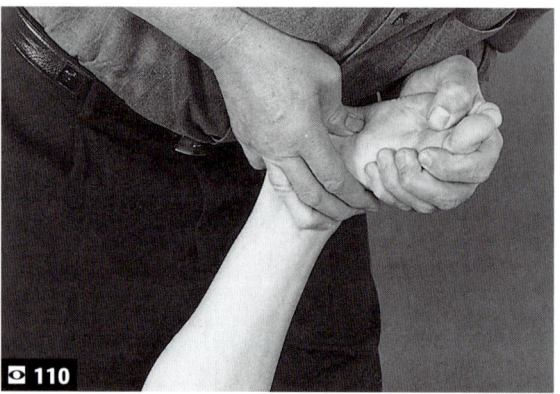

Die optimale Korrektur

Mobilisation mit Thrust

Der Therapeut erzeugt mit seiner linken Hand einen „Hohlfuß" und führt eine Scherbewegung aus.

Korrekturtechnik 4

Position des Patienten und des Therapeuten

Der Patient steht aufrecht vor dem Therapeuten und stützt sich mit den Händen an einer Wand ab. (In der Abbildung werden die Hände von einer anderen Person gehalten.) Der Therapeut legt seinen linken Daumen auf der Plantarseite auf den medialen Rand des Os cuboideum, anschließend verstärkt er mit dem rechten Daumen seinen Kontaktpunkt (s. Abb. 112).

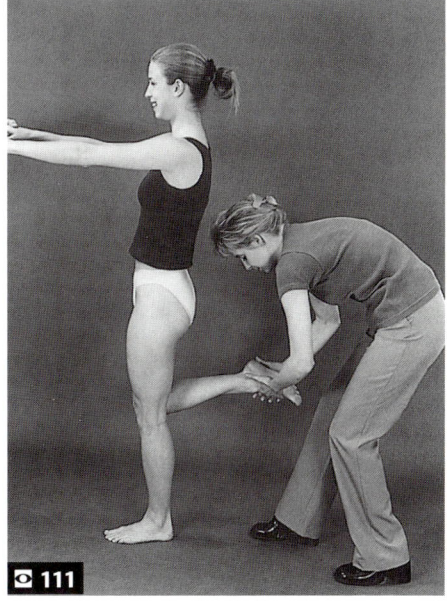

Einstellen der Parameter

Die Nahaufnahme zeigt die Position der Daumen des Therapeuten auf dem medialen Rand des Os cuboideum.

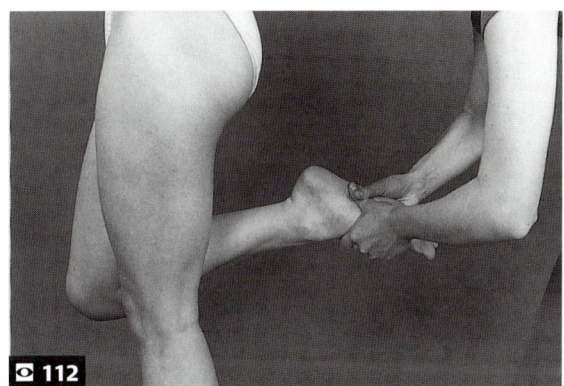

Korrektur – Phase 1

In der ersten Korrekturphase wird der Kalkaneus etwas vom Os cuboideum gelöst. Dazu wird der Talus mit schnell wechselnden Bewegungen in Richtung Plantar- (1) und Dorsalflexion (2) zwischen Tibia und Fibula geschoben.

Anmerkung: *Der Therapeut führt mehrere kleine Bewegungen mit dem Handgelenk – Ulnarabduktion und Radialabduktion – aus.*

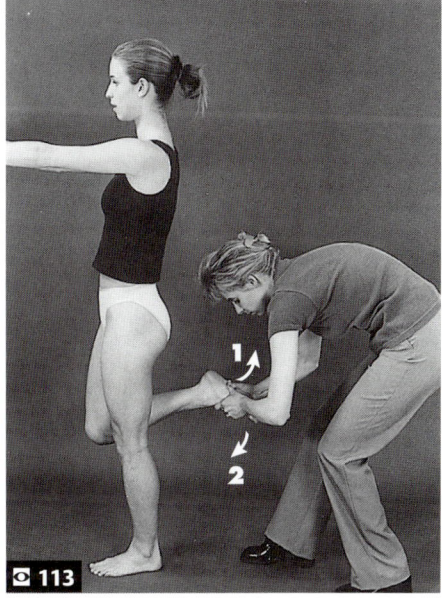

Korrektur – Phase 2

Der Therapeut führt einen kurzen und präzisen Impuls am medialen Rand des Os cuboideum aus. Dazu verwendet er die Extension der Ellenbogen und eine Ulnarabduktion im Handgelenk.

Anmerkung: *Diese Technik wird auch als „Peitschentechnik" bezeichnet.*

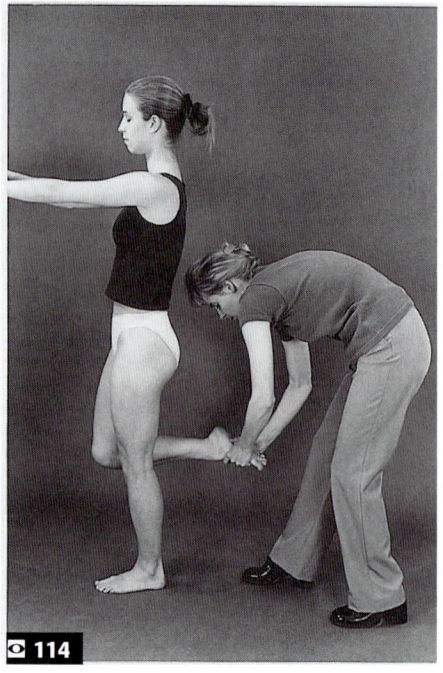

Korrektur (Nahaufnahme der Phase 2)

Man beachte die Extension der Ellenbogen und die Ulnarabduktion der Handgelenke des Therapeuten.

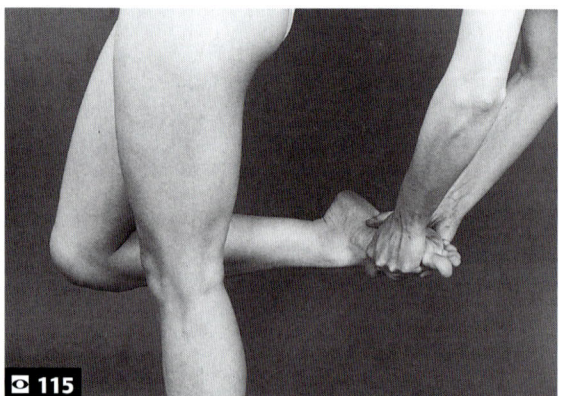

Die optimale Korrektur

Mobilisation mit Thrust

- Wichtig ist, dass der Kalkaneus gut vom Os cuboideum gelöst wird.
- Der Therapeut darf während des „Peitschenschlags" den Kontakt mit dem medialen Rand des Os cuboideum nicht verlieren.
- Die Hüfte des Patienten darf nicht in Extension bewegt werden.

Os cuneiforme intermedium dorsal

Dorso-plantare Mobilitätseinschränkung des Os cuneiforme intermedium

Diagnose

Mobilitätstest

Position der Hände

Rechte Hand: Das proximale Interphalangealgelenk des Mittelfingers wird auf die Dorsalseite des Os cuneiforme intermedium gelegt.

Linke Hand: Sie umgreift den Kalkaneus.

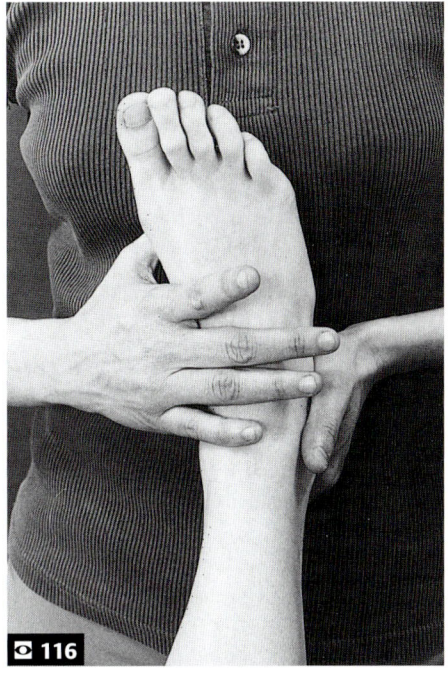

Test

Die linke Hand des Therapeuten führt zunächst eine Plantarflexion (1) und (2) und eine Eversionsbewegung des Kalkaneus (3) aus.
Anschließend erzeugt die rechte Hand des Therapeuten ein Kräftepaar zwischen dem auf der Dorsalseite des Os cuneiforme intermedium liegenden Mittelfinger und dem im Bereich der Caput des Os metatarsale I und II liegenden Daumen.

Anmerkung: Da der Therapeut den Kalkaneus in eine Eversionsstellung (Anteriorisierung) gebracht und somit Platz für das Os cuneiforme intermedium geschaffen hat, liegt eine Mobilitätseinschränkung vor, wenn sich das Os cuneiforme nicht nach dorsal und plantar bewegen lässt.

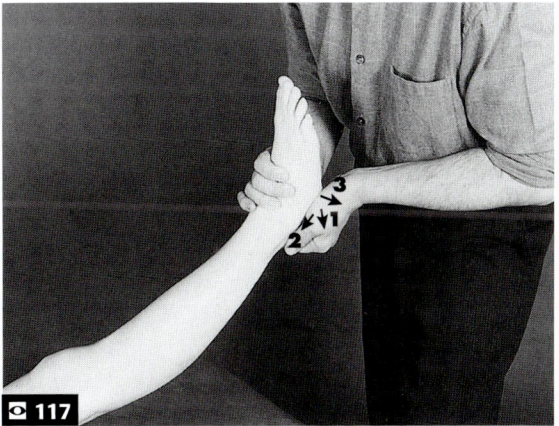

- Der Test beurteilt Quantität und Qualität der Bewegung, er wird im Seitenvergleich ausgeführt.

- Der Mobilitätstest sollte nach der Korrektur nochmals wiederholt werden.

Anmerkung: *Die Mobilitätsdiagnose besteht aus dem Test sowie aus den individuellen anamnestischen und klinischen Daten des Patienten.*

Ursachen

Direkte Ursachen

Sport, Freizeit, berufliche Aktivitäten, Verschiedenes

- Es handelt sich um eine häufige Dysfunktion bei Fußballspielern.
- Direktes oder indirektes Trauma des Os metatarsale II und III, dadurch wird das Os cuneiforme intermedium oder laterale nach dorsal gedrückt.
- Hohe Absätze führen häufig dazu, dass das Os cuneiforme intermedium zwischen dem lateralen und dem medialen Os cuneiforme „eingekeilt" wird.

Anmerkung: *Auch bei Tänzerinnen stellt man häufig ein nach dorsal verschobenes Os cuneiforme intermedium fest. In diesem Fall ist der Knochen hypermobil und weist somit keine Mobilitätseinschränkung auf.*

Indirekte Ursachen

Ein Hohlfuß, Verspannungen oder Verkürzungen der Mm. tibialis anterior und posterior können gleichfalls diese Art der Mobilitätseinschränkung begünstigen.

Die klinische Untersuchung

- Lokaler Schmerz mit leichter Ödembildung und druckschmerzhaftem Gelenkspalt.
- Bei der klinischen Untersuchung stellt man (je nachdem, ob es sich um eine primäre oder sekundäre Ursache handelt) eine Verkürzung oder eine Druckschmerzhaftigkeit der Mm. tibialis anterior und posterior fest.

Vor der Korrektur

- Ein dorsales Os cuneiforme ist eine besonders schmerzhafte Dysfunktion. Beim Einstellen der verschiedenen Parameter ist daher besondere Vorsicht geboten.
- Man behandelt daher zunächst die umliegenden Gelenke (vorausgesetzt, dass die Mobilitätstests positiv sind) und vor allem jene Gelenke, die vom Talus abhängig sind.

Korrekturtechnik 1

Position des Patienten und des Therapeuten

Der Patient befindet sich in Rückenlage, sein Knie ist 90° gebeugt, die Ferse steht auf der Behandlungsliege, der Unterschenkel wird am linken Oberschenkel des Therapeuten abgestützt. Der Zeigefinger des Therapeuten kennzeichnet die Dorsalseite des Os cuneiforme intermedium, den Kontaktpunkt für den Therapeuten.

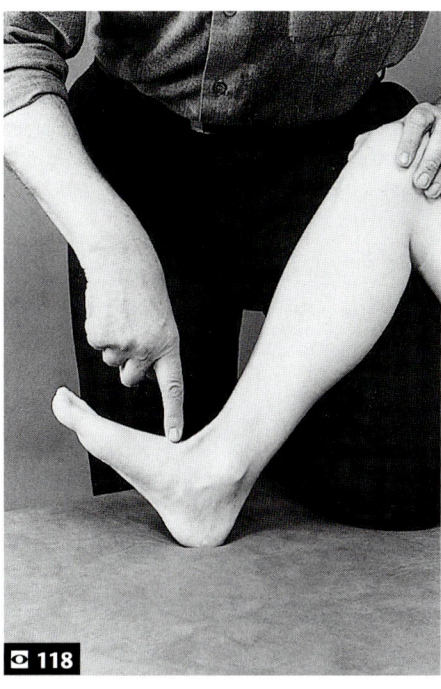

Einstellen der Parameter

Rechte Hand: Sie öffnet zunächst über eine Radialabduktion das betroffene Gelenk und komprimiert anschließend das gesamte Gelenk durch Druck gegen die linke Hand. Die rechte Hand umgreift auch die Basen des Os metatarsale I und II und führt eine achsengerechte Traktion aus.

Linke Hand: Sie legt die Basis des Kleinfingerballens auf die Dorsalseite des Os cuneiforme intermedium. Der Unterarm des Therapeuten drückt den Unterschenkel des Patienten gegen seinen Oberschenkel.

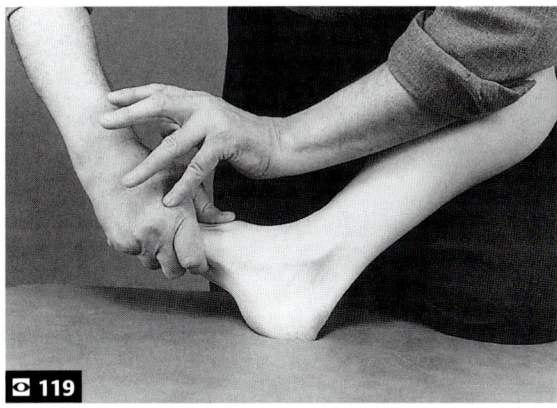

Korrektur

Bei dieser Technik wird durch die gleichzeitige Extension des Ellenbogens und des Handgelenks des Therapeuten ein kurzer und präziser Impuls ausgeführt. Der Druck auf die Dorsalseite des Os cuneiforme intermedium erfolgt von oben nach unten (1): Der linke Unterarm des Therapeuten beteiligt sich an der Kompression des Kalkaneus gegen die Behandlungsliege.

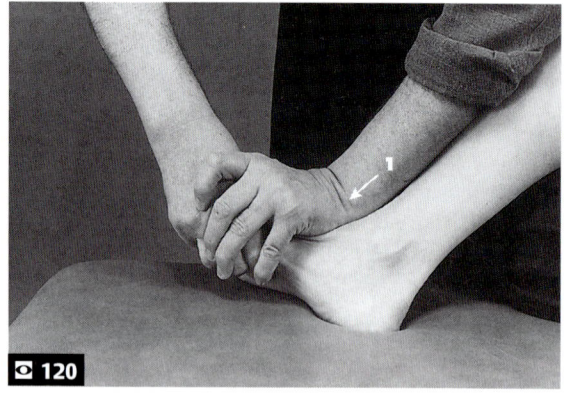

◎ 120

Die optimale Korrektur

Mobilisation mit Thrust

- Sobald alle Parameter eingestellt sind, aber bevor der kurze und präzise Impuls ausgeführt wird, sollte die rechte Hand die Basen des Os metatarsale I und II gegen den betreffenden Gelenkspalt komprimieren (d.h. das Gelenk „fixieren").
- Wichtig ist, dass der Kalkaneus während der gesamten Technik festen Kontakt mit der Behandlungsliege hat.

Korrekturtechnik 2

Position des Patienten und des Therapeuten – Einstellen der Parameter – Phase 1

Der Patient befindet sich in Rückenlage, sein Knie ist gestreckt. Der Therapeut steht am Fußende mit Blick Richtung Patient, er ergreift den Fuß des Patienten und bringt ihn in Inversion.

Rechte Hand: Das zweite Fingerglied des Mittelfingers wird auf die Dorsalseite des Os cuneiforme intermedium gelegt. Der Daumen liegt auf der Plantarseite der Ossa cuneiformia.

Linke Hand: Der Mittelfinger wird über den rechten Mittelfinger gelegt. Der Daumen dieser Hand übt über die Plantarseite Gegendruck aus und blockiert den 1. und 2. Mittelfußknochen.

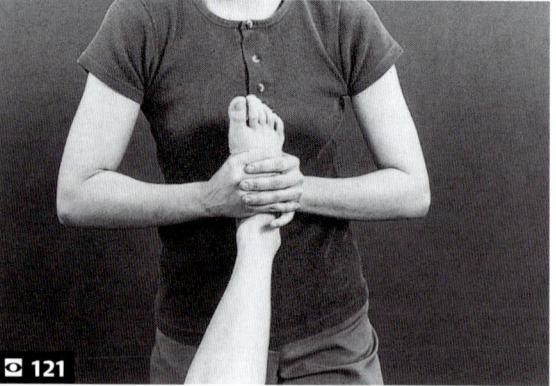

◎ 121

Einstellen der Parameter – Phase 2

Die Hände des Therapeuten, die den Fuß des Patienten gut fixieren, dürfen sich nicht bewegen. Der Kontakt muss während der gesamten zweiten Phase aufrechterhalten bleiben. Der Therapeut bringt den Fuß über eine Rechtsrotation des Oberkörpers in Eversion. Er führt eine Extension im Handgelenk verbunden mit einer leichten Ulnarabduktion aus. Dadurch wird eine leichte Dorsalflexion der Ossa cuneiformia gegenüber dem Os naviculare erzeugt.

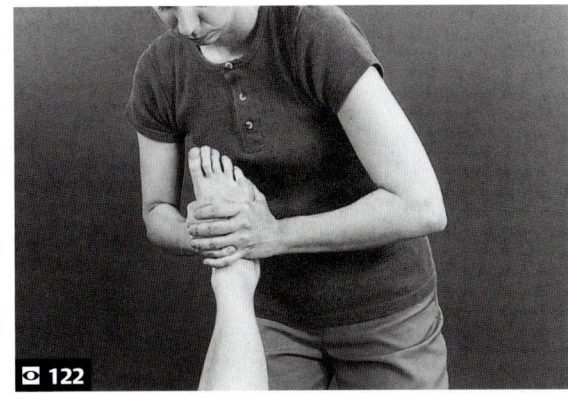

Korrektur

Der Therapeut zieht den Fuß mit einer kurzen präzisen Bewegung zu sich hin (Richtung Bauchnabel), er verlagert sein Gewicht auf den linken Fuß, der hinter dem rechten Fuß steht. Durch diese Bewegung wird das Os cuneiforme intermedium nach unten gedrückt und wieder zwischen die beiden anderen Ossa cuneiformia „eingebettet". Der kurze und präzise Impuls erfolgt in Richtung Vorspannung und gegen den Widerstand.

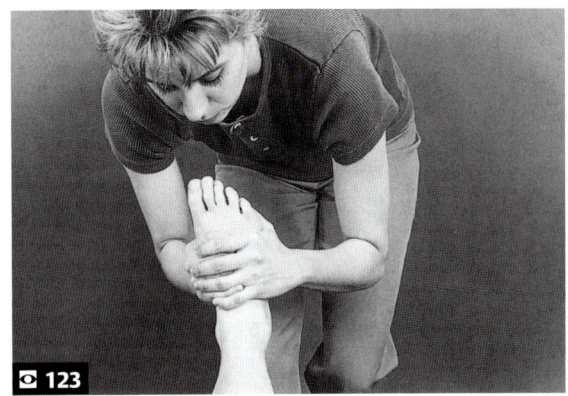

Die optimale Korrektur

Mobilisation mit Thrust

- Der Kontakt der beiden Mittelfinger auf der Dorsalseite des Os cuneiforme intermedium ist bei dieser Technik von entscheidender Bedeutung.
- Der Impuls muss ganz genau lokalisiert sein. Er sollte genau das betreffende Gelenk erreichen (und darf nicht auf das Knie oder die Hüfte weitergeleitet werden).

Cave!

- Diese Technik kann gegebenenfalls auch für die anderen Ossa cuneiformia verwendet werden. Für das Os cuneiforme mediale erfolgt der Druck mehr von oben nach unten und von innen nach außen, für das Os cuneiforme laterale von oben nach unten und von außen nach innen.

Basis metatarsalis I dorsal

Dorso-plantare Mobilitätseinschränkung an der Basis des 1. Mittelfußknochens

Diagnose

Mobilitätstest

Position der Hände

Linke Hand: Der linke Unterarm des Therapeuten fixiert die Tibia am Oberschenkel. Die linke Hand fixiert den Hinterfuß und drückt dazu die Ferse gegen die Behandlungsliege. Sie ergreift das Os cuneiforme mediale mit Daumen und Zeigefinger (Zangengriff).

Rechte Hand: Sie umgreift das Os metatarsale I.

Test

Die rechte Hand des Therapeuten bewegt das Os metatarsale I von dorsal nach plantar (1) und von plantar nach dorsal (2). Diese Bewegung wird mit kleinen Innen- (3) und Außenrotationsbewegungen (4) kombiniert (s.u.).

- Wenn die Basis des Os metatarsale I nach plantar bewegt wird (1), wird eine leichte Innenrotation (3) hinzugefügt.
- Wenn die Basis des Os metatarsale I nach dorsal bewegt wird (2), wird eine leichte Außenrotation (4) hinzugefügt.

Im vorliegenden Fall liegt eine Mobilitätseinschränkung an der Basis des Os metatarsale I in dorso-plantarer Richtung vor.

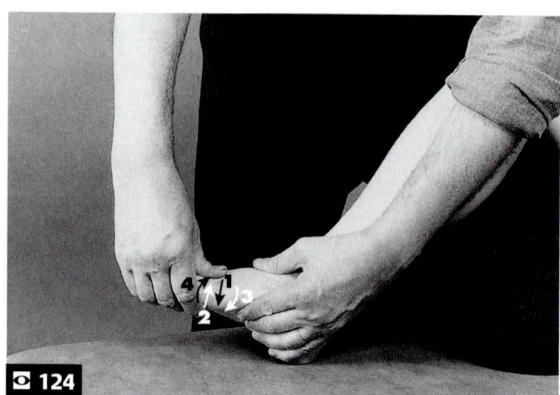

124

Wichtig

- Der Test beurteilt Quantität und Qualität der Bewegung, er wird im Seitenvergleich ausgeführt.
- Der Mobilitätstest sollte nach der Korrektur nochmals wiederholt werden

Anmerkung: *Die Mobilitätsdiagnose besteht aus dem Test sowie aus den individuellen anamnestischen und klinischen Daten des Patienten.*

Ursachen

Direkte Ursachen

Sport, Freizeit, berufliche Aktivitäten, Verschiedenes

- Sturz, bei dem die Plantarseite des Fußes gegen einen Gegenstand prallt.
- Bergwanderungen (v.a. bergab gehen).
- Folgen von Autounfällen.
- Verstauchung (Inversion) des medialen Tarsometatarsalgelenks (medialer Anteil der Lisfranc-Gelenklinie).
- Tragen von Schuhen mit hohen Absätzen.

Indirekte Ursachen

- Das Os metatarsale I ist vom Talus abhängig. Seine Funktion wird somit von der Position des Talus, des Os naviculare und des Os cuneiforme mediale beeinflusst.
- Es handelt sich um eine Dysfunktion, die mit einem Hohlfuß verbunden ist.

Die klinische Untersuchung

- Lokaler Schmerz mit starker funktioneller Beeinträchtigung (Hinken).
- Leichtes Ödem und Palpationsschmerz am betreffenden Gelenkspalt.
- Manche Patienten geben auch an, dass ihnen manche Schuhe im Bereich der Basis des Os metatarsale I Schmerzen verursachen.

Vor der Korrektur

- Man überprüft mit Hilfe der entsprechenden Mobilitätstests sämtliche Knochenstrukturen, die vom Talus abhängig sind (s. Indirekte Ursachen).
- Man behandelt die Weichgewebe auf der Fußsohle – Plantaraponeurose, M. quadratus plantae (M. flexor digitorum assessorius) –, diese Strukturen sind häufig verkürzt.
- Vor Beginn der Manipulation sollten die erwähnten Weichgewebe entspannt werden.

Korrekturtechnik

Position des Patienten und des Therapeuten

Der Patient befindet sich in Rückenlage, das Bein ist in
Hüfte und Knie gebeugt und wird zwischen dem Körper
und dem linken Arm des Patienten eingeklemmt.

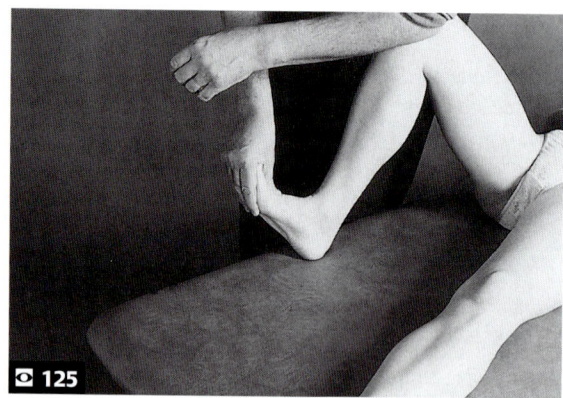

Einstellen der Parameter

Linke Hand: Sie umgreift das Os cuneiforme mediale mit
Daumen und Zeigefinger, die anderen Finger liegen unter
dem Hinterfuß.

Rechte Hand: Sie ergreift das Os metatarsale I, der Daumen liegt auf der Dorsalseite der Basis, der Zeigefinger
auf der Plantarseite des Os metatarsale I.

*__Anmerkung:__ Man beachte die Knieposition des Therapeuten.
Das Knie wird auf die Behandlungsliege gelegt und stabilisiert
das rechte Bein des Patienten.*

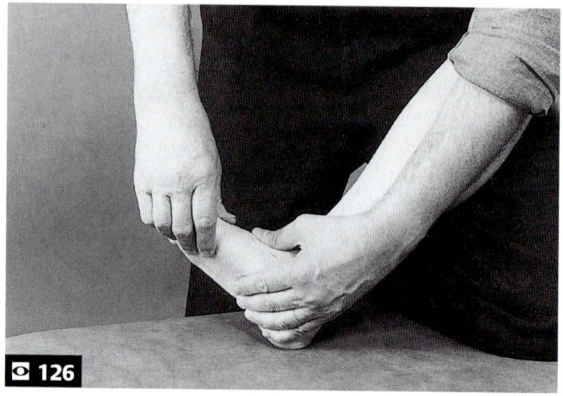

Korrektur

Die rechte Hand bewegt die Basis des Os metatarsale I nach plantar (1) und macht eine Innenrotation (2), gleichzeitig übt die linke Hand Gegendruck in die andere Richtung, d. h. nach oben und in die Außenrotation, aus.

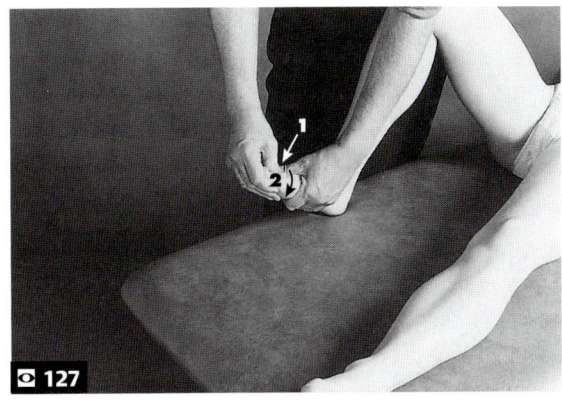

Die optimale Korrektur

Mobilisation ohne Thrust

Der Patient wiederholt die Bewegung fünf- oder sechsmal, er achtet dabei auf die Parameter und auf die Richtung der Vorspannung.

Mobilisation mit Thrust

Man beachte, dass die beiden Hände einen gewissen Abstand zur betreffenden Gelenklinie haben – dadurch wird die Hebelkraft verbessert und es können neben den beschriebenen Bewegungen auch noch kleine Abduktions- und Adduktionsbewegungen ausgeführt werden, um die richtige Position zu finden.

Anmerkung: *Für diese Manipulation können die Hände auch näher an die Gelenklinie gelegt werden.*

Basis metatarsales IV und V dorsal

Dorso-plantare Mobilitätseinschränkung an den Basen des 4. und 5. Mittelfußknochens

Diagnose

Mobilitätstest

Position der Hände

Rechte Hand: Sie nimmt das Os cuboideum zwischen Daumen und Zeigefinger (Zangengriff).

Linke Hand: Sie umgreift die Basen des 4. und 5. Metatarsalknochens.

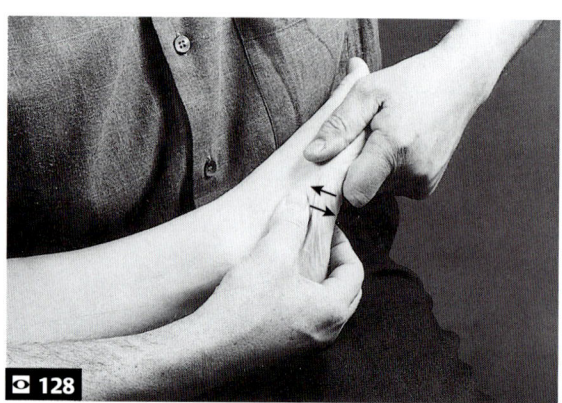

Test

Der Therapeut führt im Bereich der Lisfranc-Gelenklinie eine Schertechnik von oben nach unten aus. Das Os cuboideum wird mit der rechten Hand stabilisiert. Die Basen des Os metatarsale IV und V werden in dorsaler oder plantarer Richtung mobilisiert und so die Mobilitätseinschränkung diagnostiziert. Im vorliegenden Fall liegt eine Mobilitätseinschränkung der Basen des Os metatarsale IV und V in der dorso-plantaren Bewegung vor.

Wichtig

- Der Test beurteilt Quantität und Qualität der Bewegung, er wird im Seitenvergleich ausgeführt.

- Der Mobilitätstest sollte nach der Korrektur nochmals wiederholt werden

Anmerkung: *Die Mobilitätsdiagnose besteht aus dem Test sowie aus den individuellen anamnestischen und klinischen Daten des Patienten.*

Ursachen

Direkte Ursachen

Sport, Freizeit, berufliche Aktivitäten, Verschiedenes

- Direkter Schock, Folgen einer Fraktur.
- Das Tragen hoher Absätze führt zu verstärktem Druck im vorderen Teil der Caput metatarsalia.

Indirekte Ursachen

- Diese Dysfunktion kann als Folge eines verkürzten M. peronaeus brevis (M. fibularis brevis) auftreten, der an der Tuberositas ossis metatarsalis V „zieht": Ursache für diese Muskelspannung kann eine Außenrotation der Tibia sein, an die sich das Fibulaköpfchen nicht anpassen konnte.
- Eine Dysfunktion im Bereich der Art. cuboidonaviculare kann sich gleichfalls auf die Art. tarsometatarsale (Lisfranc-Gelenklinie) auswirken.

Die klinische Untersuchung

- Schmerzen bei der Palpation des Gelenkspalts.
- Schmerzen beim Gehen.
- Patienten können nicht am lateralen Fußrand gehen.

Vor der Korrektur

Der Therapeut sollte zunächst die Spannung der Plantaraponeurose untersuchen. Diese ist bei älteren Dysfunktionen meist verkürzt und sollte daher zuerst behandelt werden (Dehnungs- und Weichteiltechniken).

Korrekturtechnik
für das Os metatarsale V

Position des Patienten und des Therapeuten

Der Patient befindet sich in Rückenlage, sein Fuß liegt auf den Oberschenkeln des Therapeuten, welcher am Fußende der Behandlungsliege sitzt. Der Zeigefinger des Therapeuten kennzeichnet die Basis des Os metatarsale V, den Kontaktpunkt für die rechte Hand.

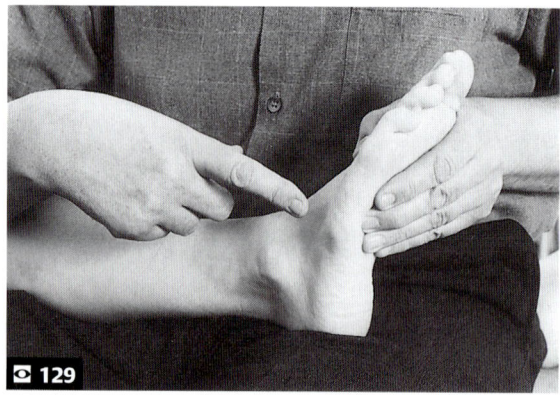

Einstellen der Parameter – Phase 1

Die Basis des Kleinfingerballens der rechten Hand des Therapeuten liegt auf der Dorsalseite der Basis des Os metatarsale V.

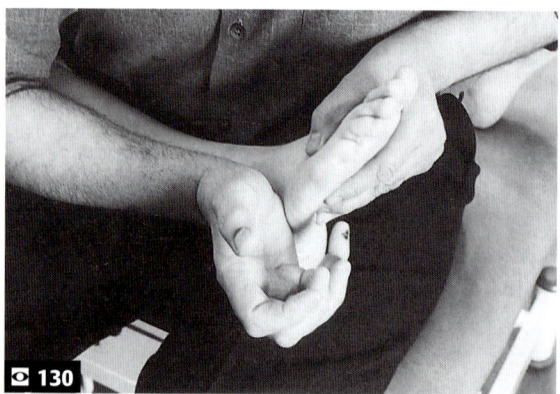

Einstellen der Parameter – Phase 2

Der kleine Finger der linken Hand des Therapeuten wird zwischen Ring- und Mittelfinger der rechten Hand geschoben. Mit diesem Griff wird das Os metatarsale V fest umschlossen.

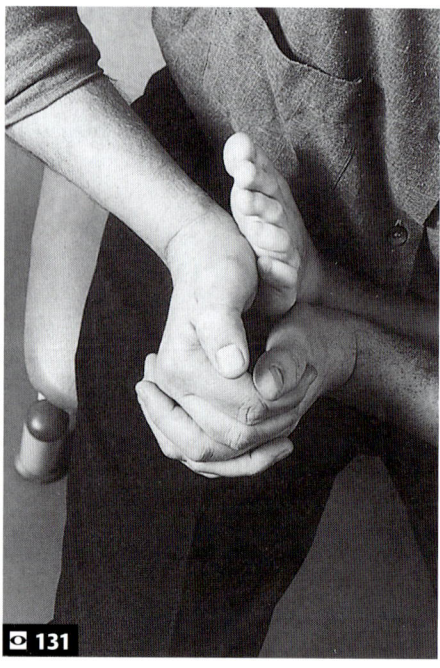

Korrektur – Phase 1, Vorspannung – Phase 1

Der Therapeut beugt seine Ellenbogen in 90° und dreht seinen Oberkörper nach links (1).

Anmerkung: *Hände und Arme des Therapeuten sind gut fixiert, nur der Oberkörper bewegt sich.*

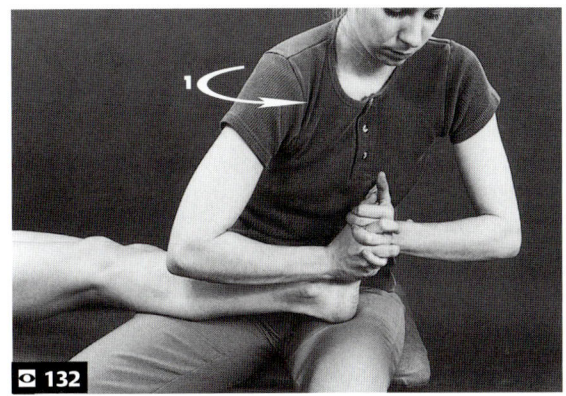

Korrektur – Phase 1, Vorspannung – Phase 2

Nachdem die verschiedenen Parameter eingestellt wurden, führt der Therapeut eine Linksneigung mit seinem Oberkörper (1) aus und verstärkt damit den Kontakt auf der Basis des Os metatarsale V.

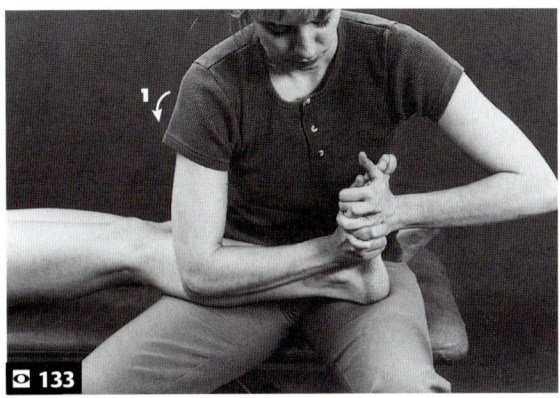

Korrektur – Phase 2, Thrust

Unter Beibehaltung der eingestellten Parameter führt der Therapeut mit seinem Oberkörper eine Translation nach links aus (er verlagert sein Körpergewicht von einer Gesäßhälfte zur anderen) (3). Wenn alle beschriebenen Parameter entsprechend eingestellt wurden: Rotation (1), Seitneigung (2) und Translation (3), kann nun über den rechten Unterarm (4) des Therapeuten und über die Basis des Kleinfingerballens der rechten Hand ein Impuls an der Basis des Os metatarsale V ausgeführt werden. Der Gegendruck erfolgt über die linke Hand (s. Abb. 131), diese konzentriert sich auf die Plantarseite des Caput metatarsale V (5) und erzeugt damit ein sehr starkes Kräftepaar.

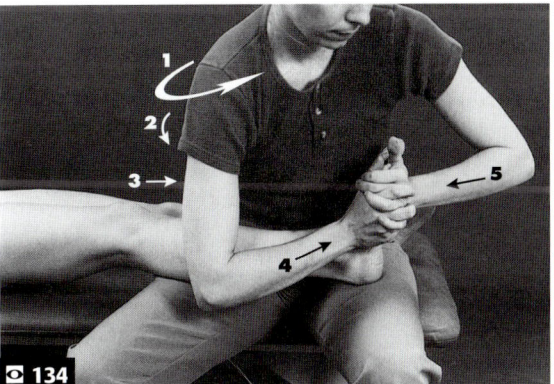

Korrekturtechnik
für das Os metatarsale IV

Position des Patienten und des Therapeuten

Der Patient befindet sich in Rückenlage, sein Fuß liegt auf den Oberschenkeln des Therapeuten, welcher am Fußende der Behandlungsliege sitzt. Der Zeigefinger des Therapeuten kennzeichnet die Basis des Os metatarsale IV, den Kontaktpunkt für die rechte Hand.

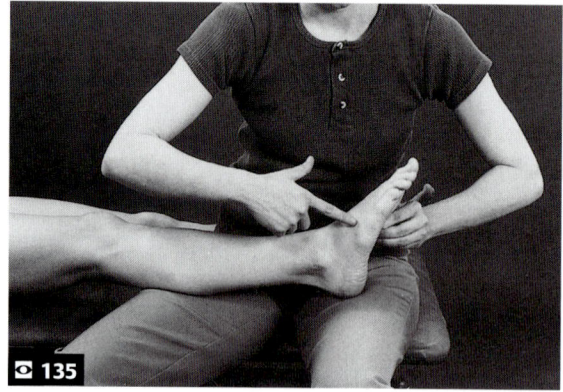

Einstellen der Parameter – Phase 1

Die Basis des Kleinfingerballens der rechten Hand des Therapeuten wird auf die Dorsalseite der Basis metatarsale IV gelegt.

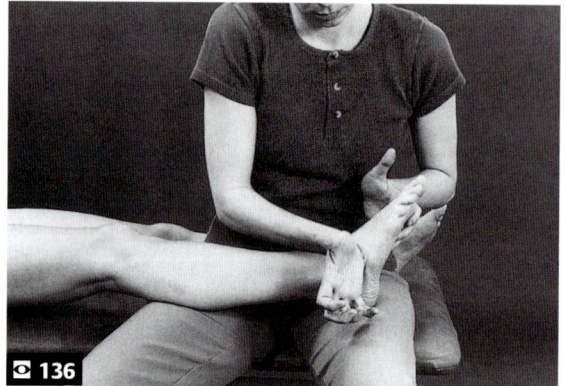

Einstellen der Parameter – Phase 2

Der kleine Finger der linken Hand des Therapeuten wird zwischen Ring- und Mittelfinger der rechten Hand geschoben. Mit diesem Griff wird das Os metatarsale IV gut fixiert.

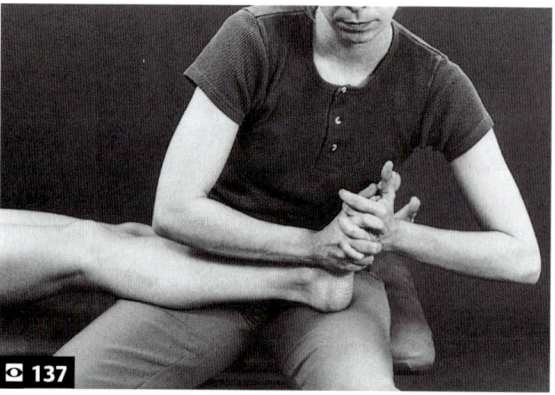

Korrektur, Vorspannung – Phase 1

Der Therapeut beugt seine Ellenbogen um 90° und führt mit seinem Oberkörper eine Linksrotation aus (1).

Anmerkung: *Hände und Ellenbogen sind stabil, nur der Oberkörper bewegt sich.*

Vorspannung – Phase 2

Der Therapeut fügt eine Seitneigung des Oberkörpers nach rechts (2) hinzu und verstärkt dadurch den Kontakt an der Basis des Os metatarsale IV.

Thrust – Phase 3

Alle bisher eingestellten Parameter werden beibehalten. Der Therapeut führt zusätzlich eine Translation nach links aus (d. h. er verlagert sein Körpergewicht von einer Gesäßhälfte auf die andere).
Die Kombination aus diesen drei Bewegungen – Rotation (1), Seitneigung (2) und Translation (3) – ermöglicht es dem Therapeuten nun, über den rechten Unterarm (4) und mit Hilfe der Basis des Kleinfingerballens seiner rechten Hand einen Impuls auf der Basis des Os metatarsale IV auszuführen. Der Gegendruck erfolgt über die linke Hand (s. Abb. 137), die sich auf die Plantarseite des Caput metatarsale IV (5) konzentriert. Dadurch entsteht ein sehr starkes Kräftepaar.

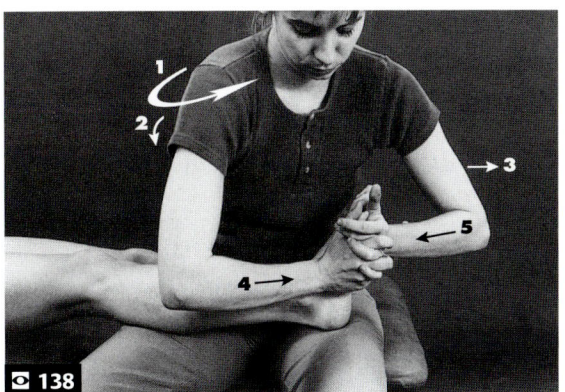

Die optimale Korrektur

Mobilisation ohne Impuls

Der Therapeut führt die Bewegung fünf- oder sechsmal aus und behält dabei die Parameter und die Richtung der Vorspannung bei.

Mobilisation mit Impuls

- Wichtig ist, dass die Parameter auch in der letzten Phase der Korrektur beibehalten werden.
- Die Technik eignet sich besonders gut für ältere Patienten und für besonders empfindliche Füße.
- Der Gegendruck auf der Plantarseite des Caput metatarsale IV darf nicht gelockert werden.

Korrekturtechnik
für das Os metatarsale V und IV

Position des Patienten und des Therapeuten – Einstellen der Parameter

Der Patient befindet sich in Rückenlage, sein Fuß liegt auf den Oberschenkeln des Therapeuten, der am Fußende der Behandlungsliege sitzt.

Linke Hand: Die Finger des Therapeuten umgreifen das Os metatarsale IV und V: Finger auf der Dorsalseite, Daumen auf der Plantarseite.

Rechte Hand: Das Caput metacarpale II der Hand des Therapeuten liegt dorsal auf den Basen des Os metatarsale IV und V des Patienten.

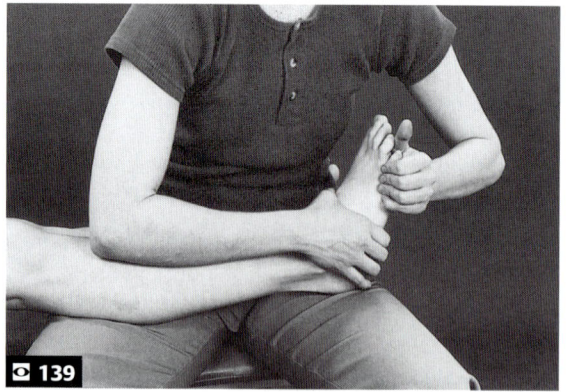

Korrektur

Während die linke Hand des Therapeuten das Os metatarsale IV und V in Traktion bringt und einen Gegendruck erzeugt, führt die rechte Hand einen kurzen und präzisen Impuls in Richtung Vorspannung und gegen den Widerstand aus. Der Impuls erfolgt über eine kombinierte Bewegung aus Pronation (1) und Ulnarabduktion (2).

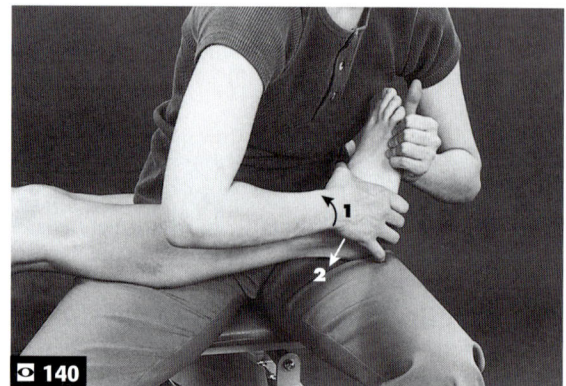

Die optimale Korrektur

Mobilisation ohne Thrust

Der Therapeut wiederholt die Bewegungen fünf- bis sechsmal und achtet dabei auf die Parameter und die Richtung der Vorspannung.

Mobilisation mit Thrust

- Für das Os metatarsale V: Der Therapeut bringt den Fuß des Patienten nahe an seinen Körper heran und beugt seinen Oberkörper nach vorne.
- Für das Os metatarsale IV: Der Therapeut entfernt den Fuß von seinem Oberkörper und verstärkt die Ulnarabduktion.

Glossar

Amyotrophie: Verringerung der Muskelmasse.

Kontraktur (Krampf): Zahlreiche physische oder chemische Mikrotraumata können über den Reflexweg zu einer permanenten und schmerzhaften Kontraktion des Muskels führen. Bei der Palpation sind Kontrakturen durch eine Verhärtung der Gewebe erkennbar.

Os cuboideum in Pronation oder in Innenrotation: Die Plantarfläche des Os cuboideum ist nach lateral gerichtet. Man könnte diese Stellung mit der Hand vergleichen: Wenn die Hand bei gestrecktem Handgelenk und Ellenbogen in eine forcierte Pronation gebracht wird, ist die Handfläche nach außen gerichtet.

Os cuboideum in Supination oder in Außenrotation: Die Plantarfläche des Os cuboideum ist nach medial gerichtet. Man könnte diese Stellung mit der Hand vergleichen: Wenn die Hand bei gestrecktem Handgelenk und Ellenbogen in eine Supination gebracht wird, ist die Handfläche nach innen gerichtet.

Eversion: Es handelt sich um die Kombination von drei Bewegungen des Fußes: Abduktion, Außenrotation und Pronation. Üblicherweise spricht man vereinfacht von Eversion mit Plantarflexion des Fußes, aber auch von Eversion mit Dorsalflexion, auch wenn die Pronationsbewegung im letztgenannten Fall nur sehr gering ist.

Inversion: Es handelt sich um die Kombination von drei Bewegungen des Fußes: Adduktion, Innenrotation und Supination. Üblicherweise spricht man vereinfacht von Inversion mit Plantarflexion des Fußes, aber auch von Inversion mit Dorsalflexion, auch wenn die Supinationsbewegung im letztgenannten Fall nur sehr gering ist.

Os naviculare in Pronation oder Innenrotation: Die Plantarfläche des Os naviculare ist nach außen gerichtet. Man könnte diese Stellung mit der Hand vergleichen: Wenn die Hand bei gestrecktem Handgelenk und Ellenbogen in eine forcierte Pronation gebracht wird, ist die Handfläche nach außen gerichtet. Man spricht in diesem Fall auch von einer plantaren (tief stehenden) Tuberositas ossis naviculare.

Os naviculare in Supination oder Außenrotation: Die Plantarfläche des Os naviculare ist nach innen gerichtet. Man könnte diese Stellung mit der Hand vergleichen: Wenn die Hand bei gestrecktem Handgelenk und Ellenbogen in eine Supination gebracht wird, ist die Handfläche nach innen gerichtet. Man spricht in diesem Fall auch von einer dorsalen (hoch stehenden) Tuberositas ossis naviculare.

Parästhesie: Es handelt sich um eine teilweise oder vollständige Lähmung eines oder mehrerer Muskeln, die sich durch eine verringerte Muskelkraft auszeichnet. *Vorsicht*: Jede Verringerung der Muskelkraft ist nicht unbedingt eine Paräsie.

Retraktilität: Eigenschaft bestimmter Gewebe sich durch Verringerung ihrer Länge zusammenzuziehen („schrumpfen"). Vor allem im Zusammenhang mit bestimmten Aponeurosen, etwa der Plantaraponeurose, spricht man von Retraktion. Bei Ligamenten spricht man von Verkürzung bzw. von verkürzten Ligamenten.

Spasmus: Unter Spasmus versteht man eine erhöhte Muskelspannung mit oder ohne Verkürzung der Muskelfasern, die auf eine unwillkürliche Bewegung zurückzuführen ist. Ein Spasmus kann durch bewusste Entspannung nicht aufgehoben werden. Der Spasmus muss von der Kontraktur unterschieden werden.

Literatur

Aemmer, C.: Manuel des techniques mécanistes du système locomoteur périphérique, Genève, Étiosciences SA, 1983.

AOA (American osteopathic association): Foundations for osteopathic medicine, Baltimore, Williams and Wilkins, 1997.

Colot, T., Verheyen, M.: Manuel pratique de manipulations ostéopathiques, Paris, Maisonneuve, 1996.

Greenman, P.: Principles of manual medicine, 2nd ed., Baltimore, Md, Williams and Wilkins, 1996.

Huguenin, F.: Médecine orthopédique, médecine manuelle, diagnostic, Paris, Masson, 1991.

Huguenin, F.: Acquisitions récentes en médecine manuelle, Paris, Masson, 1996.

Le Corre, F., Rageot, E.: Atlas pratique de médecine manuelle ostéopathique, Paris, Masson, 2001.

Maigne, R.: Diagnostic et traitement des douleurs communes d'origine rachidienne, Paris, Expansion scientifique, 1989.

Schneider, W., Dvorak, J., Dvorak, V., Trischer, T.: Médecine manuelle thérapeutique, Paris, Masson, 1989.

Tixa, S.: Atlas d'anatomie palpatoire du membre inférieur. Investigation manuelle de surface, 2e édition, Paris, Masson, 2001.

Tixa, S.: Atlas d'anatomie palpatoire du cou, du tronc, du membre supérieur. Investigation manuelle de surface, Paris, Masson, 1999.

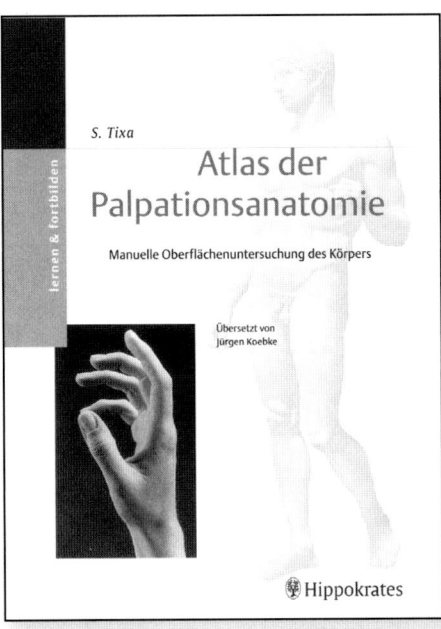
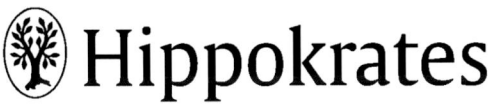